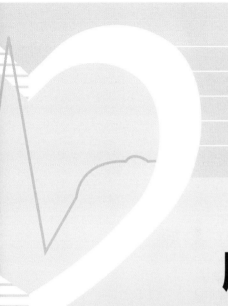

Selected Cases of
Hypertrophic
Cardiomyopathy
from
Fuwai Hospital

阜外
肥厚型心肌病精选
病例解析

主 编 康连鸣 宋 雷

副主编 蒋 文 王丽梅

编 者 （按姓氏笔画排序）

王 东	王红月	王丽梅	方 纬	乔树宾
刘媛圆	许连军	孙晓昕	孙筱璐	李 源
杨 凯	吴灵敏	宋 雷	宋云虎	陆敏杰
罗晓亮	赵世华	段雪晶	逄坤静	姚 焰
秦 莹	康连鸣	蒋 文		

人民卫生出版社
·北京·

图书在版编目（CIP）数据

阜外肥厚型心肌病精选病例解析 / 康连鸣，宋雷主编 . —北京：人民卫生出版社，2024.3
ISBN 978-7-117-36041-8

Ⅰ.①阜… Ⅱ.①康…②宋… Ⅲ.①肥大性心肌病—诊疗 Ⅳ.①R542.2

中国国家版本馆 CIP 数据核字（2024）第 048568 号

人卫智网	www.ipmph.com	医学教育、学术、考试、健康，购书智慧智能综合服务平台
人卫官网	www.pmph.com	人卫官方资讯发布平台

阜外肥厚型心肌病精选病例解析
Fuwai Feihouxing Xinjibing Jingxuan Bingli Jiexi

主　　编：康连鸣　宋　雷
出版发行：人民卫生出版社（中继线 010-59780011）
地　　址：北京市朝阳区潘家园南里 19 号
邮　　编：100021
E‑mail：pmph @ pmph.com
购书热线：010-59787592　010-59787584　010-65264830
印　　刷：北京顶佳世纪印刷有限公司
经　　销：新华书店
开　　本：787×1092　1/16　印张：14
字　　数：341 千字
版　　次：2024 年 3 月第 1 版
印　　次：2024 年 4 月第 1 次印刷
标准书号：ISBN 978-7-117-36041-8
定　　价：118.00 元
打击盗版举报电话：010-59787491　E-mail：WQ @ pmph.com
质量问题联系电话：010-59787234　E-mail：zhiliang @ pmph.com
数字融合服务电话：4001118166　E-mail：zengzhi @ pmph.com

序

　　肥厚型心肌病是与遗传相关、呈家族性发病的一类心脏疾病。于 1958 年首次病例报道，1990 年首次基因变异报道。近些年来伴随超声、磁共振成像等影像学技术的进步，临床确诊病例逐年增加。

　　肥厚型心肌病遗传特点为常染色体显性遗传，多为编码肌小节结构蛋白基因变异，其外显率随着年龄而增高，可以与一些老年疾病伴随而生；临床上还有一些多基因变异患者，临床表现为发病年龄更早、临床症状更重、预后更差。由于肥厚型心肌病这些异质性的病理生理特征影响了患者的预后，但猝死、心房颤动、心力衰竭是此病绝大多数患者的转归。

　　肥厚型心肌病目前没有统一分型标准，根据流出道是否有梗阻，可分为流出道梗阻性和非梗阻性；根据心肌肥厚累及范围，可分为左心室肥厚、右心室肥厚以及双心室肥厚；根据梗阻部位，可分为左室流出道梗阻、左心室中部梗阻以及心尖梗阻，少见有右心室流出道梗阻或双室流出道梗阻；另外，也有根据疾病进展或心脏形态和功能特点进行的分型。

　　肥厚型心肌病治疗的总体原则是改善心功能，减轻症状，防止疾病进展。肥厚型心肌病发病机制与肌小节蛋白编码基因变异有关，因此常规药物不能根本解决心肌肥厚所导致的一系列临床症候群。对于有症状的梗阻患者，可以通过药物、手术、消融或起搏器植入来改善病情；对有症状的非梗阻患者，主要集中在心律失常的管理、降低左心室充盈压力和胸痛等症状的治疗。

2020 年初中国医学科学院阜外医院在全国率先成立了心肌病亚专科病房,在本书主编康连鸣教授和宋雷教授的带领下,对各类心肌病的诊断、治疗及发病机制进行了深入探讨,并积累了丰富经验,也进一步推动了对肥厚型心肌病的诊断流程实施、规范化治疗和基础研究。这本《阜外肥厚型心肌病精选病例解析》收录了从中国医学科学院阜外医院筛选出的肥厚型心肌病各种临床类型,不乏一些较少见的病例,希望给专业及基层医生在日常诊疗过程中提供一些帮助和指导,进一步推动《中国成人肥厚型心肌病诊断与治疗指南》在临床实践中的落地实施。期望本书的出版对提高我国肥厚型心肌病的诊断治疗水平有所裨益,并最终造福广大患者。

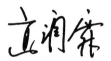

于中国医学科学院北京协和医学院

国家心血管病中心　中国医学科学院阜外医院

2023 年 12 月

前　言

自 1958 年首例肥厚型心肌病病例报道以来，各个学科及学科专家，如心内科、心外科、病理科、影像学科以及遗传学家、药理学家等无一例外对此疾病长期不断地研究。肥厚型心肌病并非罕见病，而是临床常见的一类心脏疾病。中国医学科学院阜外医院单中心研究发现，肥厚型心肌病从 2016 年起成为门诊和住院患者中最常见的心肌病类型，占心肌病门诊及住院患者的 45%，并且呈持续上升态势。

临床病程多样性是肥厚型心肌病的特征性表现，一方面大多数患者没有显著的临床症状和不良事件，可以长期带病生存；另一方面特殊的病理生理特征影响患者预后，其常与猝死事件具有相关性，即出现临床事件后才得以诊治。因此，这亟须引起临床医生和大众的重视。

2020 年初中国医学科学院阜外医院在全国率先成立了心肌病亚专科病房，对心肌病患者尤其是针对具有高危因素的肥厚型心肌病患者集中收治，解决了与此疾病相关的诊断、评估、治疗等临床问题，为患者提供了更好的医疗服务。同时专业团队的建立，无论在积累经验方面还是在基础、临床研究上都得到进一步的推进。

本病例集收录了中国医学科学院阜外医院近些年所收集的各种类型肥厚型心肌病病例，在疾病识别、诊断与鉴别诊断、检验与影像、治疗中的药物选择及介入 / 手术等治疗各个细节都体现了中国医学科学院阜外医院对此疾病的诊断及治疗水平。当然在疾病治疗过程中也会留有遗憾,这对我们今后的临床工作也是一种鞭策,让我们更加努力服务好广大患者。

感谢各位同仁对此病例集出版的大力支持。尤其感谢高润霖院士为本病例集作序,这令我们深受鼓舞。感谢全体专家在百忙之中为及时完稿所付出的辛勤劳动。本书得到了人民卫生出版社的大力支持,在此表示感谢。

尽管我们秉持认真与敬业的态度完成了本病例集的编写,但因水平有限,本书错误、缺憾和局限之处在所难免,恳请各位读者和同道不吝批评指正,以便将来修改、补充和完善。

康连鸣

2023 年 12 月

目　录

第一章

未雨绸缪——关注临床前期肥厚型心肌病（pre-HCM）

 病例
有明确肥厚型心肌病家族史及致病基因的临床前期肥厚型心肌病

【病史摘要】

患者女性,23 岁,主因"体检发现心电图异常 5 年"于 2017 年 3 月 31 日入院。患者 2012 年因急性阑尾炎住院,查心电图(ECG)发现 T 波倒置,超声心动图(UCG)未见明显异常。平素无胸闷、胸痛、气短,无心悸、恶心、呕吐,无头晕、黑蒙、晕厥等,运动耐量可,能正常参加学校体能测试等。2 个月前患者查 UCG,提示左心房(LA)内径 26mm,左心室(LV)内径 40mm,左室射血分数(LVEF)65%,静息状态下心内结构及功能未见明显异常;心脏磁共振成像(CMRI)提示室间隔中段偏厚;动态心电图(又称 Holter)提示总心搏数 90 740 次 /24h,平均心率 67 次 /min,最慢心率 44 次 /min,最快心率 145 次 /min,房性期前收缩 2 次 /24h。基因检测报告提示患者携带 *TNNI3* 基因 c.407G>A 杂合错义变异(*TNNI3*: p.R161Q het)和 *MYH6* 基因 c.5347C>T 杂合错义变异(*MYH6*: p.R1783C het),其中 *TNNI3*: p.R161Q 是肥厚型心肌病(HCM)的明确致病变异。对受检者父母进行筛查,其母亲未携带两个变异,父亲在 26 岁时猝死。

既往无高血压、糖尿病病史。无烟、酒嗜好。其母体健,其父猝死,无兄弟姐妹。未婚未育。

【体格检查】

体温 36.5℃,脉搏 65 次 /min,呼吸 18 次 /min,血压 110/68mmHg。双肺呼吸音清,未闻及干、湿啰音。心界不大,心率 62 次 /min,律齐,未闻及杂音。腹部查体未见异常,双下肢无水肿。

【入院诊断】

肥厚型心肌病(待除外),心功能 I 级(NYHA 分级)。

【诊疗经过】

血生化、血常规、心肌梗死三项（肌钙蛋白 I 或肌钙蛋白 T、肌红蛋白和肌酸激酶同工酶）、D- 二聚体（D-dimer）、红细胞沉降率（ESR）、甲状腺功能、尿微量白蛋白 / 肌酐均未见异常。

氨基末端脑钠肽前体（NT-proBNP）372.2pg/ml ↑（正常范围：<150pg/ml），大内皮素（Big-ET）1.03pmol/L ↑（正常范围：<0.25pmol/L）。

ECG：窦性心律，ST-T 改变（图 1-1）。

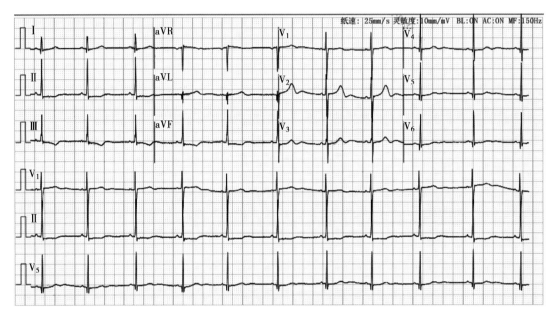

图 1-1　心电图

胸部 X 线片：双肺纹理大致正常，未见实变；主动脉结不宽；肺动脉段平直；各房室无增大；心胸比为 0.39。

入院时 UCG（2017 年 4 月 1 日）：LA 25mm，LV 37mm，室间隔厚度（IVS）10mm，左心室后壁厚度（LVPW）7mm，LVEF 65%。各房室腔内径在正常范围内。室间隔中段厚度为 13mm，余室间隔及左、右心室壁厚度正常，运动协调，收缩幅度正常。房、室间隔连续且完整。各瓣膜形态、结构、启闭运动未见异常。大动脉关系及发育正常。心包腔未见异常。彩色多普勒血流成像检查：心内各部未探及明显异常血流信号。超声印象：室间隔中段略增厚。

复查 UCG（2017 年 4 月 5 日）：LA 21mm，LV 42mm，IVS 8mm，LVPW 6mm，LVEF 60%。各房室腔内径在正常范围内。室间隔及左心室壁厚度正常，室间隔中段厚度为 10mm，可见颗粒样回声，室壁运动收缩幅度正常。房、室间隔连续且完整。各瓣膜形态、结构、启闭运动未见异常。大动脉关系及发育正常。心包腔未见异常。彩色多普勒血流成像检查：静息状态下，心内各部未探及明显异常血流信号（基础心率 60 次 /min）。左室流出道流速为 0.7m/s。运动激发试验后（嘱患者蹲起试验后，心率 144 次 /min），左室流出道流速约为 1.4m/s。超声印象：静息状态下心内结构及功能未见明显异常；运动激发试验阴性。

Holter：心搏总数 88 241 次 /24h，平均心率 66 次 /min，最慢心率 46 次 /min，最快心率

125 次 /min，窦性心律，偶发房性期前收缩，ST-T 改变，部分 Q-T 间期延长。

动态血压监测（ABPM）：全天平均血压 110/64mmHg，白天平均血压 112/65mmHg，夜间平均血压 106/61mmHg。

CMRI：左心房、室腔不大（左心房前后径 24mm，左心室横径 46mm）。室间隔中段偏厚，余左室各节段室壁厚度在正常范围内（左心室下壁厚度 6~9mm），左室各节段收缩及舒张运动大致正常，左室流出道通畅。心肌首过灌注显像及延迟扫描未见明确异常信号。右心房、室不大，右室流出道饱满，右心室壁未见明确脂肪浸润信号。二尖瓣可见微量反流信号，三尖瓣及主动脉瓣活动未见明确异常。心包无增厚。心功能检查：左心室射血分数（EF）63%，心输出量（CO）4.6L/min，舒张末期容积（EDV）102ml。印象：室间隔中段偏厚（图 1-2）。

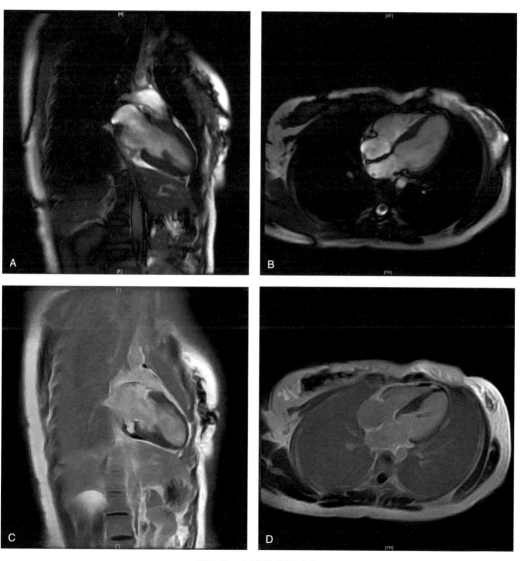

图 1-2　心脏磁共振成像
A、B. 平扫图像；C、D. 钆延迟扫描图像。

静息心肌灌注显像（单光子发射计算机体层显像，SPECT）＋心肌代谢显像（正电子发射体层成像，PET）：①心肌活力评价：左室各心肌节段血流灌注／代谢大致正常。②左室功能评价：左室心腔不大；室壁运动大致正常；LVEF 正常。

住院期间未予以药物治疗。请电生理科会诊，认为暂无安装植入型心律转复除颤器（ICD）指征，建议口服琥珀酸美托洛尔缓释片 23.75mg、1 次 /d。

患者于 2017 年 4 月 11 日病情好转出院。出院带药：琥珀酸美托洛尔缓释片 23.75mg、1 次 /d。出院时患者无不适，血压 110/70mmHg，双肺呼吸音清，心率 78 次 /min，律齐，未闻及杂音，双下肢无水肿。

【出院诊断】
肥厚型心肌病（可能性大），心功能 I 级（NYHA 分级）。

【病例特点】
1. 青年女性患者，心电图异常多年，自诉无明显胸闷、胸痛等临床症状。
2. 家族史中父亲 26 岁发生猝死。
3. 患者携带 TNNI3 基因 c.407G>A 杂合错义变异（TNNI3：p.R161Q het），是 HCM 的明确致病变异。
4. 心电图表现为 ST-T 改变。
5. 超声心动图提示室间隔最厚处为 10~13mm，可见颗粒样回声。
6. CMRI 提示室间隔中段偏厚，心肌首过灌注显像及延迟扫描未见明确异常信号。
7. 静息心肌灌注显像（SPECT）＋心肌代谢显像（PET）提示左室各心肌节段血流灌注／代谢大致正常。

专家点评

临床前期肥厚型心肌病

1. 如何定义临床前期肥厚型心肌病　根据 2020 年美国心脏病学会（ACC）/ 美国心脏协会（AHA）发布的指南，将肥厚型心肌病（HCM）定义限定为"肌小节蛋白编码基因（或肌小节蛋白相关基因）变异，或遗传病因不明的以左室心肌肥厚为特征的心脏疾病"，进一步排除了系统性或代谢性疾病所致心肌肥厚。HCM 基因变异的外显率随年龄增加而增高，老年人中 HCM 患病率高于年轻人，在一些 HCM 患者的家族中发现，携带 HCM 已知致病基因变异，临床表型为阴性，但若干年后临床诊断为 HCM。从遗传学角度看，基因检测既可以对临床诊断为 HCM 的患者进一步明确基因诊断，也可以识别有家族史但临床表型为阴性的致病基因携带者；同时，对于家族史不明确但临床高度疑似 HCM 者，更需要基因检测辅助诊断。我们对临床尚未达到 HCM 诊断标准，但携带 HCM 明确致病变异基因的患者，称为临床前期肥厚型心肌病（pre-HCM）。pre-HCM 发展为明显肥厚之前，已有研究证实心肌细胞功能已经发生改变，包括心肌细胞电活动异常、左心室舒张功能受损、心肌能量不足等。

2. 舒张功能不全、心电活动异常早于左心室肥厚，是 pre-HCM 的重要表现　HCM 动物模型发现，心肌形态特征的改变呈年龄依赖性。左心室肥厚，肌细胞排列紊乱和纤维化,并不是 HCM 的早期表现,血流动力学检测发现,舒张功能异常先于左心室肥厚出现。通过超声心动图可发现早期舒张期 E'速度降低早于正常对照组。另外,HCM 心肌细胞电活动似乎明显早于心肌肥厚,我们在临床上常发现心电图异常,如巨大倒置 T 波等特征性改变,影像学(超声 / 磁共振)还没有发现心肌肥厚的迹象,但在若干年随访中,逐渐发现心肌肥厚,直至诊断为 HCM。

3. 识别 pre-HCM 或许可以减轻或延缓疾病进展　HCM 患者中,心源性猝死(SCD)常见于 10~35 岁年轻患者,尤其对于有猝死家族史的患者,pre-HCM 识别及危险评估至关重要。另外,对于临床高度疑似 HCM 但没有家族史的患者,pre-HCM 的识别,无论对于患者预后还是有生育要求的年轻人,其意义都是非常重要的。

第二章

潜形匿迹——隐匿梗阻性肥厚型心肌病

 ## 病例 1
左心室中部隐匿梗阻性肥厚型心肌病

【病史摘要】

患者男性,40 岁,主因"发作性胸痛 11 天"于 2018 年 10 月 11 日入院。患者 11 天前起无明显诱因胸部胀痛,持续 4~5h 不缓解。当地医院心电图提示 ST-T 改变;行急诊冠状动脉造影检查,未见明显异常;超声心动图示 LA 30mm,LV 37mm,IVS 17mm,LVPW 11mm,LVEF 70%;肺 CT 未见异常。

既往无高血压、糖尿病病史。无烟、酒嗜好。其父已故,其母患高脂血症。

【体格检查】

体温 36.5℃,脉搏 77 次 /min,呼吸 17 次 /min,血压 140/86mmHg。双肺呼吸音清,未闻及干、湿啰音。心界不大,心率 77 次 /min,律不齐,各瓣膜听诊区未闻及杂音。腹部查体未见异常,双下肢无水肿。

【入院诊断】

肥厚型心肌病,心功能 II 级(NYHA 分级)。

【诊疗经过】

血、尿、便常规,血生化,D-dimer,超敏心肌肌钙蛋白 I(hs-cTnI),甲状腺功能,免疫指标,国际标准化比值(INR)正常。

NT-proBNP 809.0pg/ml ↑(正常范围:<150pg/ml)。

ECG:窦性心律,左心室高电压,ST-T 改变。V_3~V_6 导联 T 波深倒(图 2-1)。

胸部 X 线片:双肺纹理大致正常,心影不大,心胸比为 0.46(图 2-2)。

UCG:LA 29mm,LV 44mm,IVS 17mm,LVPW 11mm,LVEF 65%。运动负荷后心率 130 次 /min,左室基底段流出道加速不明显,左心室中部(乳头肌水平)血流加速,峰值流速为 3.3m/s,峰值压差约为 44mmHg,提示运动激发试验阳性。超声心动图诊断为隐匿梗阻性肥厚型心肌病。

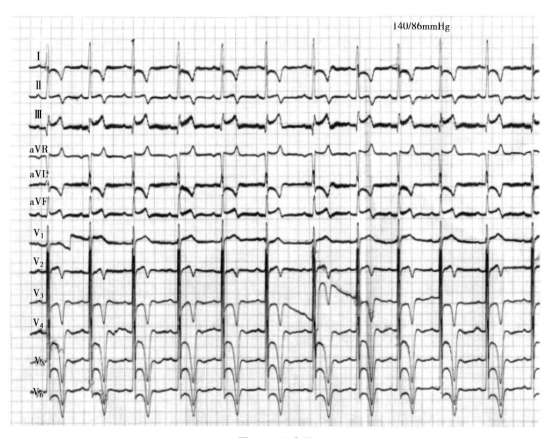

图 2-1　心电图

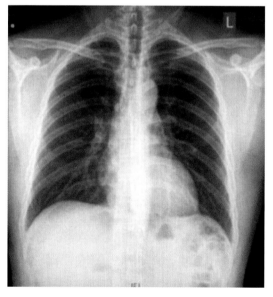

图 2-2　胸部 X 线片

Holter：心搏总数 88 046 次 /24h，窦性心律，平均心率 65 次 /min，最慢心率 42 次 /min，最快心率 152 次 /min，窦性心律不齐，偶发房性期前收缩。

ABPM：全天平均血压 134/87mmHg，白天平均血压 133/87mmHg，夜间平均血压 138/86mmHg。

CMRI：左心房、室不大；室间隔大部及左室各壁中远段、心尖部室壁增厚；收缩期心尖部几近闭塞。流出道通畅，二尖瓣启闭大致正常。心肌首过灌注显像未见异常；延迟扫描室间隔与左室前壁、下壁移行处可见灶状强化信号。诊断为非梗阻性肥厚型心肌病，累及室间隔及左室各壁中远段和心尖部，室间隔灶状纤维化（图 2-3）。

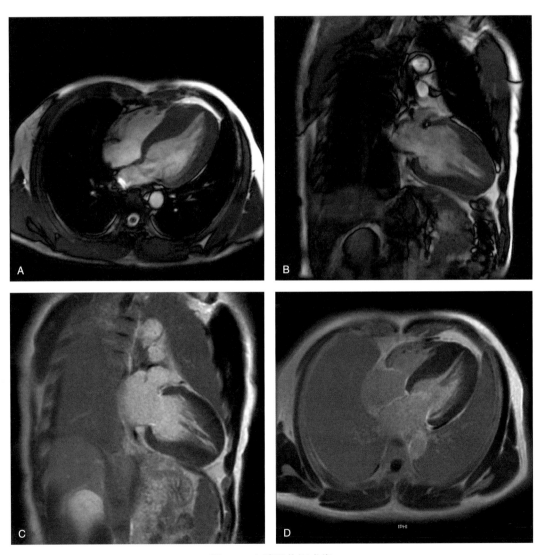

图 2-3　心脏磁共振成像
A、B. 平扫图像；C、D. 钆延迟扫描图像。

静息心肌灌注显像（SPECT）+ 心肌代谢显像（PET）：①心肌活力评价：室间隔增厚，血流 / 灌注代谢增高。②左室功能评价：左室心腔不大，心尖及间隔近心运动减低，LVEF

61%,提示肥厚型心肌病。

基因检测:检测到 1 个疑似致病变异(*MYBPC3*: c.1000G>A 位点杂合)。5 个临床意义未明变异(*OBSCN*: c.19544T>C 和 c.17642delA 位点杂合。*ILK*: c.958C>T 位点杂合。*SUCLG1*: c.242A>G 和 c.601A>G 位点杂合)。

治疗:住院期间给予培哚普利叔丁胺 1mg、1 次 /d,富马酸比索洛尔 5mg、1 次 /d,盐酸地尔硫䓬 15mg、3 次 /d 治疗。患者于 2018 年 10 月 19 日病情好转出院。出院时患者无不适,血压 130/80mmHg,双肺呼吸音清,心率 67 次 /min,律不齐,双下肢无水肿。

【出院诊断】

隐匿梗阻性肥厚型心肌病(左心室中部),心功能 Ⅱ 级(NYHA 分级)。

【病例特点】

1. 中年男性患者,以胸痛为首发临床症状。心电图提示 ST-T 改变,冠状动脉造影除外冠心病诊断。

2. 超声心动图显示运动负荷后心率为 130 次 /min,左心室中部(乳头肌水平)血流加速,峰值流速为 3.3m/s,峰值压差约为 44mmHg,提示运动激发试验阳性。超声诊断为隐匿梗阻性肥厚型心肌病(左心室中部); CMRI 提示室间隔大部及左室各壁中远段、心尖部室壁增厚;收缩期心尖部几近闭塞,室间隔灶状纤维化。

3. 基因检测到 1 个疑似致病变异(*MYBPC3*: c.1000G>A 位点杂合)。

4. 药物治疗后症状改善。

病例 2
有猝死家族史的隐匿梗阻性肥厚型心肌病

【病史摘要】

患者男性,53 岁,主因"间断胸闷、胸痛 5 年"于 2019 年 8 月 30 日入院。患者 5 年前开始出现活动及劳累后胸闷、胸痛、气短,位于剑突下,伴有反酸,休息数分钟可缓解,无出汗,静息状态下无发作,无黑矇、晕厥,未诊治。2018 年 10 月 17 日活动后再发胸痛、胸闷,位于剑突下,外院查心肌酶正常,NT-proBNP 2 122pg/ml,尿酸及血脂偏高;心电图提示心房颤动,心室率 123 次 /min,伴 ST-T 改变。超声心动图示 LV 46mm,LVEF 71%,主动脉瓣二瓣化畸形,主动脉瓣轻度狭窄,升主动脉扩张,左心室肥厚。给予阿司匹林 100mg、1 次 /d,血脂康胶囊 0.3g、3 次 /d 口服。以后仍有胸痛间断发作。入院 2 天前 9:00 出现行走时胸痛、胸闷、气短,持续 1h 左右缓解。日常运动耐量较前下降,近 1 年体重增长 2~2.5kg。

既往无高血压、糖尿病病史。有吸烟,不饮酒。父母已故,有 2 弟 1 姐。育有 1 子 1 女,其子因肥厚型心肌病猝死。

【体格检查】

体温 36.4℃,脉搏 68 次 /min,呼吸 18 次 /min,血压 122/70mmHg。双肺呼吸音清,未闻及干、湿啰音。心界不大,心率 68 次 /min,律齐,各瓣膜听诊区未闻及杂音。腹部查体未见异常,双下肢无水肿。

【入院诊断】

肥厚型心肌病(不除外),心律失常,阵发性心房颤动,心功能Ⅲ级(NYHA 分级);先天性心脏病,主动脉瓣二瓣化畸形。

【诊疗经过】

全血常规、血生化、NT-proBNP、hs-cTnI、D-dimer、甲状腺功能、免疫指标、INR、尿微量白蛋白 / 肌酐均未见异常。

Big-ET 0.43pmol/L ↑(正常范围:<0.25pmol/L)。

ECG:窦性心律,左心室高电压,ST-T 改变。V_3~V_6 导联 T 波深倒(图 2-4)。

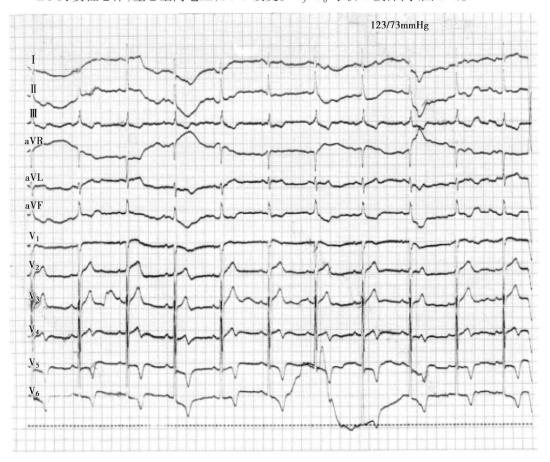

图 2-4 心电图

胸部 X 线片:左肺尖点状高密度影,钙化可能,余肺纹理大致正常;主动脉结不宽;肺动脉段平直;心脏各房室不大;心胸比为 0.45(图 2-5)。

UCG:LA 34mm,LV 47mm,IVS 10mm,LVPW 10mm,LVEF 73%。各房室腔内径在正常范围内。左室心尖部轻度增厚,最厚处约 13mm,室间隔基底段厚度约为 12mm,室壁回声未见明显异常,收缩运动未见明显异常。主动脉瓣为二叶,呈左右排列,开放略受限,关闭良好;二尖瓣前叶腱索及瓣叶略冗长,可见轻度收缩期前向运动(SAM)现象,流出道未见明显狭窄,余瓣膜形态、结构、启闭未见明显异常。大动脉关系正常。升主动脉增宽。心包腔未见异常。

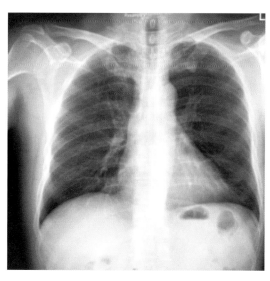

图 2-5 胸部 X 线片

彩色多普勒血流成像检查：静息状态下（心率 63 次 /min）左室流出道未见高速血流信号（流速小于 1.0m/s）。运动负荷后（心率 111 次 /min）二尖瓣 SAM 现象致左室流出道血流速度明显加快，峰值压差为 64mmHg。主动脉瓣前向血流增快，平均跨瓣压差约为 16mmHg。超声印象：主动脉瓣二瓣化畸形，主动脉瓣轻度狭窄，升主动脉增宽，肥厚型心肌病，左室流出道隐匿性梗阻。

Holter：心搏总数 85 026 次 /24h，平均心率 60 次 /min，最慢心率 47 次 /min，最快心率 113 次 /min，窦性心律，偶发房性期前收缩，短阵房性心动过速，偶发室性期前收缩，ST-T 改变。

ABPM：全天平均血压 134/87mmHg，白天平均血压 133/87mmHg，夜间平均血压 138/86mmHg。

CMRI：左心房、左心室不大。室间隔近中段及左室心尖部室壁增厚，余左室各段室壁厚度在正常范围内；左心室整体收缩功能大致正常，舒张顺应性减低，二尖瓣前叶冗长，收缩末期可见 SAM 征及少中量反流。右心房、右心室不大，流出道通畅。主动脉瓣为二叶，关闭尚可，开放受限，收缩期瓣上可见高速血流；主动脉窦及升主动脉明显增宽。三尖瓣启闭可，心包无增厚。心肌首过灌注显像未见明确灌注减低或缺损；延迟扫描左室心肌未见明确异常强化。印象：心脏常规结合增强扫描示梗阻性肥厚型心肌病，主要累及室间隔及心尖部，左室心肌未见明确纤维化，主动脉瓣二瓣化畸形并轻中度狭窄，升主动脉继发性扩张（图 2-6）。

静息心肌灌注显像（SPECT）+ 心肌代谢显像（PET）：①心肌活力评价：左室心尖部血流灌注略增高，代谢相对减低，肥厚型心肌病不除外，请结合临床。②左室功能评价：左室心腔不大，心尖部运动略减弱，LVEF 67%。

肾 + 肾动脉 + 肾上腺 CT：双侧肾上腺、肾动脉和肾脏未见异常。

冠状动脉 CT：冠状动脉未见钙化灶；冠状动脉呈右优势型；各支冠状动脉未见粥样硬化斑块及狭窄性改变。先天性心脏病，主动脉瓣二瓣化畸形，左室心尖部室壁偏厚。

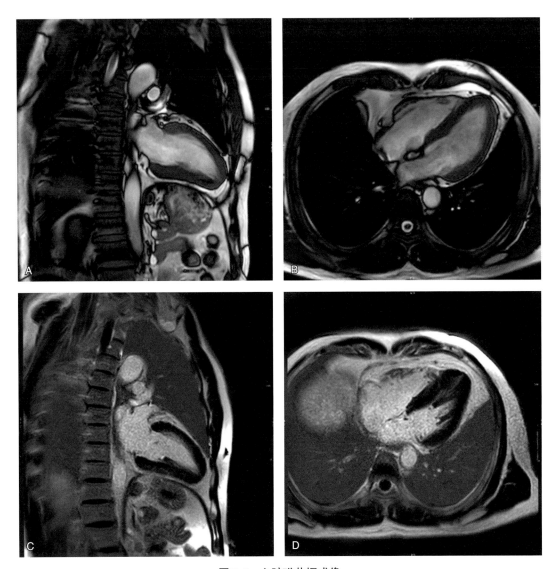

图 2-6　心脏磁共振成像
A、B. 平扫图像；C、D. 钆延迟扫描图像。

全主动脉 CT：主动脉瓣二瓣化畸形，升主动脉瘤样扩张，左髂总动脉远段瘤样扩张。双肺少许索条影。

心肺运动试验：边界性轻度受限的心肺运动功能状态。

睡眠呼吸监测：符合中度睡眠呼吸暂停表现，以阻塞型为主。夜间轻度低氧血症。

6 分钟步行试验：424m。

5 年 SCD 评分：1.81%。

治疗：住院期间给予托拉塞米片 5mg、1 次 /d，氯化钾缓释片 1g、2 次 /d，富马酸比索洛尔片 1.25mg、1 次 /d，利伐沙班 20mg、1 次 /d 治疗。患者于 2019 年 9 月 11 日病情好转出院。出院时患者无不适，血压 120/80mmHg，双肺呼吸音清，心率 62 次 /min，律齐，双下肢无水肿。

【出院诊断】

隐匿梗阻性肥厚型心肌病,心律失常,阵发性心房颤动,心功能Ⅱ级(NYHA 分级);心脏瓣膜病,主动脉瓣二瓣化畸形,主动脉瓣轻度狭窄;升主动脉扩张;睡眠呼吸暂停综合征。

【病例特点】

1. 中年男性患者,以胸痛、胸闷为首发临床症状。

2. 其子因肥厚型心肌病猝死。

3. 超声彩色多普勒血流成像检查提示静息状态下(心率 63 次 /min)左室流出道未见高速血流信号(流速小于 1.0m/s)。运动负荷后(心率 111 次 /min)二尖瓣 SAM 现象致左室流出道血流速度明显加快,峰值压差为 64mmHg。主动脉瓣前向血流速度增快,平均跨瓣压差约为 16mmHg。超声诊断为隐匿梗阻性肥厚型心肌病,主动脉瓣二瓣化畸形,主动脉瓣轻度狭窄。

4. 药物治疗后症状改善。

▎专家点评

隐匿梗阻性肥厚型心肌病

1. 临床不可忽视隐匿梗阻的诊断　HCM 根据左室流出道有无梗阻,可分为非梗阻性 HCM(NOHCM)和梗阻性 HCM(HOCM)。梗阻与心室壁肥厚部位相关,异常肥厚心肌突入左心室腔,造成血流通道阻塞,并在其上、下方产生压力阶差。根据梗阻部位,可分为左室流出道梗阻(LVOTO)、心室中部梗阻及心尖部梗阻(心尖闭塞)。根据静息状态或运动激发试验时左室流出道的瞬时峰值压差(左室流出道压力阶差,LVOTG)≥30mmHg(1mmHg=0.133kPa)定义为 LVOTO。原因包括室间隔上段、主动脉瓣下区心内膜异常肥厚形成的机械性梗阻,以及二尖瓣前叶收缩期接近室间隔基底产生的动力性梗阻。依据梗阻出现的条件,又可将 HOCM 分为静息梗阻性 HCM(R-HOCM)和隐匿梗阻性 HCM(L-HOCM)。对于有症状、静息状态下无梗阻的 HCM 患者,可能会在运动中诱发出不同程度的梗阻,因此对于存在梗阻相关临床表现的 HCM 患者,即使静息状态下左室流出道压力阶差不高,也应考虑通过运动负荷超声心动图检查进一步明确有无左室流出道梗阻,即 L-HOCM 的诊断,以便进一步制定治疗策略。

2. 临床评估隐匿梗阻方法及意义　HCM 左室流出道压差是动态变化的,受各种改变心肌收缩力和心脏负荷因素的影响。25%~30% HCM 患者在静息状态下存在左室流出道梗阻,约 1/3 或更多患者在激发状态下才出现梗阻。在临床中,对于静息或床旁瓦尔萨尔瓦动作(Valsalva maneuver,又称屏气法)后左室流出道压差<50mmHg 的患者,无论是否有症状,均推荐在站立位、坐位和半仰卧位的运动过程中行二维和多普勒超声心动图检查,以检测有 / 无梗阻。床旁 Valsalva 动作激发在危险分层评估中非常必要。

3. HCM 基因诊断具有不可替代性　病例 1 患者基因检测到 1 个疑似致病变异(*MYBPC3*: c.1000G>A 位点杂合)。HCM 的基因型决定了部分临床表型。HCM 主要是一种常染色体显性遗传性心脏病,约 50% HCM 是由编码心肌肌小节蛋白的基因变异引起的,5%~10% 是由其他基因变异或非遗传疾病引起的,另外还有 25%~30% 病因不明。迄今为止,至少在 27 个编码心肌肌小节粗肌丝、细肌丝结构蛋白及 Z 盘蛋白的基因中发现与 HCM 相关的变异(>1 500 个),其中 *MYH7* 基因和肌球蛋白结合蛋白 C 基因(*MYBPC3*)变异是最常见的两种致病基因变异,占 50%~70%。

基因变异可改变氨基酸序列,肌小节或肌小节相关蛋白编码的基因变异通过显性负效应或单倍剂量不足,造成肌小节或肌小节相关蛋白结构或功能异常,如 Ca^{2+} 敏感性增加、腺苷三磷酸(ATP)酶活性异常、肌球蛋白与肌动蛋白相互作用增加、肌小节装配异常等,使得心肌收缩呈高动力状态、舒张功能受损、能量消耗增加,进而引起心肌压力感受及应答通路异常,诱发心肌细胞的组织学、形态学变化,造成心肌细胞肥厚、排列紊乱、间质纤维化,心肌重塑。

家族中第一个确诊为 HCM 的患者被称为"先证者"。尤其是发生猝死的肥厚型心肌病家族,均应进行基因检测,以便完成家庭成员的相关信息,为下一步的病因学检测提供证据和线索。对于病例 2 的患者,其子因肥厚型心肌病猝死,所以下一步工作动员其家族成员做基因检测显得格外重要。

4. 重视 HCM 临床症状 HCM 临床症状变异性大,有些患者可长期无症状,而有些患者首发症状就是猝死。儿童或青年时期确诊的 HCM 患者症状更多,预后更差。症状往往与左室流出道梗阻、心功能受损、快速或缓慢心律失常等有关。主要症状包括劳力性呼吸困难、胸痛、心悸、晕厥、猝死等。其中 25%~30% HCM 患者有胸痛不适的症状,多呈劳力性胸痛,或不典型疼痛,间断或持续发生,休息时和餐后都可发生,常被误诊为冠心病心绞痛,冠状动脉计算机体层血管成像(CTA)或造影可以明确鉴别诊断。

本章病例 1 和病例 2 的患者临床症状都有不同程度的胸痛、胸闷等症状,通过冠状动脉造影或冠状动脉 CTA 除外了冠状动脉狭窄。HCM 出现胸痛的原因可能与以下因素有关:心肌肥厚和左室流出道梗阻增加了心肌氧耗;左心室舒张功能下降进一步加重心肌耗氧;肥厚心肌致冠状动脉血管异常,如伴发冠状动脉微血管病变、肥厚心肌挤压冠状动脉致心肌灌注不足;合并冠状动脉肌桥及心外膜冠状动脉病变等因素导致胸痛症状。

第三章

得天独厚——重度肥厚的肥厚型心肌病

 病例 1
重度肥厚的药物疗效不佳的梗阻性肥厚型心肌病

【病史摘要】

患者男性,37 岁,主因"晕厥 1 次,活动后胸闷 5 年"于 2019 年 7 月 1 日入院。患者 2007 年曾晕厥,持续数分钟。5 年前活动后出现胸闷,无胸痛,休息后缓解,日常走快路、上 3 楼症状加重。曾诊断为肥厚型心肌病,长期服用美托洛尔(倍他乐克)、地尔硫䓬(合贝爽)等药物治疗。

既往高血压病史 5 年。其父母健在,育有 1 子,否认遗传病家族史。

【体格检查】

体温 36.3℃,脉搏 68 次 /min,呼吸 16 次 /min,血压 130/80mmHg。双肺呼吸音清,未闻及干、湿啰音。心界不大,心率 68 次 /min,律齐,胸骨左缘第 3~4 肋间可闻及收缩期 3/6 级喷射样杂音。腹平软,无压痛及反跳痛,双下肢无水肿。

【入院诊断】

肥厚型心肌病,心功能 Ⅱ 级(NYHA 分级);高血压 Ⅰ 期 2 级(极高危)。

【诊疗经过】

全血常规、血生化、D-dimer、Big-ET、尿微量白蛋白、甲状腺功能、免疫指标正常。

hs-TnI 0.462ng/ml ↑(正常范围:0~0.034ng/ml),CK-MB 8.84ng/ml ↑(正常范围:0.3~4.0ng/ml),NT-proBNP 2 445pg/ml ↑(正常范围:<150pg/ml)。

ECG:窦性心律,异常 Q 波,ST-T 改变(图 3-1)。

胸部 X 线片:双肺纹理稍重,未见实变;主动脉结不宽;肺动脉段平直;左心室圆隆偏大,心胸比为 0.54(图 3-2)。

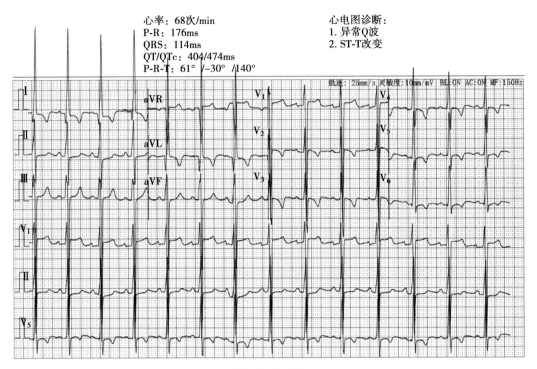

心率：68次/min
P-R：176ms
QRS：114ms
QT/QTc：404/474ms
P-R-T：61°/-30°/140°

心电图诊断：
1. 异常Q波
2. ST-T改变

图3-1 心电图

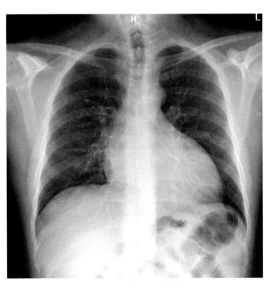

图3-2 胸部X线片

UCG：LA 43mm，LV 45mm，IVS 31mm，LVPW 30mm，LVEF 75%。左室流出道峰值压差约为61mmHg。左心房扩大，余房室腔内径在正常范围内。室间隔及左心室壁明显增厚，最厚处位于室间隔中段，约为31mm，余室壁厚度亦增厚，收缩期左室腔心尖部近于闭塞，室壁回声粗糙。可见二尖瓣叶SAM现象。二尖瓣关闭欠佳，左室流出道及左心室中部内径狭窄，最窄处位于室间隔基底部，距主动脉瓣环28mm（图3-3）。

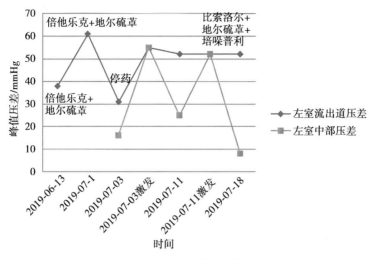

图 3-3 峰值压差变化趋势

Holter：心搏总数 115 456 次 /24h，窦性心律，平均心率 87 次 /min，最慢心率 59 次 /min，最快心率 150 次 /min，偶发房性期前收缩，偶发室性期前收缩，ST-T 改变。

ABPM：全天平均血压 123/76mmHg，白天平均血压 128/79mmHg，夜间平均血压 111/69mmHg。

冠状动脉 CT：冠状动脉未见钙化灶；冠状动脉呈右优势型；各支冠状动脉未见狭窄。

肾 + 肾动脉 + 肾上腺 CT：双侧肾上腺、双肾未见明显异常；扫描范围内腹主动脉及主要分支未见有意义狭窄。

CMRI：左心房内径增大，左心室不大。左心室壁普遍增厚，以室间隔增厚为著，左心室收缩运动正常，受累心肌舒张顺应性降低。左室流出道收缩期可见高速血流，左室流出道可见梗阻。右心房、右心室不大，主动脉瓣活动未见明显异常。二尖瓣可见 SAM 征，并可见少到中量反流信号。三尖瓣活动大致正常。心包无增厚。心肌首过灌注显像未见异常，延迟扫描示室间隔与左心室前壁、下壁移行处及左心室前侧壁斑片状强化信号。诊断为梗阻性肥厚型心肌病，左心室壁普遍增厚（以室间隔为著），结合病史，考虑高血压因素亦相关，左心室壁斑片状纤维化（图 3-4）。

静息心肌灌注显像（SPECT）+ 心肌代谢显像（PET）：①心肌活力评价：左心室壁不均匀增厚（间隔为著），血流灌注 / 代谢略高，符合肥厚型心肌病改变。②左室功能评价：左壁运动欠协调，心尖及下壁运动略减弱，LVEF 42%。

心内膜活检病理报告：取右室间隔心内膜心肌，镜下所见心肌细胞显著肥大，弥漫空泡变性，小动脉壁纤维肌性增厚，未见淀粉样物质沉积，刚果红染色（-）。病理符合肥厚型心肌病的改变（图 3-5）。

6 分钟步行试验：381m。

5 年 SCD 评分：3.24%。

住院期间给予托拉塞米 5mg、1 次 /d，氯化钾缓释片 0.5g、2 次 /d，培哚普利叔丁胺 2mg、1 次 /d，富马酸比索洛尔 5mg、1 次 /d，盐酸地尔硫草缓释胶囊 90mg、1 次 /d 治疗。患者于 2019 年 7 月 19 日，病情好转出院。出院时患者无不适，血压 120/80mmHg，双肺呼吸音清，心率 64 次 /min，律齐，双下肢无水肿。

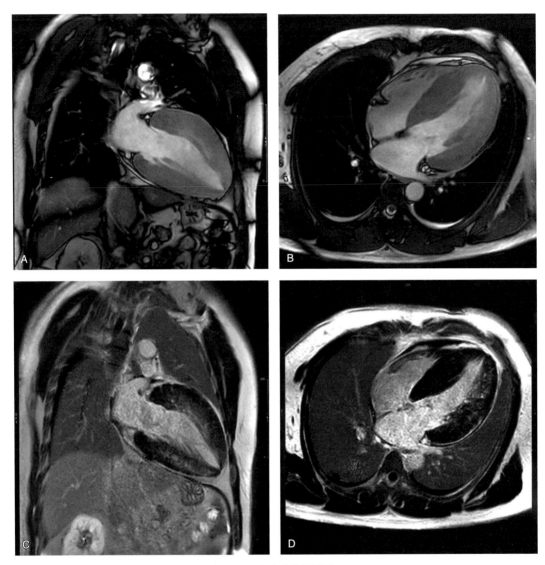

图3-4　心脏磁共振成像
A、B. 平扫图像；C、D. 钆延迟扫描图像。

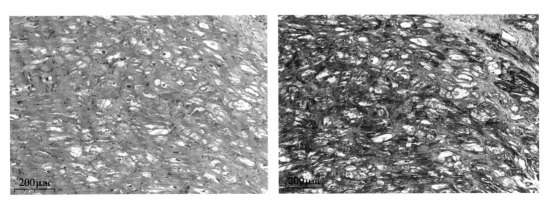

图3-5　心内膜活检病理图像

【出院诊断】

梗阻性肥厚型心肌病（重度肥厚），心功能Ⅱ级（NYHA分级）；高血压病2级（极高危）。

【病例特点】

1. 中年男性患者，以胸闷气短为主要临床症状。

2. hc-TnI、CK-MB、NT-proBNP均升高；超声心动图提示心肌呈重度肥厚，最厚处位于室间隔中段，为31mm，静息左室流出道峰值压差约为61mmHg。用药后激发左室流出道压差为52mmHg，停药后激发左室流出道压差为55mmHg；CMRI提示室间隔增厚明显，心肌纤维化；6分钟步行试验结果为381m；心内膜活检符合肥厚型心肌病表现。

3. 药物治疗效果欠佳，建议进一步外科手术治疗。

病例2
重度肥厚的隐匿梗阻性肥厚型心肌病

【病史摘要】

患者男性，37岁，主因"发现心肌肥厚4年，反复晕厥4个月"于2019年11月21日入院。患者入院4年前体检发现心肌肥厚，室间隔30mm，诊断为非梗阻性肥厚型心肌病，自述剧烈运动后有晕厥前驱症状，诉"未发生意识丧失"。2016年8月于外院基因检查*MYBPC3* C.3764C>A杂合变异；患者母亲及女儿均携带上述变异，导致该基因编码的蛋白发生Ala1255Asp错义变异；患者母亲*TTN*基因存在c.88331C杂合变异。2019年9月11日超声心动图提示LA 43mm×57mm，LV 40mm，LVEF 72%，室间隔最厚38mm，左室流出道压差17mmHg。4个月前快速上3层楼时出现胸闷、黑矇，随之意识丧失，持续数秒缓解。当地医院行头颅磁共振血管成像（MRA）检查，未见明显异常。2019年1月于我院门诊行CMRI检查，提示非梗阻性肥厚型心肌病，主要累及室间隔（前间隔极度肥厚），室间隔最厚约34mm，前间隔最厚约37mm；增强扫描提示室间隔条片状及棘状纤维化。无药物治疗史。

既往无高血压、糖尿病病史。无烟、酒嗜好。其父健在，其母携带基因变异，有1弟。育有2女，携带变异基因。

【体格检查】

体温36.4℃，脉搏75次/min，呼吸17次/min，血压123/72mmHg。双肺呼吸音清，未闻及干、湿啰音。心界不大，心率75次/min，律不齐，各瓣膜听诊区未闻及杂音。腹部查体未见异常，双下肢无水肿。

【入院诊断】

非梗阻性肥厚型心肌病，心功能Ⅱ级（NYHA分级）。

【诊疗经过】

全血常规、血生化、Big-ET、D-dimer、甲状腺功能、免疫指标正常。

NT-proBNP 809.0pg/ml↑（正常范围：<150pg/ml），BNP 158.64~369.09pg/ml↑（正常范围：0~100pg/ml），hs-cTnI 0.042ng/ml↑（正常范围：0~0.016ng/ml），hs-cTnT 0.021ng/ml↑（正常范围：0~0.014ng/ml）。

ECG：窦性心律，频发室性期前收缩，T 波改变（图 3-6）。

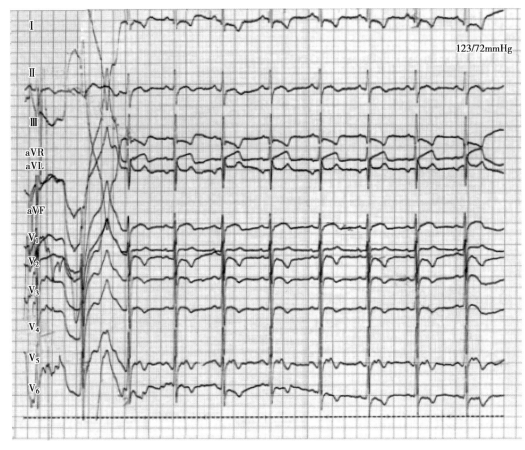

图 3-6　心电图

胸部 X 线片：双肺纹理大致正常，未见实变；主动脉结不宽；肺动脉段平直；左心房偏大；心胸比为 0.55（图 3-7）。

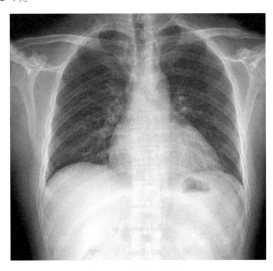

图 3-7　胸部 X 线片

UCG：LA 39mm，LV 37mm，IVS 35mm，LVPW 13mm，LVEF 68%。左心房轻度增大，余房室腔内径正常。室间隔明显增厚，最厚处位于前间隔中间段，厚约35mm，收缩期左心室中部近闭塞，余左心室壁亦增厚，厚度为13~17mm，室壁回声粗糙，运动幅度正常。M型超声可见二尖瓣前叶远端部分 SAM 现象。各瓣膜形态、启闭良好。心包腔未见异常。彩色多普勒血流成像检查：静息状态下平卧位（心率 80 次/min），左室流出道前向血流速度为 1.8m/s，压差约为 13mmHg。二尖瓣微量反流。运动后（心率 124 次/min），左室流出道前向血流速度约为 4.1m/s，压差约为 68mmHg。二尖瓣少中量反流。超声印象：运动激发试验阳性，隐匿梗阻性肥厚型心肌病。

住院期间给予阿替洛尔口服，并逐渐加到患者最大耐受剂量。

治疗后复查 UCG：LA 44mm，LV 31mm，IVS 40mm，LVPW 13mm，LVEF 65%。左心房轻大，余房室腔内径正常。室间隔明显增厚，最厚处位于前间隔中间段，厚约35mm，收缩期左心室中部近闭塞，余左室壁亦增厚，厚度为13~17mm，室壁回声粗糙，运动幅度正常。M型超声可见二尖瓣前叶远端部分 SAM 现象。各瓣膜形态、启闭良好。心包腔未见异常。彩色多普勒血流成像检查：静息状态下平卧位（心率 63 次/min），左室流出道前向血流速度为 1.8m/s，压差约为 13mmHg。二尖瓣微量反流。运动后（心率 122 次/min），左室流出道前向血流速度约为 2.6m/s，压差约为 27mmHg。二尖瓣少中量反流。超声印象：隐匿梗阻性肥厚型心肌病（图 3-8）。

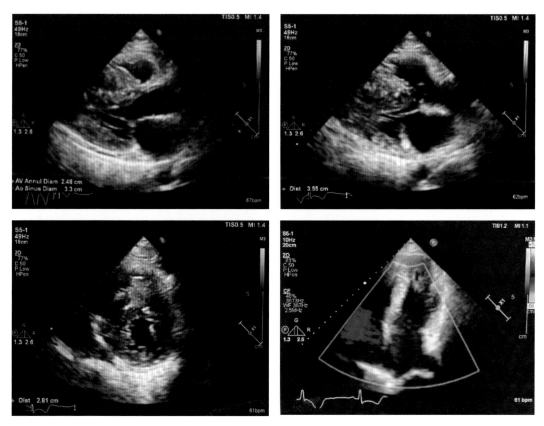

图3-8　超声心动图

Holter：心搏总数 99 618 次 /24h，平均心率 76 次 /min，最慢心率 53 次 /min，最快心率 135 次 /min，窦性心律，偶发房性期前收缩，频发室性期前收缩，短阵室性心动过速，T 波改变。

ABPM：全天平均血压 112/70mmHg，白天平均血压 117/74mmHg，夜间平均血压 100/58mmHg。

CMRI：左心房偏大、左心室不大；室间隔及毗邻左室前壁近中段增厚；左室下壁中远段及心尖部增厚，余段室壁厚度正常或偏厚；左室整体收缩功能大致正常，受累心肌舒张期顺应性降低，流出道收缩期变窄，二尖瓣收缩期可见 SAM 征及微量反流，主动脉瓣未见明确反流信号。右心房、右心室不大，右心室壁无脂肪浸润，流出道通畅。三尖瓣可见少量反流，肺动脉瓣启闭大致正常。心包腔无积液。黑血序列扫描范围内肝右叶可见点状高信号，考虑小囊肿可能性大。心肌首过灌注显像未见异常；延迟扫描室间隔与左室前壁、下壁移行处可见条片状强化信号，室间隔肌壁间可见晕状强化信号。结合心脏常规及增强扫描提示非梗阻性肥厚型心肌病，主要累及室间隔（前间隔极度肥厚），室间隔条片状及晕状纤维化（图 3-9）。

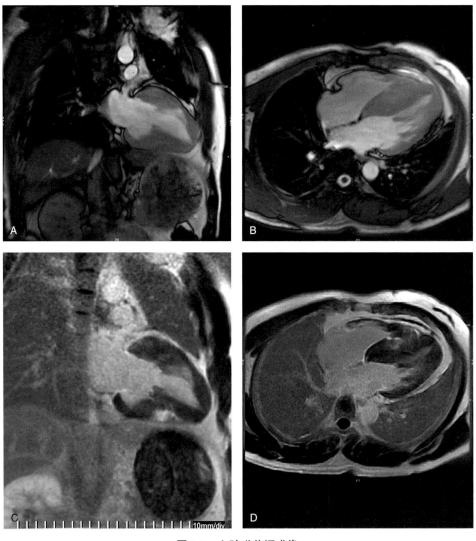

图 3-9　心脏磁共振成像
A、B. 平扫图像；C、D. 钆延迟扫描图像。

静息心肌灌注显像（SPECT）+心肌代谢显像（PET）：①心肌活力评价：间隔、前壁增厚，血流灌注/代谢明显增高，符合肥厚型心肌病改变。②左室功能评价：左室心腔不大，心尖部及间隔运动减弱，LVEF 48%。

肾+肾动脉+肾上腺 CT：双侧肾上腺形态、大小正常，双肾动脉未见狭窄和斑块。左肾小结石，右肾形态、结构和密度未见异常。

冠状动脉 CT：前降支点状钙化；冠状动脉呈右优势型；各支冠状动脉未见有意义狭窄性改变。

心肺运动试验：中度受限的心肺运动功能状态。

睡眠呼吸监测：符合轻度睡眠呼吸暂停表现，以阻塞型为主，轻度夜间低氧血症。

6 分钟步行试验：545m。

5 年 SCD 评分：9.86%。

基因检测：2016 年 8 月，患者 *MYBPC3* C.3764C>A 杂合变异；患者母亲及女儿均携带上述变异，导致该基因编码的蛋白发生 Ala1255Asp 错义变异；患者母亲 *TTN* 基因存在 c.88331C 杂合变异。

住院期间给予阿替洛尔 31.25mg、2 次/d，托拉塞米片 5mg、1 次/d，氯化钾缓释片 1g、2 次/d 治疗。患者于 2019 年 12 月 5 日病情好转出院。出院时患者无不适，血压 130/70mmHg，双肺呼吸音清，心率 69 次/min，律齐，双下肢无水肿。

5 年 SCD 评分为 9.86%，建议安装 ICD。静息状态下平卧位（心率 80 次/min），左室流出道前向血流速度为 1.8m/s，压差约为 13mmHg；运动后（心率 124 次/min），左室流出道前向血流速度约为 4.1m/s，压差约为 68mmHg，进一步请外科会诊，明确手术指征。

【出院诊断】

隐匿梗阻性肥厚型心肌病（重度肥厚），心律失常，频发性室性期前收缩，短阵室性心动过速，心功能Ⅱ级（NYHA 分级）；轻度睡眠呼吸暂停低通气综合征；左肾结石。

【病例特点】

1. 年轻男性患者，以晕厥为症状首发。

2. 超声心动图室间隔明显增厚，厚约 35mm，收缩期左心室中部近闭塞，静息压差为 13mmHg，二尖瓣微量反流，运动后激发压差约为 68mmHg。CMRI 提示室间隔及毗邻左室前壁心尖部增厚明显，纤维化。

3. 患者基因检测结果为 *MYBPC3* C.3764C>A 杂合变异。其母和女儿均携带该基因变异。

4. 5 年 SCD 评分为 9.86%，建议安装 ICD。运动激发试验阳性，建议外科手术。

病例 3
重度肥厚的广泛纤维化

【病史摘要】

患者女性，34 岁，主因"体检发现心肌肥厚 12 年"于 2019 年 7 月 22 日入院。患者于

2007年产检时发现心肌肥厚,以后长期服用美托洛尔并逐渐加量。近5年出现心悸,2015年7月2日复查超声心动图,提示LA 42mm,LV 41mm,LVEF 76%,IVS 23mm;加用地尔硫草治疗。

既往体健。父母健在。育有1女。

【体格检查】

体温36.4℃,脉搏70次/min,呼吸17次/min,血压107/66mmHg。双肺呼吸音清,未闻及干、湿啰音。心界不大,心率70次/min,律齐,胸骨左缘第3~4肋间可闻及收缩期3/6级杂音,余各瓣膜听诊区未闻及杂音。腹部查体未见异常,无压痛及反跳痛,双下肢无水肿。

【入院诊断】

梗阻性肥厚型心肌病,心功能Ⅱ级(NYHA分级)。

【诊疗经过】

全血常规、血生化、hs-cTnI、D-dimer、甲状腺功能、免疫指标正常。

CK-MB 4.5ng/ml↑(正常范围:0.3~4.0ng/ml),NT-proBNP 2 939.0pg/ml↑(正常范围:<150pg/ml),Big-ET 0.30pmol/L↑(正常范围:<0.25pg/ml)。尿微量白蛋白/肌酐147.21mg/g↑(正常范围:0~30mg/g)。

ECG:窦性心律,左心室高电压,ST-T改变(图3-10)。

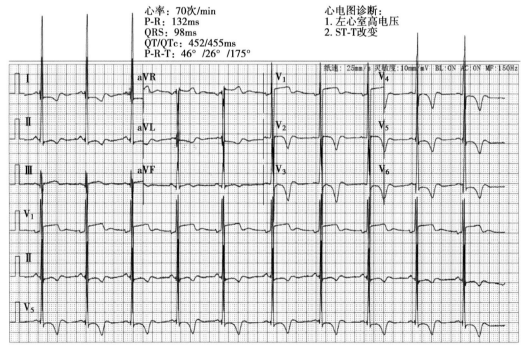

图3-10 心电图

胸部X线片:双肺纹理稍重,未见实变;主动脉结不宽;肺动脉段平直;左心大,心胸比为0.60(图3-11)。

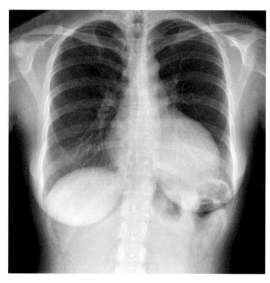

图 3-11　胸部 X 线片

UCG：LA 33mm，LV 37mm，IVS 33mm，LVPW 14mm，LVEF 70%。各房室腔内径基本正常。左心室壁增厚，以室间隔中部增厚为著，最厚处约 33mm，乳头肌肥大，病变处回声粗糙，呈斑点样改变，运动幅度尚可。收缩期左心室中部至心尖部心腔近闭塞。可见二尖瓣前叶远端部分 SAM 现象，二尖瓣关闭欠佳。左室腔中部内径狭窄。静息状态下，左心室中部至二尖瓣前叶远端可见收缩期高速射流，峰值流速约为 3.3m/s，最高压差为 42mmHg。运动激发试验后，左心室中部至二尖瓣前叶远端可见收缩期高速射流，峰值流速约为 3.7m/s，最高压差为 55mmHg。诊断为梗阻性肥厚型心肌病，运动激发试验阳性，左心室舒张功能减低。

肾 + 肾动脉 + 肾上腺 CT：左肾上腺结合部饱满。右侧肾上腺及双侧肾动脉、双肾未见明显异常。肝脏异常强化灶，考虑血管瘤可能性大。

CMRI：左心房内径扩大，左心室不大。左心室壁普遍增厚，以室间隔及毗邻左室下壁、前壁增厚为著，左心室收缩运动尚可，受累心肌舒张顺应性降低。左室腔中部收缩期变窄，左室流出道收缩期可见高速血流。右心房、右心室不大，右心室前壁及心尖部室壁亦增厚。二尖瓣少量反流。心包少量积液。心肌首过灌注显像无明显异常，延迟扫描示室间隔及左心室前壁、侧壁多发肌壁间灶状、斑片状强化。诊断为梗阻性肥厚型心肌病，左心室壁普遍增厚，考虑并存高血压因素，伴较广泛心肌纤维化；请结合系统检查除外代谢浸润性心肌病（图 3-12）。

静息心肌灌注显像（SPECT）+ 心肌代谢显像（PET）：①心肌活力评价：前壁、间隔及下壁增厚，以间隔为著，血流灌注 / 代谢增高，符合肥厚型心肌病改变。②左室功能评价：左室心腔不大，心尖部、前壁、间隔、下壁运动显著减弱，LVEF 24%。

心内膜活检病理报告：取右室间隔心内膜心肌，心肌细胞显著肥大，核畸形变，胞质轻度空泡变性；局部排列紊乱，间质纤维组织轻度增生，未见淀粉样物质沉积。刚果红染色（–）。病理诊断：未见明显心肌变性改变，符合原发性肥厚型心肌病表现（图 3-13）。

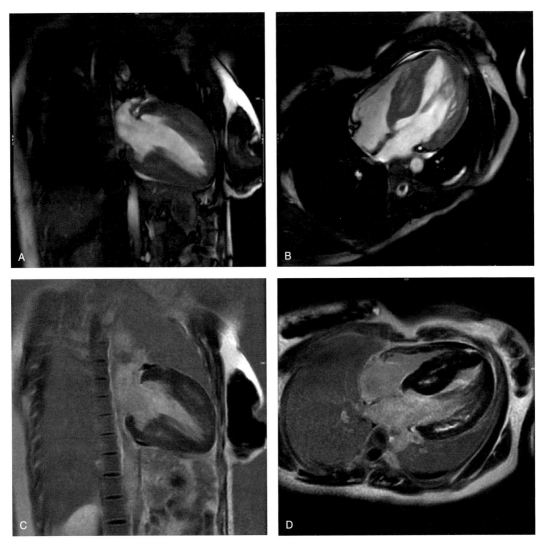

图 3-12 心脏磁共振成像

A、B. 平扫图像；C、D. 钆延迟扫描图像。

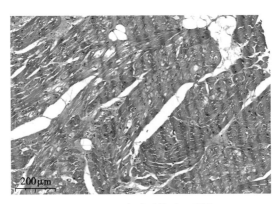

图 3-13 心内膜活检病理图像

心肺运动试验:峰值摄氧量预测值 1.74ml/(min·kg),实测值 0.766ml/(min·kg),提示重度受限的心肺运动功能状态。

5 年 SCD 评分:2.86%。

6 分钟步行试验:429m。

住院期间给予培哚普利叔丁胺 1mg、1 次 /d,富马酸比索洛尔 12.5mg、1 次 /d,盐酸地尔硫草缓释胶囊 90mg、1 次 /d,托拉塞米 10mg、1 次 /d,氯化钾缓释片 1g、3 次 /d 治疗。患者于 2019 年 8 月 2 日,病情好转出院。出院时患者无不适,血压 110/70mmHg,双肺呼吸音清,心率 59 次 /min,律齐,双下肢无水肿。

【出院诊断】

梗阻性肥厚型心肌病(重度肥厚),心功能 Ⅱ 级(NYHA 分级);肝血管瘤。

【病例特点】

1. 年轻女性患者,症状不明显,查体发现 HCM。

2. 超声心动图以室间隔中部增厚为著,最厚处约 33mm,乳头肌肥大,峰值流速约为 3.3m/s,最高流出道压差为 42mmHg;运动激发试验后,左心室中部至二尖瓣前叶远端可见收缩期高速射流,峰值流速约为 3.7m/s,最高流出道压差为 55mmHg。

3. CMRI 示心肌肥厚明显,以室间隔及毗邻明显,流出道梗阻,心肌多发纤维化;心内膜活检符合肥厚型心肌病诊断。心肺运动试验提示重度受限的心肺运动功能状态。

4. 心肺运动试验提示重度受限,药物治疗效果欠佳,建议进一步行外科手术或心脏移植治疗。

病例 4
重度肥厚伴冠状动脉肌桥的外科手术治疗

【病史摘要】

患者男性,21 岁,主因"发作性心悸 16 年,伴胸闷 2 个月余"于 2018 年 11 月 15 日入院。患者 5 岁开始反复出现心悸,活动时明显,持续数分钟。13 岁于外院诊断为肥厚型心肌病,曾服用药物治疗,后自行停药(具体情况不详)。近 2 个月余患者出现胸闷,活动后加重,无胸痛、晕厥、黑朦等症状,门诊查 UCG 结果显示室间隔厚度 37mm、运动后左室流出道压差 42mmHg,提示隐匿梗阻性肥厚型心肌病。ECG 提示左前分支传导阻滞、异常 Q 波。CMRI 提示室间隔厚度 40mm、前壁厚度 31mm 伴明显斑片状灶性纤维化。给予美托洛尔 25mg、2 次 /d 口服,症状明显减轻。

既往高脂血症 1 年,无高血压、糖尿病病史。烟、酒已戒。其父母体健,有三位姐姐,其中一姐因"心脏病"去世。

【体格检查】

体温 36.5℃,脉搏 79 次 /min,呼吸 17 次 /min,血压 120/80mmHg。双肺呼吸音清,未闻及干、湿啰音。心界不大,心率 79 次 /min,律不齐,胸骨左缘第 3~4 肋间可闻及收缩期 3/6 级喷射样杂音。腹部查体未见异常,双下肢无水肿。

【入院诊断】

梗阻性肥厚型心肌病,心律失常,左前分支传导阻滞,心功能Ⅱ级(NYHA 分级)。

【诊疗经过】

全血常规、血生化、hs-cTnI、Big-ET、D-dimer、甲状腺功能、免疫指标、INR、尿微量白蛋白 / 肌酐均未见异常。

NT-proBNP 1 286pg/ml ↑(正常范围:<150pg/ml),CK-MB 4.42ng/ml ↑(正常范围:0.3~4.0ng/ml)。

ECG:窦性心律,左前分支传导阻滞,P 波异常,异常 Q 波,左心 ST 段改变(图 3-14)。

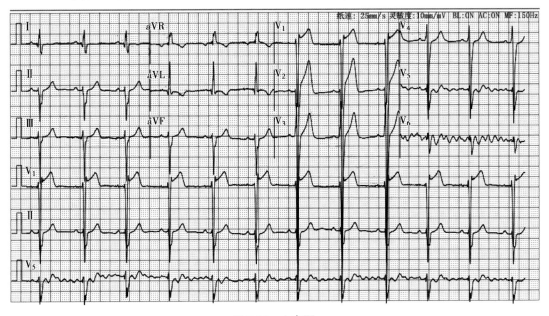

图 3-14　心电图

胸部 X 线片:双肺纹理大致正常,未见实变;主动脉结不宽;肺动脉段平直;左心室圆隆;心胸比为 0.49(图 3-15)。

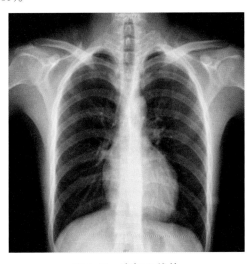

图 3-15　胸部 X 线片

UCG：LA 36mm，LV 31mm，IVS 21mm，LVPW 9mm，LVEF 60%。左室腔偏小，余房室内径大致正常。左心室壁除下后壁外，余室壁均增厚，以前间隔中段为著，最厚处 33mm，室壁回声粗糙，呈斑点样改变，心肌纹理排列紊乱，运动减低。M 型超声可见二尖瓣前叶远端 SAM 现象，主动脉瓣收缩中期提前关闭。各瓣膜形态、启闭良好。左室流出道内径狭窄，最窄处距离主动脉瓣约为 31mm。心包腔未见异常。彩色多普勒血流成像检查：静息状态下，左室流出道自二尖瓣前叶远端可见收缩期高速射流，延伸至主动脉腔内，峰值压差为 35mmHg。收缩期二尖瓣微量反流信号。超声印象：梗阻性肥厚型心肌病。

住院后给予美托洛尔口服，剂量逐渐加到患者最大耐受剂量。

治疗 1 周后复查 UCG：LA 33mm，LV 27mm，IVS 30mm，LVPW 9mm，LVEF 72%。左室腔偏小，余房室内径大致正常。左心室壁除下后壁外，余室壁均增厚，以前间隔中段为著，最厚处约 31mm，前壁厚约 22mm；室壁回声粗糙，呈斑点样改变，心肌纹理排列紊乱，运动减低。M 型超声可见二尖瓣前叶远端 SAM 现象，主动脉瓣收缩中期提前关闭。各瓣膜形态、启闭良好。左室流出道内径狭窄，最窄处距离主动脉瓣约 31mm。心包腔未见异常。彩色多普勒血流成像检查：静息状态下，患者心率为 65 次/min，左室流出道自二尖瓣前叶远端可见收缩期高速射流，延伸至主动脉腔内，峰值压差为 37mmHg。收缩期二尖瓣微量反流信号。床旁运动后，患者心率为 130 次/min，左室流出道峰值流速为 4.4m/s，峰值压差为 78mmHg。超声印象：梗阻性肥厚型心肌病，激发运动试验阳性。

治疗 2 周后复查 UCG：LA 33mm，LV 30mm，IVS 23mm，LVPW 9mm，LVEF 72%。左室腔偏小，余房室内径大致正常。左心室壁除下后壁外，余室壁均增厚，室间隔为著，最厚处约 28mm，前壁厚约 22mm；室壁回声粗糙，呈斑点样改变，心肌纹理排列紊乱，运动减低。M 型超声可见二尖瓣前叶远端 SAM 现象，距主动脉瓣约 2.0cm，主动脉瓣收缩中期提前关闭。各瓣膜形态、启闭良好。左室流出道内径狭窄。心包腔未见异常。彩色多普勒血流成像检查：静息状态下，患者心率为 65 次/min，左室流出道自二尖瓣前叶远端可见收缩期高速射流，延伸至主动脉腔内，峰值压差为 37mmHg。收缩期二尖瓣微量反流信号。床旁运动后，左室流出道峰值压差为 53mmHg。二尖瓣少中量反流。超声印象：梗阻性肥厚型心肌病，二尖瓣少中量反流，激发运动试验阳性。

Holter：心搏总数 94 821 次/24h，平均心率 69 次/min，最慢心率 48 次/min，最快心率 137 次/min，窦性心律，室性期前收缩，偶见成对。

ABPM：全天平均血压 112/59mmHg，白天平均血压 112/59mmHg，夜间平均血压 114/57mmHg。

CMRI：左心房大，左心室不大；室间隔大部及毗邻左心室前壁室壁显著增厚。心尖部见小片状脂肪信号；余段室壁厚度正常高限或偏厚；左心室整体收缩功能大致正常，受累心肌舒张顺应性降低，左室流出道变窄，收缩期可见明显高速血流，二尖瓣未见明确 SAM 征，二尖瓣及主动脉瓣启闭大致正常。右心房、右心室不大，右心室壁无脂肪浸润，流出道通畅。三尖瓣及肺动脉瓣启闭大致正常。心包腔无积液。心肌首过灌注显像未见明确灌注减低或缺损；延迟扫描室间隔肌壁间可见明显斑片及灶状强化。心脏常规结合增强扫描提示梗阻性肥厚型心肌病，室间隔显著肥厚，可见明显斑片及灶状纤维化（图 3-16）。

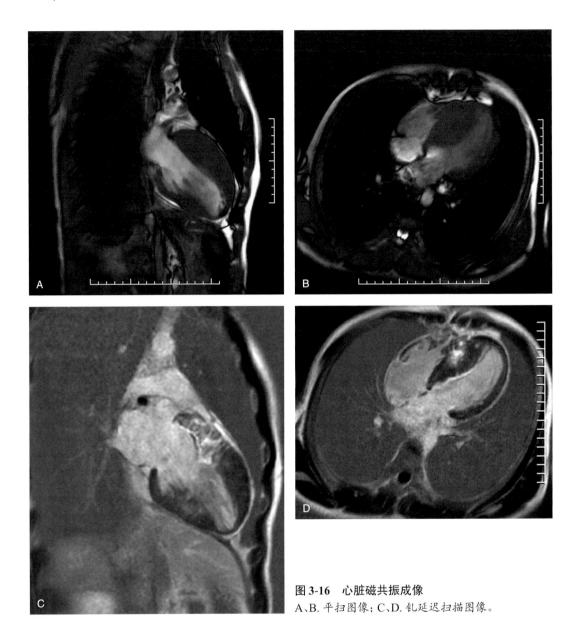

图 3-16 心脏磁共振成像
A、B. 平扫图像；C、D. 钆延迟扫描图像。

　　静息心肌灌注显像（SPECT）+心肌代谢显像（PET）：①心肌活力评价：前壁、间隔增厚，血流灌注/代谢不均匀增高，散在小片状减低区，符合肥厚型心肌病改变。②左室功能评价：左室心腔饱满，前壁、前间隔运动减弱，LVEF 57%。

　　心脏 CT 成像+心功能分析：①心房正位，心室右袢。房室连接关系正常。心脏各房室不大。房、室间隔连续。左心室前壁及室间隔心肌明显增厚，室间隔最厚处近 30mm。左室（主动脉瓣下）流出道变窄，宽约 8.8mm。②主动脉 CT 三维成像：大动脉-心室连接关系正常。未见粗大动脉导管及粗大体肺侧支形成。冠状动脉起源及走行未见异常，前降支中段肌桥，管腔未见明显狭窄。③肺动脉 CT 三维成像：肺动脉瓣下流出道未见明显狭窄，双肺动脉发育良好。④肺静脉及腔静脉回流正常。⑤气管未见狭窄，双肺未见渗出及占位改变。

印象：左心室前壁及室间隔明显增厚，左室流出道狭窄，符合梗阻性肥厚型心肌病表现，请结合超声心动图检查。前降支肌桥。

冠状动脉造影：双侧冠状动脉未见明显狭窄病变。左室流出道压力阶差 15mmHg。

住院期间给予酒石酸美托洛尔片 43.75mg、2 次 /d 治疗。

患者于 2018 年 12 月 14 日全身麻醉低温体外循环下行改良扩大 Morrow 手术。手术情况描述：室间隔 28mm；切除心肌 14.9g。室间隔至心尖有肌束连接；切除前和后乳头肌体部周围肌束。二尖瓣大致正常。前降支近端肌桥，6mm 深，30mm 长，完全松解。停机后，窦性心律，血压 100/50mmHg，左室流出道通畅，无明显压差，二尖瓣微少量反流。

术后病理结果：心肌细胞肥大，空泡变性，排列紊乱，小灶纤维瘢痕形成。（室间隔）符合肥厚型心肌病的改变（图 3-17）。

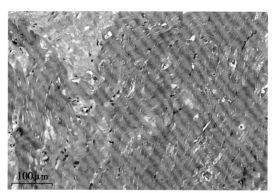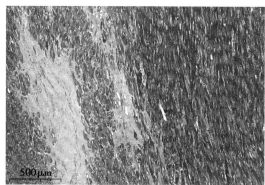

图 3-17 外科术后病理图像

2018 年 12 月 27 日 UCG：LA 31mm，LV 21mm，IVS 20mm，LVPW 10mm，LVEF 59%。各房室腔内径在正常范围内，室间隔仍厚，基底段部分切除后厚约 9mm，基底段左室流出道通畅，余左心室壁收缩幅度正常。各瓣膜形态、结构、启闭运动未见明显改变，大动脉关系、内径正常，心包腔未见异常。彩色多普勒血流成像检查：心内各部未探及明显异常血流信号。超声印象：肥厚型心肌病左室流出道疏通术后，左室流出道通畅。

【出院诊断】

梗阻性肥厚型心肌病（重度肥厚），心律失常，左前分支传导阻滞，心功能Ⅱ级（NYHA 分级）；冠状动脉肌桥。

【病例特点】

1. 年轻男性患者，以心悸、胸闷为主要症状。

2. 超声心动图提示心肌普遍增厚，室间隔最厚处约 33mm，左室流出道自二尖瓣前叶远端可见收缩期高速射流，延伸至主动脉腔内，峰值压差为 35mmHg。CMRI 示室间隔大部及毗邻左心室前壁室壁显著增厚，心肌纤维化。

3. 改良扩大 Morrow 手术切除心肌 14.9g。切除前和后乳头肌体部周围肌束。前降支近端肌桥松解。术后超声提示基底段左室流出道通畅。术后病理符合肥厚型心肌病的改变。

4. 手术疗效达到治疗预期。

专家点评

重度肥厚的肥厚型心肌病

1. 重度(极度)左心室肥厚型心肌病的诊断标准 心室壁增厚是诊断 HCM 的必备条件,成人左心室壁厚度正常上限为 12mm,右心室壁厚度上限为 4mm。多种不同心脏影像学检查方法,如超声心动图、心脏磁共振有助于 HCM 的诊断及分型。成人 HCM 的诊断标准:非心脏负荷异常引起的心室壁增厚,任意心脏影像学检查发现一个或多个左心室心肌节段室壁厚度 ≥15mm;右心室肥厚诊断标准为右心室壁最大厚度 ≥8mm。其中,左心室壁最大厚度 ≥30mm 称为极度左心室肥厚;右心室壁最大厚度 ≥10mm 称为极度右心室肥厚。解剖学显示心脏重量增加、心室壁增厚明显、心室腔变小及左心房扩大。组织病理学显示心肌细胞肥大、心肌细胞排列紊乱、间质纤维化及心室壁内冠状动脉管壁增厚、管腔变小等。心肌细胞超微结构发生改变,包括肌小节结构异常、肌原纤维排列失去同向性以及细胞器数量增多等。

2. 重视心肌肥厚相关综合征,基因检测是主要鉴别诊断的手段 临床上对于重度肥厚的患者,需要排除"肥厚型心肌病拟表型",即与心肌肥厚相关的综合征。在诊断心肌肥厚的同时伴发其他系统或器官障碍,要警惕 HCM 相关综合征。这与肌小节蛋白编码基因变异导致的 HCM 不同,因此临床上出现特殊征象,如智力发育迟缓、感音神经性聋、视力受损、步态失衡、感觉倒错、感觉异常、神经性疼痛、腕管综合征、肌无力、血管角化瘤等,要完善相关辅助检查,明确 HCM 相关综合征等情况,基因检测是重要的鉴别手段之一。

3. 重度(极度)HCM 临床症状更明显,运动耐量更差,预后更差 心肌肥厚是 HCM 的特征性表现,由于心肌肥厚所致心室腔容积变小,故心室舒张功能受限更明显。对于重度(极度)肥厚的 HCM 患者,除了关注是否梗阻、是否心力衰竭等问题外,运动耐量也是 HCM 预后一项重要评价指标。

室壁重度肥厚也是猝死高发因素之一。一方面,重度肥厚导致左室心腔小,左室容积降低,每搏量相对减少;另一方面,重度肥厚的心肌压迫微循环,导致心肌供氧-需氧失衡。因此针对重度肥厚的患者,即使没有梗阻,临床也要重视评估,预防猝死发生。

4. HCM 合并冠状动脉肌桥处理原则 HCM 合并心肌桥的发生率为 15%~40%,多见于左前降支,如果考虑 HCM 患者的胸痛等症状与心肌桥相关,可在肥厚心肌切除的同时切开肌桥位置冠状动脉表面的心肌或行冠状动脉旁路移植术(CABG)。

第四章

小心翼翼——肥厚型心肌病致
"小心腔综合征"

病例 1
"小心腔综合征"的非梗阻性肥厚型心肌病发生猝死

【病史摘要】

患者男性,57 岁,主因"发作性胸闷、气短 13 年"于 2019 年 7 月 25 日入院。患者 2006 年起活动后出现胸闷、气短,心前区刺痛,几秒后缓解。门诊超声心动图诊断为肥厚型心肌病。近 3~4 年自觉症状加重,自行摸脉搏不规律。2018 年逐渐出现日常运动耐量降低,CMRI 示室间隔及大部左心室壁重度肥厚,伴多发心肌纤维化。2019 年动态心电图示窦性心律,房性期前收缩,短阵房性心动过速,频发室性期前收缩,短阵室性心动过速。发病以来无黑矇、晕厥。长期服用比索洛尔 5mg,1 次 /d,地尔硫䓬 90mg,1 次 /d 治疗。

既往史:1980 年外院诊断为病毒性心肌病。双耳听力受限。烟、酒嗜好,目前已戒。其父已故,母健在,有 1 弟,育有 1 女。

【体格检查】

体温 36.4℃,脉搏 64 次 /min,呼吸 18 次 /min,血压 145/78mmHg。双肺呼吸音清,未闻及干、湿啰音。心界不大,心率 64 次 /min,律齐,各瓣膜听诊区未闻及杂音。腹平软,无压痛及反跳痛,双下肢无水肿。

【入院诊断】

肥厚型心肌病,心律失常,房性期前收缩,短阵房性心动过速,室性期前收缩,短阵室性心动过速,心功能 Ⅱ 级(NYHA 分级)。

【诊疗经过】

血、尿、便常规,D-dimer,免疫指标正常。

hs-cTnI 0.049ng/ml ↑(正常范围: 0~0.034ng/ml),CK 236IU/L ↑(正常范围: 0~200IU/L),NT-proBNP 305.3pg/ml ↑(正常范围: <150pg/ml),Big-ET 0.45pmol/L ↑(正常范围: <0.25pmol/L)。

尿酸(UA)675μmol/L ↑(正常范围：145.5~416.5μmol/L)，甘油三酯(TG)2.79mmol/L ↑(正常范围：0.38~1.76mmol/L)，促甲状腺激素(TSH)0.16μIU/ml ↓(正常范围：0.55~4.78μIU/ml)。

ECG：窦性心律，室性期前收缩，ST-T 改变(图 4-1)。

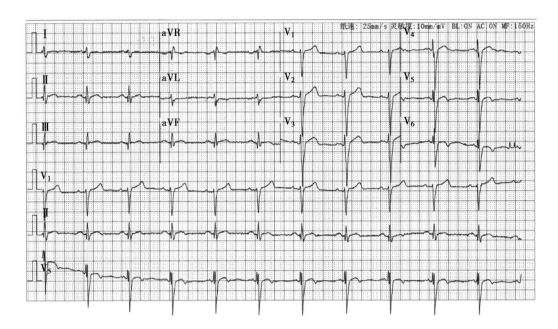

图 4-1　心电图

胸部 X 线片：双肺纹理偏重，未见实变；主动脉结不宽；肺动脉段平直；左心偏大，心胸比为 0.53(图 4-2)。

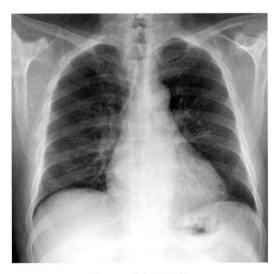

图 4-2　胸部 X 线片

UCG：LA 44mm，LV 52mm，IVS 21mm，LVPW 10mm，LVEF 60%。左心增大，右心房、右心室内径在正常范围内。室间隔、左心室前壁、侧壁及心尖部明显增厚，最厚处约 34mm，位于室间隔中下段,左室心尖近闭塞。右室腔探及粗大调节束,右室心尖部室壁增厚约13mm,病变处回声粗糙,运动僵硬。静息状态下二尖瓣前叶未见明显 SAM 现象。左室流出道正常。彩色多普勒血流成像检查:静息状态下左室流出道前向血流通畅,峰值流速为0.9m/s,峰值压差为 3mmHg。运动负荷后,左室流出道基底段流出道前向血流加速不明显;左心室中部血流稍加速,峰值流速为 1.8~2.0m/s。超声心动图诊断为非对称性肥厚型心肌病(累及双心室),运动激发试验阴性,左心室舒张功能减低,少量心包积液。

颈动脉超声:双侧颈动脉多发斑块形成。

Holter:心搏总数 93 032 次 /24h,平均心率 61 次 /min,最慢心率 46 次 /min,最快心率91 次 /min,窦性心律,频发房性期前收缩,短阵房性心动过速,频发室性期前收缩,短阵室性心动过速,ST-T 改变。

ABPM:全天平均血压 130/85mmHg,白天平均血压 130/86mmHg,夜间平均血压 128/84mmHg。

冠状动脉 CT:右冠状动脉少量钙化,共积 24 分;冠状动脉呈右优势型;各支冠状动脉未见有意义狭窄性改变。双侧胸膜增厚。

肾 + 肾动脉 + 肾上腺 CT:双侧肾上腺、肾动脉、肾脏未见明显异常;主动脉粥样硬化改变。腹主动脉远段及左髂总动脉少许溃疡,左侧髂内动脉开口重度狭窄。少量心包积液。肝左叶血管瘤可能。

CMRI:左心房增大,左心室不大。室间隔大部及左室毗邻壁、心尖部明显增厚,室间隔基底部呈梭形增厚,最厚为 40~41mm。左心室收缩运动增强,受累心肌舒张顺应性降低。左室流出道收缩期未见明确梗阻征象。右心房、右心室不大,右室心尖部室壁亦增厚。流出道通畅。心包少量积液。心肌首过灌注显像示左心室壁多发灌注减低;延迟扫描示室间隔大部、左室下壁中远段及心尖部肌壁间强化。诊断为(静息)非梗阻性肥厚型心肌病,累及室间隔(重度肥厚)及大部左心室壁,伴多发心肌纤维化(图 4-3)。

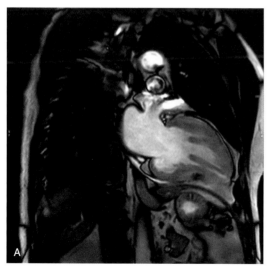
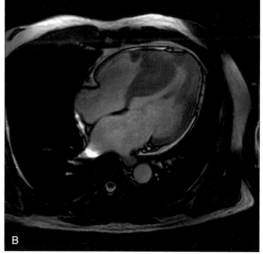

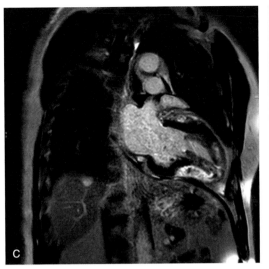
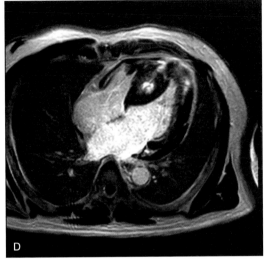

图 4-3 心脏磁共振成像
A、B. 平扫图像；C、D. 钆延迟扫描图像。

静息心肌灌注显像（SPECT）＋心肌代谢显像（PET）：①心肌活力评价：间隔明显增厚，血流灌注/代谢增高，心尖部、前壁近心尖血流略增高，符合肥厚型心肌病改变。②左室功能评价（仅供参考）：左室心腔不大，室壁运动弥漫减弱，LVEF 34%。

心内膜活检病理：取右室间隔心内膜心肌组织，镜下心肌细胞肥大，空泡变性，间质纤维组织增生，刚果红染色（–）。病理诊断：心肌非特异性改变，结合临床符合肥厚型心肌病诊断（图 4-4）。

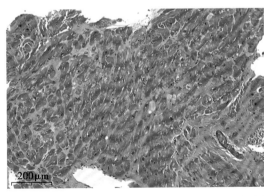
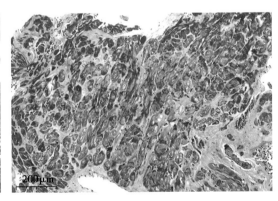

图 4-4 心内膜活检病理图像

心肺运动试验：轻度受限的心肺运动功能状态。

6 分钟步行试验：392m。

5 年 SCD 评分：3.96%。

住院期间多次多学科团队（multi-disciplinary team，MDT）会诊及外科会诊，患者心肌重度肥厚，累及双心室病变，多发心肌纤维化，但多次激发试验均未测出明显压差，现有外科手术术式均未达到手术指征；心肺运动试验仅为轻度受限，NT-proBNP 305.3pg/ml，心功能正常,无明显肺动脉高压,未达到心脏移植指征。MDT 会诊意见为内科药物治疗随访。

住院期间给予培哚普利叔丁胺 2mg、1 次 /d,盐酸索他洛尔 80mg、2 次 /d,托拉塞米 10mg、1 次 /d,氯化钾缓释片 1g、3 次 /d,阿昔莫司 0.25g、2 次 /d,左甲状腺素钠片 100μg、1 次 /d 治疗。患者于 2019 年 8 月 13 日,病情好转出院。出院时患者无不适,血压 124/60mmHg。双肺呼吸音清,心率 64 次 /min,律齐,双下肢无水肿。

患者出院 2 个月后在家中猝死。

【出院诊断】

非梗阻性肥厚型心肌病(重度肥厚,累及双心室),心脏扩大,心律失常,房性期前收缩,短阵房性心动过速,频发室性期前收缩,短阵室性心动过速,心功能Ⅱ级(NYHA 分级);高脂血症;颈动脉斑块;左髂内动脉狭窄;甲状腺术后;耳聋;肝血管瘤可能。

【病例特点】

1. 中年男性患者,以胸闷、气短为主要症状。

2. 超声心动图提示心肌增厚明显,最厚处约 34mm,位于室间隔中下段,心尖闭塞,运动激发试验阴性;室间隔重度肥厚伴多发心肌纤维化;心内膜活检病理诊断为肥厚型心肌病。

3. 多次激发试验均未测出明显压差,现有外科手术术式均未达到手术指征;心肺运动试验仅为轻度受限,NT-proBNP 305.3pg/ml,心功能正常,无明显肺动脉高压,未达到心脏移植指征。

4. 发生家中猝死。

病例 2
"小心腔综合征"的梗阻性肥厚型心肌病

【病史摘要】

患者女性,15 岁,主因"活动后气短、晕厥 4 年,加重 1 年余"于 2020 年 9 月 1 日入院。患者 4 年前跑步后胸闷、气短,伴乏力,继而晕厥,头部撞伤,无胸痛、心悸等不适。超声心动图提示 LA 36mm,LV 39mm,IVS 24mm,LVEF 58%;静息时无明显压差,运动试验后峰值压差 36mmHg,考虑为隐匿梗阻性肥厚型心肌病。2019 年 1 月活动后气短、胸闷较前加重,伴双下肢水肿,夜间可平卧。查血 cTnI 0.133ng/ml,NT-proBNP 3 703pg/ml。复查超声心动图提示 LA 31mm,LV 37mm,IVS 35mm,LVEF 72%,静息时压差 44mmHg。给予美托洛尔 12.5mg、2 次 /d,半年后因心动过缓停止服用。近 1 年改服用阿替洛尔 12.5mg、1 次 /d。入院前复查超声心动图提示 LA 26mm,LV 31mm,IVS 26mm,LVEF 76%,静息时压差 41mmHg。

既往无特殊病史。无烟、酒嗜好。其父母及 1 姐体健。

【体格检查】

体温 36.2℃,脉搏 62 次 /min,呼吸 12 次 /min,血压 123/57mmHg。双肺呼吸音清,未闻及干、湿啰音。心界不大,心率 62 次 /min,律齐,胸骨左缘第 3~4 肋间可闻及收缩期 3/6 级喷射样杂音。腹部查体未见异常,双下肢无水肿。

【入院诊断】

梗阻性肥厚型心肌病,心功能Ⅲ级(NYHA分级)。

【诊疗经过】

血生化、心肌梗死三项、D-dimer、ESR、甲状腺功能、INR、尿微量白蛋白/肌酐均未见异常。

NT-proBNP:6 691.0pg/ml↑ → 7 744.0pg/ml↑ → 7 293.0pg/ml↑ → 8 557.0pg/ml↑ → 9 364.0pg/ml↑(正常范围:<150pg/ml)。hs-cTnI:0.191ng/ml↑ → 0.340ng/ml↑ → 0.304ng/ml↑(正常范围:0~0.016ng/ml)。hs-cTnT 0.033ng/ml↑(正常范围:<0.014ng/ml),Big-ET 0.61pmol/L↑(正常范围:<0.25pmol/L)。

ECG:窦性心律,室内传导阻滞,左心室高电压,ST-T改变(图4-5)。

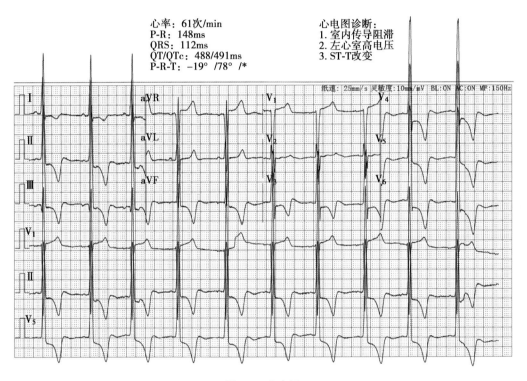

图4-5 心电图

胸部X线片:双肺纹理大致正常,未见实变;主动脉结不宽;肺动脉段平直;左心室圆隆;心胸比为0.50(图4-6)。

入院前UCG(2019年1月28日):LA 31mm,LV 37mm,IVS 35mm,LVPW 7mm,LVEF 72%。左室腔内径偏小,余房室腔内径尚正常。整个室间隔增厚,以中部至心尖段增厚为著,最厚处约35mm,左室侧壁厚约15mm,左室心尖腔接近闭塞,病变处回声粗糙,呈斑点样改变,收缩期室壁增厚率减低。左室乳头肌肥大。M型超声可见二尖瓣下腱索轻度SAM现象。各瓣膜形态、启闭良好。主动脉瓣下左室流出道内径约20mm。心包腔未见异常。彩色多普勒血流成像检查:左室中段至心尖段,距主动脉瓣环约39mm处血流速度增快,流速约3.3m/s,最大压差约44mmHg。超声印象:梗阻性肥厚型心肌病(低位左室流出道梗阻)。

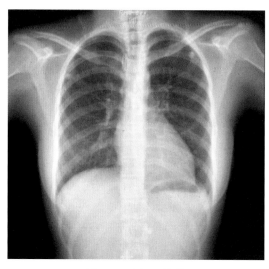

图 4-6 胸部 X 线片

入院时 UCG(2020 年 9 月 9 日):LA 27mm,LV 34mm,IVS 35mm,LVPW 8mm,LVEF 75%。左室腔内径偏小,余房室腔内径尚正常。除左室侧壁及下后壁基底段厚度正常外,余室间隔及左心室壁增厚,以室间隔中部至心尖段增厚为著,最厚处约 34mm,左室心尖近闭塞,病变处回声粗糙,呈斑点样改变,收缩期室壁增厚率减低。左室乳头肌肥大。M 型超声可见二尖瓣下腱索轻度 SAM 现象。低位左室流出道内径狭窄。各瓣膜形态、结构、启闭运动未见明显改变。心包腔未见异常。彩色多普勒血流成像检查:运动激发后,心率 127 次 /min,左室流出道中部前向血流速度约 4.2m/s,峰值压差约 71mmHg。超声印象:梗阻性肥厚型心肌病(低位左室流出道梗阻),运动激发试验阳性。

术后复查 UCG(2020 年 9 月 27 日):LA 23mm,LV 35mm,IVS 20mm,LVPW 6mm,LVEF 65%。各房室内径在正常范围内。室间隔厚度较术前减低。室间隔运动幅度及收缩期增厚率正常。左室流出道内径较术前增宽。二尖瓣关闭欠佳,余瓣膜结构未见明显异常。心包腔未见明显异常。彩色多普勒血流成像检查:左室流出道血流速度较术前明显减低,约 1.3m/s。二尖瓣、三尖瓣微量反流。超声印象:肥厚型心肌病流出道疏通术后,左室流出道压差明显减低。

Holter:心搏总数 77 512 次 /24h,平均心率 62 次 /min,最慢心率 45 次 /min,最快心率 106 次 /min,窦性心律不齐,窦房结内游走节律,偶发房性期前收缩,偶发室性期前收缩,可见室性逸搏,室内传导阻滞,ST-T 改变。

ABPM:全天平均血压 111/55mmHg,白天平均血压 112/56mmHg,夜间平均血压 108/52mmHg。

CMRI 结果如下:

(1)入院前(2019 年 7 月 15 日)心脏常规扫描:左心房、左心室内径正常,左室腔不大(左心房前后径 27mm,左心室舒张末期最大横径 42mm)。左室各壁中远段及心尖部室壁明显增厚,以室间隔中远段增厚为著,最厚为 27~28mm,乳头肌粗大。左心室收缩运动正常,受累心肌舒张顺应性降低。左室流出道收缩期未见高速血流。左心室收缩期心尖部闭塞,左室腔中远部管腔明显狭窄。右心房、右心室不大,二尖瓣微量反流信号,主动脉瓣及三尖瓣活动未见异常。心包无增厚。心功能检测值:左心室 EF 59%,CO 3.8L/min,EDV 121.0ml。印象:肥厚型心肌病,累及左心室壁中远段及心尖部,左室腔中远部管腔狭窄,建议行对比剂增强检查以明确心肌组织学特性。

(2)入院时(2020 年 9 月 8 日)心脏常规扫描:左室中段内径较前略有缩小(左心房前后径 19mm,左心室舒张末期最大横径 36mm)。左室各壁中远段及心尖部室壁明显增厚,以室间隔中远段增厚为著,最厚为 28~33mm,较前有进展,乳头肌粗大。左心室收缩运动正常,受累心肌舒张顺应性降低。左心室收缩期心尖部闭塞,左心室腔中远部管腔明显狭窄。二尖瓣可见 SAM 现象,左室流出道收缩期可见高速血流。右心房、右心室不大,室壁未见明确脂肪浸润;流出道通畅。主动脉瓣及三尖瓣活动未见异常。心包无增厚。心功能检测值:左心室 EF 52%,CO 3.29L/min,EDV 101ml,舒张末期容积指数(EDVi)61.3ml/m^2。印象:梗阻性肥厚型心肌病,与 2019 年 7 月 15 日 MRI 对比,左心室肥厚及流出道梗阻程度较前有进展(图 4-7)。

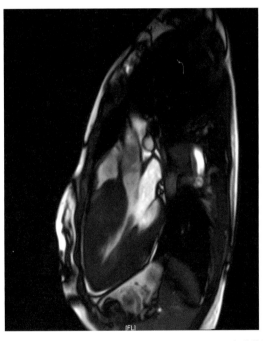
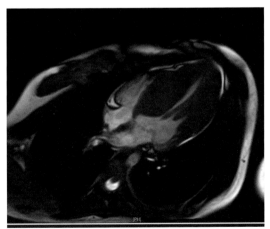

图 4-7   心脏磁共振成像(平扫图像)

冠状动脉造影及左心室测压:前降支中段肌桥。心尖部显著肥厚,左室流出道未见明显梗阻,左室压力 207/11mmHg,瓣下压力 120/20mmHg,主动脉压力 122/68mmHg(图 4-8)。

睡眠呼吸监测:不符合睡眠呼吸暂停低通气综合征临床表现。

心肺运动试验:中度心源性受限的心肺运动功能整体功能状态。

5 年 SCD 评分:6.08%。

病理结果:①镜下所见:心肌细胞轻度肥大,局灶排列紊乱,间质纤维组织轻度增生。②病理诊断:(室间隔)符合肥厚型心肌病的改变(图 4-9)。

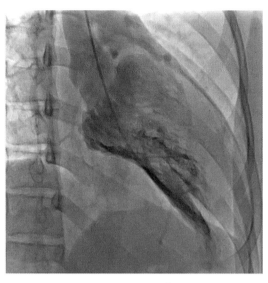

图 4-8　左心室造影

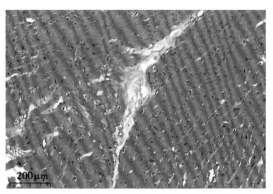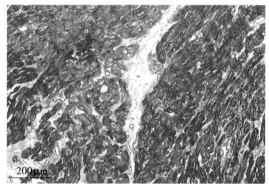

图 4-9　心内膜活检病理图像

基因检测结果：受检者携带了肥厚型心肌病的致病变异 *MYH7* 基因 c.5135G>A 杂合错义变异（*MYH7*：p.Arg1712Gln het），支持临床诊断。家系验证该变异遗传自受检者父亲，受检者母亲、受检者姐姐未携带该变异。

住院期间给予阿替洛尔 6.25mg、2 次 /d，托拉塞米 10mg、1 次 /d，氯化钾缓释片 1g、3 次 /d 治疗。2020 年 9 月 18 日于全身麻醉低温体外循环下行改良扩大 Morrow 手术、左室流出道疏通术、二尖瓣成形术。

患者于 2020 年 9 月 27 日病情好转出院。出院带药：阿替洛尔 12.5mg、3 次 /d，托拉塞米 10mg、1 次 /d，氯化钾缓释片 1g、3 次 /d。出院时患者无不适，血压 96/47mmHg，双肺呼吸音清，心率 69 次 /min，律齐，未闻及杂音，双下肢无水肿。

【出院诊断】

梗阻性肥厚型心肌病（重度肥厚，左心室中部梗阻），二尖瓣关闭不全，心功能 Ⅲ 级（NYHA 分级）；冠状动脉肌桥。

【病例特点】

1. 青少年女性患者,有晕厥史。

2. hs-cTnI、NT-proBNP 均明显升高。基因检测为 *MYH7* 基因 c.5135G>A 杂合错义变异(*MYH7*: p.Arg1712Gln het)。

3. 超声提示整个室间隔明显增厚,以中部至心尖段增厚为著,最厚处约 35mm,左室心尖腔接近闭塞。低位梗阻,最大压差约 44mmHg。运动激发后,心率 127 次/min,左室流出道中部峰值压差约 71mmHg。中度心源性受限的心肺运动功能状态。5 年 SCD 评分为 6.08%。

4. 改良扩大 Morrow 手术及二尖瓣成形术达到治疗预期。

专家点评

肥厚型心肌病小心腔综合征

1. **HCM 合并小心腔的诊断**　对于"小心腔"的概念,目前并没有一个统一的诊断标准。临床上发现合并"小心腔"的 HCM 患者,有如下几个特点:伴/不伴流出道梗阻;心肌肥厚部位位于心室中部或心尖部,多数伴有心尖闭塞,粗大肌束可能参与作用,会导致左心腔容量减少;左心室舒张末期内径(LVEDD)<45mm(男)/41mm(女);患者常表现明显胸闷、气短,活动加重;NT-proBNP 高、cTnI 高,EF 值可能更高;常伴有较严重的心肌纤维化;心肺运动试验及 6 分钟步行试验受限;这类患者常因不伴有经典流出道梗阻,故没有外科适应证。如果患者基础心率偏快,加用 β 受体阻滞剂,可以改善部分患者症状;但心率不宜控制太低,过低的心率影响心输出量,导致晕厥发生;如果血压可耐受,小剂量利尿剂可能有一定疗效。

2020 年 ACC/AHA 发布的 HCM 指南指出,对于心尖肥厚及心室中部肥厚的 HCM 患者,左心室舒张末期容积降低会导致严重的心室舒张功能障碍,临床上会表现为严重的心绞痛、呼吸困难及室性心律失常。此外,把左心室舒张末期容积<50ml/m² 和左心室每搏输出量<30ml/m² 定义为"小左室腔"。

2. **HCM 合并小心腔,易出现低心排血量表现**　HCM 合并流出道梗阻,加上心室腔较小,易出现活动后心排血量相对不足伴低灌注状态,可表现为头晕、黑矇、晕厥、胸闷、气短、易疲乏等症状。可能与两个因素有关:一是小心腔患者存在舒张期功能的明显受损,加上心腔容量小,运动时血管扩张导致每搏输出量不足;二是与左心室的力学传感器过度激活有关,导致交感神经的反射性兴奋,进一步增加血管阻力,会诱发突然性的全身低灌注和血流动力学障碍。

3. **HCM 合并小心腔强调个体化治疗**　目前尚无特殊治疗方法。如果合并流出道梗阻,可考虑外科 Morrow 改良手术改善梗阻,增加左心室容积。如果不合并流出道梗阻,目前暂无明确外科 Morrow 手术适应证,这些患者 LVEF 正常,但左心室容积小,心输出量不足,心率代偿性增加,在临床处理中,不能过度降低心率,也不能过度利尿治疗,适当小剂量利尿剂可以减轻患者症状,否则容易诱发低血压、心动过速、射血分数正常的心力衰竭(又称舒张性心力衰竭)等,严重者会导致晕厥的发生。叮嘱患者避免长期过劳及重体力劳动,同时鼓励康复训练,逐渐增强心脏功能。

第五章
殊途同归——不同梗阻部位的肥厚型心肌病

 ## 病例 1
反复晕厥的左心室中部梗阻性肥厚型心肌病

【病史摘要】

患者女性,20 岁,主因"发作性胸痛、反复晕厥 5 年,加重 1 周"于 2017 年 12 月 6 日入院。患者 5 年前无明显诱因反复发生晕厥,持续数分钟可自行缓解,发作前无头晕、黑矇,偶有胸痛,与活动无明显相关;于外院行超声心动图检查提示非梗阻性肥厚型心肌病,左心房扩大。服用美托洛尔 12.5mg、2 次 /d,螺内酯 20mg、1 次 /d,氯沙坦钾片(科素亚)50mg、1 次 /d。

既往支气管哮喘病史,否认遗传病家族史。

【体格检查】

体温 36.0℃,脉搏 81 次 /min,呼吸 18 次 /min,血压 131/76mmHg。双肺呼吸音清,未闻及干、湿啰音。心界不大,心率 60 次 /min,律齐,各瓣膜听诊区未闻及杂音。腹部查体未见异常,双下肢无水肿。

【入院诊断】

非梗阻性肥厚型心肌病,心功能 Ⅱ 级(NYHA 分级);支气管哮喘。

【诊疗经过】

全血常规、血生化未见异常。

NT-proBNP 661.10pg/ml ↑(正常范围:<150pg/ml),Big-ET 0.43pmol/L ↑(正常范围:<0.25pmol/L)。

心电图:窦性心律,左心室高电压,ST-T 改变(图 5-1)。

胸部 X 线片:双肺纹理偏重,未见实变;主动脉结不宽;肺动脉段平直;左心房饱满;脊柱侧弯;心胸比为 0.48。

UCG:LA 37mm,LV 38mm,IVS 20mm,LVEF 66%。左室流出道内径正常,血流速度正常,无明显压差。运动激发试验后,左室流出道血流速度无明显增快,无明显压差,提示运动激发试验阴性。超声心动图诊断为非梗阻性肥厚型心肌病,左心室舒张功能不全。

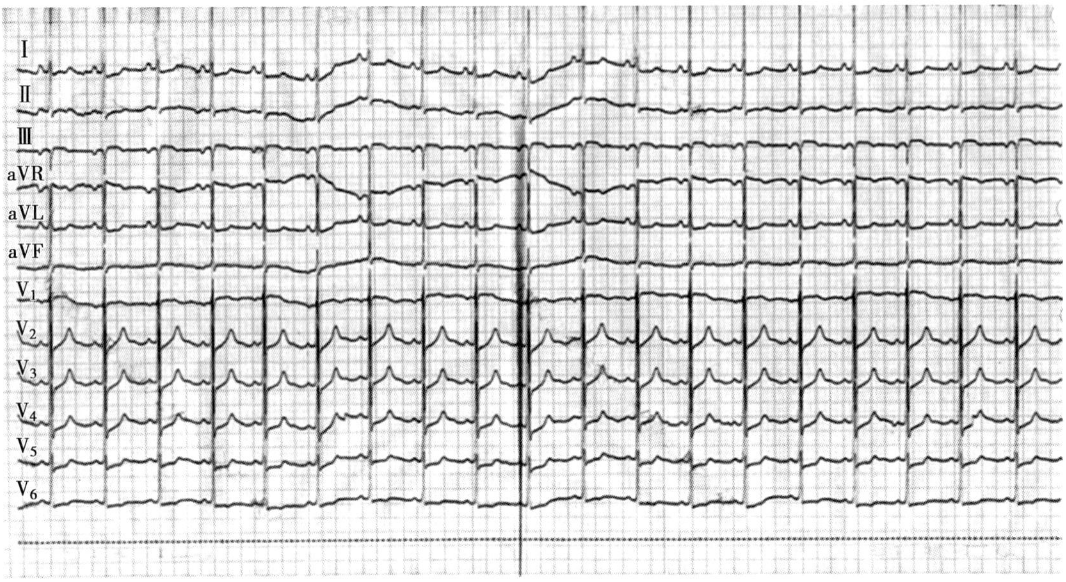

图 5-1 心电图

Holter:心搏总数 93 829 次 /24h,平均心率 68 次 /min,最慢心率 52 次 /min,最快心率 114 次 /min,窦性心律,偶发房性期前收缩,偶发室性期前收缩,ST-T 改变。

ABPM:全天平均血压 103/63mmHg,白天平均血压 104/64mmHg,夜间平均血压 98/58mmHg。

CMRI:左心房扩大,左室中段室腔变小,收缩期几近闭塞,心尖室壁变薄;室间隔毗邻左心室前壁室壁增厚;余段室壁厚度正常;左心室整体收缩功能大致正常,受累心肌舒张顺应性降低。左室流出道未见明确梗阻,收缩期未见明显高速血流。心肌首过灌注显像未见异常;延迟扫描室间隔中段及室间隔与左心室前壁、下壁移行处可见斑片状强化信号。结合心脏常规及增强扫描提示左室中段梗阻性肥厚型心肌病,室间隔斑片状纤维化;继发性肺动脉或肺循环高压(图 5-2)。

静息心肌灌注显像(SPECT)+心肌代谢显像(PET):①心肌活力评价:左心室前壁、间隔增厚,血流灌注及代谢增高,符合肥厚型心肌病改变。②左室功能评价:左室心腔不大,室壁运动尚可,LVEF 57%。

住院期间给予螺内酯 40mg、1 次 /d,美托洛尔缓释片 23.75mg、1 次 /d,氯沙坦 25mg、1 次 /d 治疗,病情好转,于 2017 年 12 月 18 日出院。出院时患者无不适,血压 108/60mmHg,双肺呼吸音清,心率 74 次 /min,律齐,双下肢无水肿。

【出院诊断】
梗阻性肥厚型心肌病(左心室中部梗阻),心功能 Ⅱ 级(NYHA 分级);支气管哮喘。

【病例特点】
1. 年轻女性患者,反复晕厥及胸痛症状。
2. NT-proBNP 高;UCG 提示左室流出道血流速度正常,无压差,运动激发试验阴性;CMRI 左室中段室腔变小,收缩期几近闭塞,心尖室壁变薄;左室流出道无明确梗阻,局部纤维化,诊断为左室中段梗阻性肥厚型心肌病、室间隔斑片状纤维化和继发性肺动脉或肺循环高压。

3. 药物治疗后症状改善。

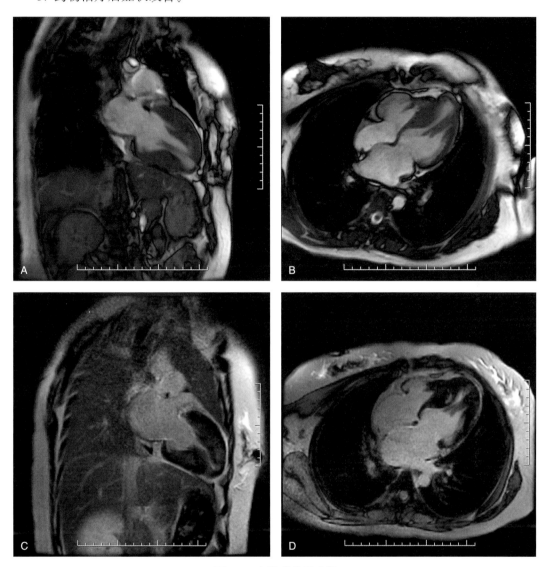

图 5-2 心脏磁共振成像
A、B. 平扫图像；C、D. 钆延迟扫描图像。

病例 2
药物治疗有效的左心室中部梗阻性肥厚型心肌病

【病史摘要】

患者女性，55 岁，主因"阵发性胸闷 10 余年，加重 1 个月余"于 2019 年 4 月 1 日入院。患者 10 余年前无明显诱因出现胸闷，持续时间不详，未正规诊疗。1 个月余前活动时出现胸背痛,持续 2h 左右缓解。超声心动图示 LV 30mm、LVEF 70%,IVS 17mm,LVPW 10mm,左室流出道最大跨瓣压差 116mmHg。给予美托洛尔 12.5mg、2 次 /d,缬沙坦 80mg、1 次 /d 口服。

既往高血压 4 年。父母已故,有 2 兄 1 姐 1 妹。育有 2 子。否认遗传病家族史。

【体格检查】

体温 36.4℃,脉搏 63 次 /min,呼吸 17 次 /min,血压 160/80mmHg。双肺呼吸音清,未闻及干、湿啰音。心界不大,心率 77 次 /min,律齐,各瓣膜听诊区未闻及杂音。腹部查体未见异常,双下肢无水肿。

【入院诊断】

梗阻性肥厚型心肌病,心功能 Ⅱ 级(NYHA 分级);高血压病 3 级(极高危);肺部感染(已纠正)。

【诊疗经过】

全血常规、血生化、NT-proBNP、hs-cTnI 未见异常。

Big-ET 0.31pmol/L ↑(正常范围:<0.25pmol/L)。

ECG:窦性心律,ST-T 改变(图 5-3)。

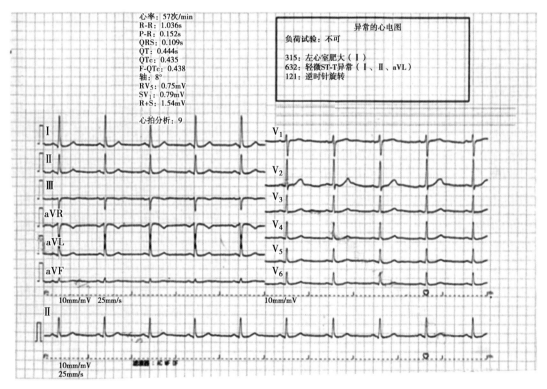

图 5-3 心电图

胸部 X 线片:双肺纹理偏重,未见明确实变;主动脉结不宽;肺动脉段饱满;左心房偏大;心胸比为 0.58(图 5-4)。

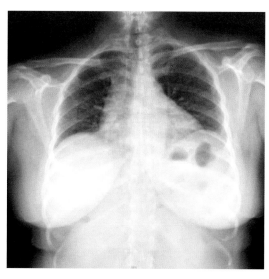

图 5-4　胸部 X 线片

UCG：LA 38mm，LV 43mm，IVS 13mm，LVPW 9mm，LVEF 65%。左心房增大，余各房室内径正常。室间隔增厚，以中部增厚为著，最厚处约 14mm，室壁回声粗糙，呈斑点样改变，心肌纹理排列紊乱，运动减低。余室壁厚度正常。二尖瓣关闭欠佳，余瓣膜形态、启闭良好。收缩期左心室中部内径狭窄。心包腔未见异常。彩色多普勒血流成像检查：静息状态下，心率 101 次 /min，左室流出道峰值流速约 2m/s，左心室中部可见收缩期高速射流，最高压差 119mmHg。超声印象：梗阻性肥厚型心肌病（左心室中部），左心室舒张功能减低。

治疗后（比索洛尔 5mg、1 次 /d）复查 UCG：LA 38mm，LV 36mm，IVS 11mm，LVPW 9mm，LVEF 75%。左心房增大，余房室内径正常。左室腔内中间隔中上段与左室后壁间探及假腱索。室间隔增厚，以中部增厚为著，最厚处约 13mm，室壁回声粗糙。余室壁厚度正常。各瓣膜形态、启闭运动未见明显改变。收缩期左心室中部内径狭窄。心包腔未见异常。彩色多普勒血流成像检查：静息状态下，心率 65 次 /min，左心室中部可见收缩期流速约 1.6m/s，峰值压差约 10mmHg。运动后，左心室中部可见收缩期流速约 3.4m/s，峰值压差约 45mmHg。超声印象：梗阻性肥厚型心肌病（左心室中部），左心室舒张功能减低。

Holter：心搏总数 74 498 次 /24h，平均心率 59 次 /min，最慢心率 49 次 /min，最快心率 123 次 /min，窦性心律，偶发房性期前收缩，部分 T 波改变。

ABPM：全天平均血压 125/74mmHg，白天平均血压 127/77mmHg，夜间平均血压 122/68mmHg。

CMRI：左心房大，左心室不大，室间隔近段厚度正常高限或偏厚，余段室壁厚度基本正常；左心室整体收缩功能偏强，左室流出道可见血流加速，呈高动力血流状态，流出道收缩期似无明显狭窄；二尖瓣收缩期少量反流，前瓣下腱索形态欠规则。右心房、右心室不大，右心室收缩运动大致正常。三尖瓣及主动脉瓣启闭大致正常，心包无增厚。心肌首过灌注显像及延迟扫描均未见明确异常信号。心脏常规结合增强扫描提示肥厚型心肌病可能性大，待除外左室流出道梗阻，左室心肌未见明确纤维化改变（图 5-5）。

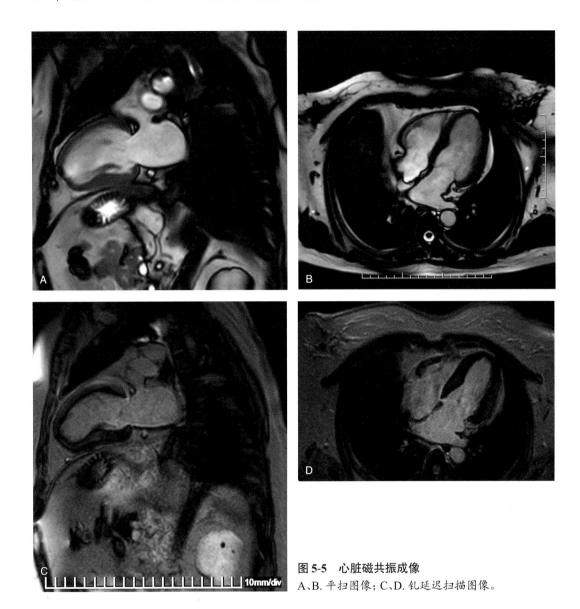

图 5-5　心脏磁共振成像
A、B. 平扫图像；C、D. 钆延迟扫描图像。

　　静息心肌灌注显像（SPECT）+ 心肌代谢显像（PET）：①心肌活力评价：间隔增厚，血流灌注 / 代谢增高，符合肥厚型心肌病改变。②左室功能评价：左室心腔不大，室壁运动大致正常，LVEF 76%。

　　冠状动脉 CT：冠状动脉未见钙化灶；冠状动脉呈右优势型；左、右冠状动脉未见狭窄性改变。未见明确心肌肥厚，请结合超声心动图检查。

　　冠状动脉造影：未见异常。

　　肺功能检查：肺容量和通气功能、小气道功能未见明显异常。肺弥散量大致正常。气道阻力和弹性阻力未见明显异常。肺顺应性在参考范围内。

　　住院期间给予富马酸比索洛尔 5mg、1 次 /d，苯磺酸氨氯地平片 10mg、1 次 /d 治疗。患者于 2019 年 4 月 19 日病情好转出院。出院时患者无不适，血压 130/79mmHg，双肺呼吸音清,心率 56 次 /min,律齐,双下肢无水肿。

【出院诊断】

梗阻性肥厚型心肌病(左心室中部梗阻),心功能 Ⅱ 级(NYHA 分级);高血压病 3 级(极高危);肺部感染(已纠正)。

【病例特点】

1. 中年女性患者,以胸闷为首发症状。

2. 左心室中部梗阻,常规药物治疗有效。

3. 超声心动图显示静息状态下,左室流出道峰值流速约 2m/s,最高压差 119mmHg。治疗后(比索洛尔 5mg、1 次 /d)心率控制在 65 次 /min,左心室中部可见收缩期流速约 1.6m/s,峰值压差约 10mmHg。

病例 3
心尖闭塞的肥厚型心肌病

【病史摘要】

患者男性,41 岁,主因"发作性胸痛 20 天"于 2018 年 12 月 17 日入院。患者 20 天前起无明显诱因感胸骨后闷痛,持续十几秒。当地医院查超声心动图提示 LA 36mm,LV 52mm,IVS 11mm,左心室舒张功能减低。冠状动脉 CT 提示冠状动脉粥样硬化。

有吸烟,不饮酒。其父母体健,有 1 妹。育有 1 子。

【体格检查】

体温 36.5℃,脉搏 60 次 /min,呼吸 13 次 /min,血压 110/70mmHg。双肺呼吸音清,未闻及干、湿啰音。心界不大,心率 60 次 /min,律齐,各瓣膜听诊区未闻及杂音。腹部查体未见异常,双下肢无水肿。

【入院诊断】

非梗阻性肥厚型心肌病,心功能 Ⅱ 级(NYHA 分级)。

【诊疗经过】

全血常规、血生化、D-dimer、甲状腺功能、免疫指标、INR、尿微量白蛋白均未见异常。

NT-proBNP 284.20pg/ml ↑(正常范围:<150pg/ml),cTnI 0.081ng/ml ↑(正常范围:<0.08ng/ml),Big-ET 0.57pmol/L ↑(正常范围:<0.25pmol/L)。

ECG:窦性心律,ST-T 改变。V_2~V_6 导联 T 波深倒(图 5-6)。

胸部 X 线片:双肺纹理偏重,左心房饱满,心胸比为 0.50(图 5-7)。

UCG:LA 39mm,LV 44mm,IVS 18mm,LVEF 68%。室间隔中部及左室心尖部增厚明显,最厚处约 18mm,静息状态下左室流出道血流速度正常,无明显压差;运动负荷后心率 105 次 /min,左室流出道峰值流速 1.9m/s,运动激发试验阴性。超声心动图诊断为非梗阻性肥厚型心肌病(非对称性),左心室舒张功能不全,三尖瓣少中量反流。

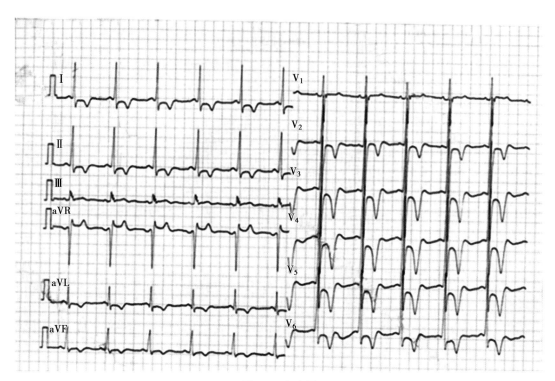

图 5-6　心电图

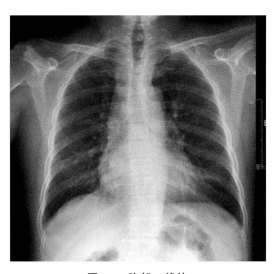

图 5-7　胸部 X 线片

Holter：心搏总数 75 002 次 /24h，平均心率 56 次 /min，最慢心率 44 次 /min，最快心率 94 次 /min，窦性心律，偶发房性期前收缩，ST-T 改变。

ABPM：全天平均血压 119/77mmHg，白天平均血压 121/77mmHg，夜间平均血压 112/74mmHg。

CMRI：左心房、左心室轻度增大；室间隔中远段及心尖部室壁增厚；收缩期心尖部几近闭塞。左心室整体收缩功能大致正常,受累心肌舒张顺应性降低,流出道通畅。心肌首过灌注显像未见明显减低;延迟扫描未见明显强化。诊断为非梗阻性肥厚型心肌病,累及室间隔及左室心尖部,心肌未见明显纤维化(图5-8)。

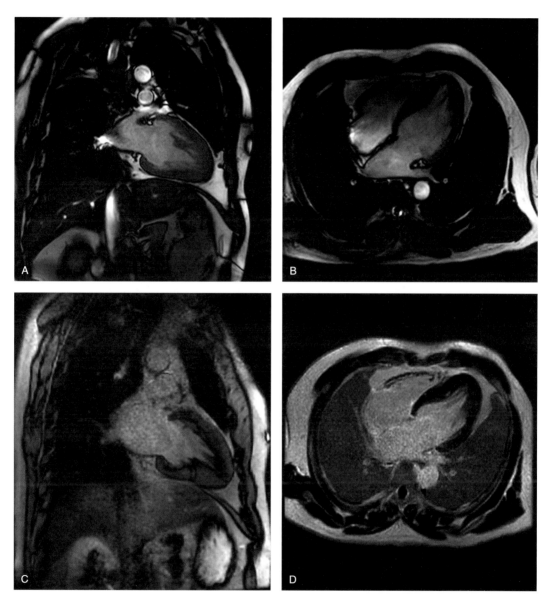

图5-8 心脏磁共振成像

A、B. 平扫图像;C、D. 钆延迟扫描图像。

静息心肌灌注显像(SPECT)+心肌代谢显像(PET):①心肌活力评价:广泛心尖部、间隔中段室壁增厚,血流灌注及代谢增加,符合肥厚型心肌病改变。②左室功能评价:左室心腔增大,心尖部运动减弱,LVEF 59%。

住院期间给予阿替洛尔6.25mg、2次/d治疗。患者于2018年12月28日病情好转出院。出院时患者无不适,血压110/70mmHg,双肺呼吸音清,心率65次/min,律不齐,双下肢无水肿。

【出院诊断】

肥厚型心肌病（心尖闭塞），心功能Ⅱ级（NYHA 分级）。

【病例特点】

1. 中青年男性患者，以胸痛为主要临床症状。

2. 心电图明显 ST-T 改变；超声心动图提示室间隔中部及左室心尖部增厚明显，最厚处约 18mm，静息状态下左室流出道血流速度正常，无明显压差；运动负荷后心率 105 次 /min，左室流出道峰值流速 1.9m/s，运动激发试验阴性。CMRI 提示室间隔中远段及心尖部室壁增厚，收缩期心尖部几近闭塞。无明显心肌纤维化。

3. 药物治疗后症状改善。

专家点评

非流出道梗阻性肥厚型心肌病

1. **非流出道梗阻性肥厚型心肌病的诊断**　肥厚型心肌病是否梗阻，一般是根据左室流出道有无梗阻，可分为非梗阻性肥厚型心肌病（NOHCM）和梗阻性肥厚型心肌病（HOCM）。根据梗阻部位，可分为左室流出道梗阻、左心室中部梗阻及心尖部梗阻（心尖闭塞）。

左心室中部梗阻性肥厚型心肌病（MVOHCM）是肥厚型心肌病中比较特殊的类型，特征为左心室中部乳头肌及室间隔中部心肌异常肥厚，其梗阻位于左心室中部，左心室心尖部与基底部间存在压力阶差，合并 / 不合并流出道压力阶差。此类型由于心室内产生压差，在压力的作用下易导致心尖部室壁瘤形成，其病理生理为左心室中部异常肥厚心肌将心室分为"8"形，同时在心脏收缩期使得左心室腔压力升高，在心尖部位压力负荷过重；冠状动脉造影往往正常，镜下冠状动脉微循环结构为肌壁间冠状动脉管壁增厚、管腔狭窄，因而导致冠状动脉储备能力下降及心肌缺血，进而导致心肌细胞坏死及心尖室壁瘤形成。

2. **MVOHCM 往往预后不良**　中国医学科学院阜外医院对 65 例 MVOHCM 患者的发病率、临床特征、心血管事件率和死亡率进行回顾性分析发现，MVOHCM 患者的心血管病死率为 13.8%，10 年生存率为 77%。非持续性室性心动过速（NSVT）发生率为 39.2%。19.7% 患者发生了左心室心尖室壁瘤，并且此类患者更容易发生 NSVT。左心室中部峰值压差 ≥ 70mmHg 是心尖室壁瘤形成的最主要预测因子。

3. **识别出心尖闭塞（心尖梗阻），有助于判断预后**　心尖肥厚型心肌病（ApHCM）属于肥厚型心肌病类型之一，1976 年由日本学者 Yamaguch 首先进行了报道。经典的 ApHCM 在临床上有以下特点：①患者往往没有明显的临床症状，多数在查体或无意中由于心电图异常被发现；②由于心电图表现为左心室高电压并左胸导联（$V_4 \sim V_6$）ST 段压低，常被误诊为冠心病心肌梗死；③心肌肥厚表现为局限的心尖部位，因此左室流出道没有动力性梗阻和压力阶差；④多数患者预后良好。

近几年对肥厚型心肌病深入研究中发现有一类 ApHCM 患者心尖部室间隔和左

心室后下壁明显增厚,最厚处超过 35mm,致心尖部的心室腔狭小,收缩期可见肥厚心肌呈瘤状突起,导致心尖部左室腔闭塞。由于病变位于心尖部,无论心室收缩还是舒张,心室腔都相对变小,临床表现类似小心腔综合征,如左心室舒张末压升高伴低血压等相应的临床症状;还有些患者出现压力性的室壁瘤形成,出现这些临床表现往往会影响疾病的预后。

4. ApHCM 分型及临床特点　一般将 ApHCM 分为单纯型和混合型。单纯型心尖肥厚程度较轻、范围较小,随着病程发展,部分单纯型可逐渐演变成混合型。混合型指肥厚部位除了心尖部外,还累及左心室中部或室间隔。二维超声特征性改变:左心室长轴观切面可见心尖部室间隔和左心室后下壁明显增厚,在收缩期可见肥厚心肌呈瘤状突起,导致心尖部左室腔闭塞和心室腔明显缩小。左心室造影特征性改变是呈黑桃尖样改变,即收缩期左室心尖部强有力收缩,室间隔下部明显增厚可呈三角状表现。混合型易合并各种并发症,如室壁瘤、心尖血栓、心肌梗死等,与心尖部压力呈相关性,由于左心室造影导管很难达到心尖部测压,故有创性血流动力学检测对此类患者仍然是盲区;由于局限性室壁瘤的形成,此类患者易出现心尖部血栓。

第六章

峰回路转——追寻导致梗阻的元凶

 病例 1
二尖瓣冗长致左室流出道狭窄的梗阻性肥厚型
心肌病

【病史摘要】

患者女性,60 岁,主因"阵发胸闷 1 年"于 2019 年 7 月 4 日入院。患者 1 年前活动时出现胸闷,无胸痛、黑矇、晕厥,休息后数分钟可缓解,症状反复发作。2019 年 1 月至当地医院行超声心动图检查,结果提示室间隔厚 11~14mm,左室流出道压力阶差 73mmHg,考虑为梗阻性肥厚型心肌病。2019 年 2 月行冠状动脉造影,提示前降支中段肌桥,收缩期压缩 50%。

其父患冠心病、脑梗死,其母患心房颤动,有 2 兄 1 妹。育有 1 子。否认家族遗传病史。

【体格检查】

体温 36.4℃,脉搏 69 次 /min,呼吸 17 次 /min,血压 111/79mmHg。双肺呼吸音清,未闻及干、湿啰音。心界不大,心率 69 次 /min,律齐,胸骨左缘第 3~4 肋间可闻及收缩期 2/6 级喷射样杂音。腹部查体未见异常,双下肢无水肿。

【入院诊断】

梗阻性肥厚型心肌病,心功能 II 级(NYHA 分级);冠状动脉肌桥;甲状腺功能减退;子宫术后。

【诊疗经过】

入院后查:NT-proBNP 309.3.0pg/ml↑(正常范围:<150pg/ml),hs-cTnI 0.026ng/ml↑(正常范围:0~0.016ng/ml)。

ECG:窦性心律,异常 Q 波(I 和 aVL 导联)(图 6-1)。

胸部 X 线片:双肺纹理略重,未见实变;主动脉结不宽;肺动脉段平直;心脏各房室不大;心胸比为 0.51(图 6-2)。

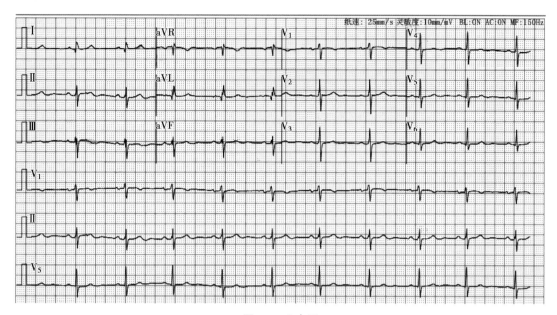

图 6-1　心电图

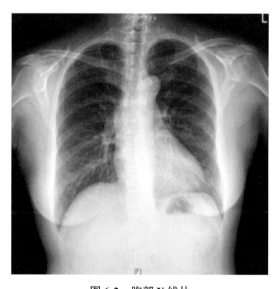

图 6-2　胸部 X 线片

UCG：LA 35mm，LV 48mm，IVS 10mm，LVPW 10mm，LVEF 76%。各房室腔内径在正常范围内。室间隔基底段增厚，最厚处约 13mm，室壁回声粗糙，余室壁厚度正常。二尖瓣前、后叶冗长，A_2、P_2 区均长约 22mm，瓣尖可见 SAM 现象，致左室流出道轻度收缩期狭窄。二尖瓣关闭欠佳，余瓣膜形态、启闭良好。肺动脉偏宽。心包腔未见异常。彩色多普勒血流成像检查：静息状态下（心率 55 次 /min），左室流出道峰值流速约 2.8m/s，峰值压差为 31mmHg。运动后（心率 71 次 /min），左室流出道峰值流速约 3.5m/s，峰值压差为 86mmHg。超声印象：室间隔基底段增厚，二尖瓣叶冗长，左室流出道梗阻。

Holter：心搏总数 62 411 次 /24h，平均心率 53 次 /min，最慢心率 41 次 /min，最快心率

84 次 /min,窦性心动过缓,偶发房性期前收缩,偶发室性期前收缩。

ABPM:全天平均血压 104/66mmHg,白天平均血压 104/66mmHg,夜间平均血压 105/65mmHg。

静息心肌灌注显像(SPECT)+ 心肌代谢显像(PET):①心肌活力评价:间隔略增厚,血流灌注 / 代谢略增高,符合肥厚型心肌病改变。②左室功能评价:左室心腔不大,室壁运动大致正常,LVEF 74%。

肾上腺 CT:左侧肾上腺结节灶,性质待定,请结合实验室检查。双肾囊肿。右侧肾上腺和双侧肾动脉未见异常。

CMRI:二尖瓣前叶冗长,可见 SAM 征,左心室室间隔厚度正常高限,左室流出道梗阻,左室心肌未见明显纤维化改变(图 6-3)。

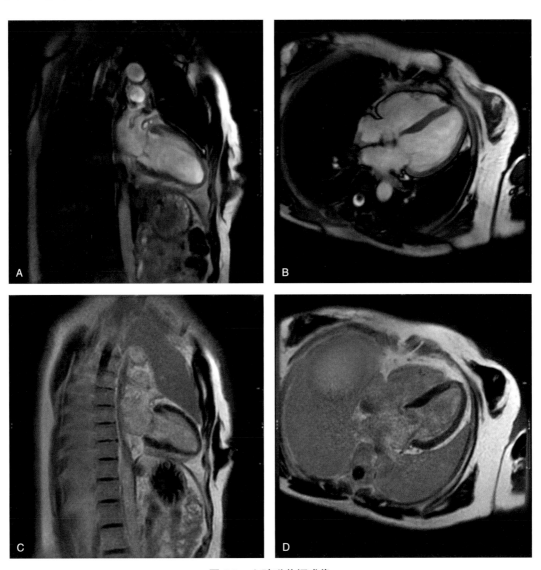

图 6-3 心脏磁共振成像
A、B. 平扫图像;C、D. 钆延迟扫描图像。

心肺运动试验：轻度受限的心肺运动功能状态。

6 分钟步行试验：360m。

5 年 SCD 评分：1.31%。

住院期间给予阿替洛尔片早 6.25mg、晚 3.125mg 治疗。

患者于 2019 年 7 月 23 日病情好转出院。出院时患者无不适，血压 100/70mmHg，双肺呼吸音清，心率 64 次 /min，律齐，双下肢无水肿。

【出院诊断】

梗阻性肥厚型心肌病（二尖瓣前、后叶冗长），心功能 Ⅱ 级（NYHA 分级）；冠状动脉肌桥；甲状腺功能减退；子宫术后；双肾囊肿。

【病例特点】

1. 中老年女性患者，以胸闷为主要症状，无心肌病家族史。查体无明确阳性发现。

2. 辅助检查　心肌标志物 TnI 及 NT-proBNP 增高；超声心动图提示室间隔基底段增厚，最厚处约 13mm，二尖瓣冗长，左室流出道梗阻，静息左室流出道压差 31mmHg，运动后左室流出道压差 86mmHg；CMRI 提示二尖瓣冗长，可见 SAM 征，左心室室间隔厚度正常高限，左室流出道梗阻，左室心肌未见明显纤维化改变。

3. 药物治疗。

病例2
二尖瓣前叶冗长的梗阻性肥厚型心肌病

【病史摘要】

患者男性，56 岁，主因"阵发性黑矇 6 年"于 2019 年 9 月 5 日入院。患者 2013 年散步时无明显征兆出现黑矇，无意识丧失，蹲下后立即好转。无活动后胸闷、胸痛症状，无水肿，无夜间阵发性呼吸困难。2013 年 11 月 11 日 UCG 示 LA 38mm、LV 44mm、LVEF 75%，IVS 17mm，左室流出道压差 27mmHg，梗阻性肥厚型心肌病。规律服用美托洛尔缓释片、地尔硫䓬等药物，症状反复发作。

既往无高血压、糖尿病病史，已戒烟、酒 15 年。其父患高血压，已故，其母已故，有 2 兄 1 姐。育有 1 子 1 女。

【体格检查】

体温 36.4℃，脉搏 64 次 /min，呼吸 17 次 /min，血压 119/82mmHg。双肺呼吸音清，未闻及干、湿啰音。心界不大，心率 64 次 /min，律齐，胸骨左缘第 3~4 肋间可闻及收缩期 3/6 级喷射样杂音。腹部查体未见异常，双下肢无水肿。

【入院诊断】

梗阻性肥厚型心肌病，心功能 Ⅱ 级（NYHA 分级）。

【诊疗经过】

入院后查：NT-proBNP 834.3pg/ml↑（正常范围：<150pg/ml），Big-ET 0.37pmol/L↑（正常范围：<0.25pmol/L）。

ECG：窦性心律，T 波改变（图 6-4）。

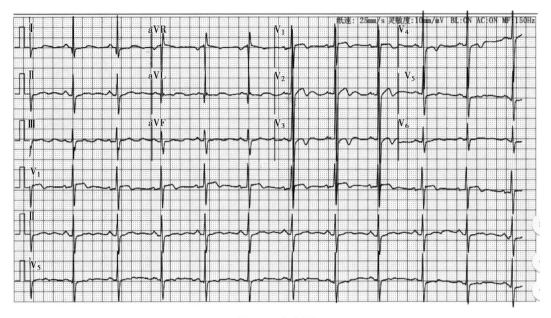

图 6-4　心电图

胸部 X 线片：双肺纹理重，肺淤血，未见实变；主动脉右弓右降；肺动脉段平直；左心房增大；心胸比为 0.54（图 6-5）。

UCG：LA 50mm，LV 49mm，IVS 11mm，LVPW 9mm，LVEF 70%。左心室前壁、室间隔及左室心尖部增厚，最厚处位于室间隔中部，最厚处约 18mm，室壁回声粗糙，呈斑点样改变。心肌纹理排列紊乱。二尖瓣前叶冗长，A_2 区长 33mm，关闭欠佳，M 型超声可见二尖瓣前叶远端 SAM 现象，左室流出道内径狭窄，最窄处位于二尖瓣远端。心包腔液性暗区主要局限于左心室侧壁，舒张末期液性暗区宽度约 5mm。彩色多普勒血流成像检查：静息状态下左室流出道峰值压差为 36mmHg，二尖瓣中量反流信号。超声印象：梗阻性肥厚型心肌病，二尖瓣中量反流，左心室舒张功能减低，少量心包积液。

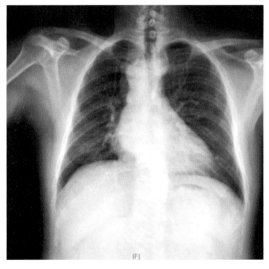

图 6-5　胸部 X 线片

治疗后复查 UCG：左心室前壁、室间隔及左室心尖部增厚，最厚处位于室间隔中部，最厚处约 23mm，M 型超声可见二尖瓣前叶远端 SAM 现象，二尖瓣前叶冗长，致瓣叶关闭欠佳，左室流出道内径狭窄，心包腔未见异常。彩色多普勒血流成像检查：静息状态下（患者已服用 β 受体阻滞剂），平卧位（心率 59 次 /min）左室流出道血流速度稍快，峰值流速约 2.1m/s，压差为 18mmHg。站立位（心率 67 次 /min），左室流出道流速为 3.1m/s，峰值压差为

37mmHg。二尖瓣少中量偏心反流,反流束偏向左房后侧。运动后(心率 90 次 /min),左室流出道前向血流流速约 3.3m/s,峰值压差约 44mmHg。二尖瓣中量偏心反流,反流束偏向左心房后侧。超声印象:运动激发试验阴性(图 6-6)。

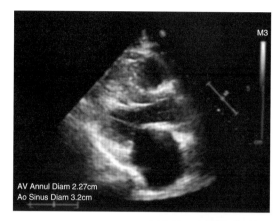
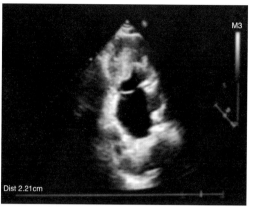
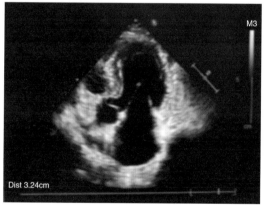

图 6-6　超声心动图

Holter:心搏总数 83 007 次 /24h,平均心率 59 次 /min,最慢心率 47 次 /min,最快心率 93 次 /min,窦性心律,偶发房性期前收缩,偶发室性期前收缩,偶见呈二联律,部分呈间位性,部分 ST 段改变。

ABPM:全天平均血压 108/76mmHg,白天平均血压 111/78mmHg,夜间平均血压 101/72mmHg。

CMRI:常规扫描显示左心房前后径 53mm,左心室横径 50mm。室间隔近中段及前壁近段增厚(室间隔近段厚 17~18mm,中段厚 21~22mm,前壁近段厚 15~16mn),其余左室各壁厚度在正常范围内(侧壁厚 5~6mm);乳头肌增粗,前间隔至心尖部可见异常肌束;增厚心肌舒张顺应性减低,流出道收缩期血流加速(峰值流速 1.64m/s)。二尖瓣轻度 SAM 征及少量反流;LVEF 66%,CO 6.5L/min,EDVi 89ml/m^2。印象:轻度或隐匿梗阻性肥厚型心肌病,累及室间隔及毗邻左心室前壁。延迟扫描示室间隔心肌壁内少许晕状强化(图 6-7)。

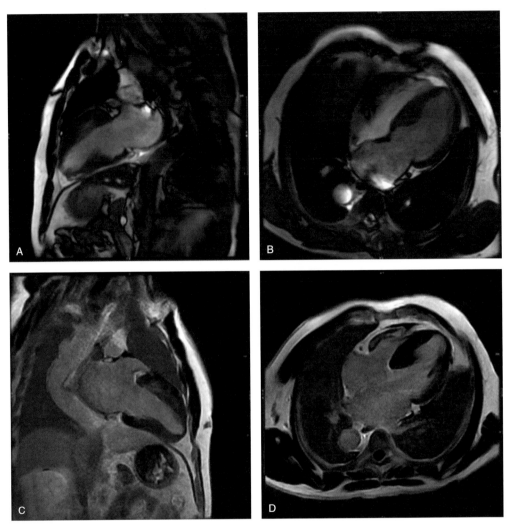

图 6-7 心脏磁共振成像

A、B. 平扫图像；C、D. 钆延迟扫描图像。

静息心肌灌注显像（SPECT）+心肌代谢显像（PET）：①心肌活力评价：前壁、间隔增厚，血流灌注/代谢增高，符合肥厚型心肌病改变。②左室功能评价：左室心腔不大，心尖部及前部运动略减弱，LVEF 63%。

肾+肾动脉+肾上腺 CT：双侧肾上腺、肾动脉和双肾未见明确异常。腹主动脉及双侧髂动脉粥样硬化改变。肝脏多发小囊肿可能。

冠状动脉 CT：左主干、前降支、回旋支及右冠状动脉钙化，共积 288 分；冠状动脉呈右优势型；各支冠状动脉未见有意义性狭窄。CT 所见符合肥厚型心肌病改变，左室流出道情况请结合 CMRI 及超声心动图检查结果。扫描范围内降主动脉位于脊柱右侧。肝小囊肿。

心肺运动试验：轻度受限的心肺运动功能状态。

6 分钟步行试验：433m。

5 年猝死风险评估（SCD 评分）：2.11%。

住院期间给予琥珀酸美托洛尔缓释片 71.25mg、1 次/d，盐酸地尔硫䓬缓释胶囊 90mg、

1次/d,托拉塞米片 5mg、1次/d,氯化钾缓释片 1g、2次/d,培哚普利叔丁胺 1mg、1次/d治疗。

患者于 2019 年 9 月 12 日病情好转出院。出院时患者无不适,血压 118/80mmHg,双肺呼吸音清,心率 59 次/min,律齐,双下肢无水肿。

【出院诊断】

梗阻性肥厚型心肌病(二尖瓣前叶冗长),二尖瓣中量反流,心功能Ⅱ级(NYHA 分级);肝囊肿可能。

【病例特点】

1. 中年男性患者,以阵发性黑矇为主要表现,查体无明确阳性发现。

2. 辅助检查　NT-proBNP 及 Big-ET 增高;超声心动图提示室间隔中部厚 18mm,二尖瓣前叶冗长,二尖瓣中量反流,左室流出道梗阻;CMRI 提示乳头肌增粗,前间隔至心尖部可见异常肌束。

3. 药物治疗明显改善左室流出道梗阻。

■ 专家点评

二尖瓣冗长致左室流出道梗阻

1. **二尖瓣冗长可能是 HCM 的一种特殊类型**　肥厚型心肌病合并二尖瓣瓣叶延长者并不罕见,多为二尖瓣前叶(AML)延长,甚至有学者建议将其列为 HCM 的一种特殊表型。二尖瓣长度没有明确的正常参考值,故"冗长"并无明确定义,超声诊断是根据左室心腔大小、瓣口面积等做出二尖瓣"相对"冗长的判断。1998 年国外文献报道,健康对照组二尖瓣前叶长度为(20±2)mm,后叶长度为(15±3)mm,而肥厚型心肌病拟行外科手术患者二尖瓣前叶长度为(31±4)mm,后叶长度为(22±3)mm。2019 年一项研究纳入了梗阻性、非梗阻性、健康受试者三组患者,发现二尖瓣前叶长度分别为(32.9±2.5)mm、(32.3±3.5)mm、(27.4±2.8)mm,后叶长度分别为(19.2±2)mm、(17.6±3.6)mm、(14.6±1.6)mm,前两组与对照组相比二尖瓣前叶、后叶长度均显著延长,但在梗阻性、非梗阻性两组中差异无统计学意义。不但如此,对比发现梗阻性组二尖瓣前叶长度与左室流出道直径的比值明显增加。我国文献报道,健康对照组二尖瓣前叶长度为(24.2±3.3)mm,后叶长度为(16.8±2.1)mm,而梗阻性组二尖瓣前叶长度为(32.8±4.3)mm,后叶长度为(26.2±4.9)mm。

2018 年荷兰一项研究发现,携带 HCM 致病基因变异,但尚未有心肌肥厚表现的人群,其二尖瓣前叶长度与健康对照组大致相同。随访(5.8±3)年后,14% 发展为 HCM,心电图 Q 波改变、超声 E/e' 及最大室壁厚度可作为其 HCM 的预测因子,而二尖瓣前叶长度对 HCM 预测价值有限。

2. **二尖瓣前叶冗长影响血流动力学可致左室流出道梗阻**　延长的二尖瓣瓣叶可导致左室流出道狭窄,加重左室流出道 SAM 现象,影响左心室流泵血功能,使左室流出道峰值压差增高,尤其在运动状态下可加重病情。虽然 HCM 合并二尖瓣瓣叶冗长者并不罕见,现有指南中并未对如何处理二尖瓣冗长做出明确推荐,但研究证实行二尖瓣置换术可能是有害的,二尖瓣成形术是否适用于此类患者需要更多临床证据。

病例 3
异常肌束致左室流出道狭窄的梗阻性肥厚型心肌病

【病史摘要】

患者男性,48岁,主因"间断胸闷痛3年余,加重4个月"于2017年10月23日入院。患者3年余前开始间断于上楼、快走等活动时出现心前区闷痛,伴气短、出汗,无乏力、头晕,无黑矇、晕厥,每次发作持续数分钟,停止运动休息后可自行缓解。2014年就诊于当地医院,完善相关检查考虑为冠心病,此后间断口服阿司匹林、他汀类药物及中药治疗,症状无明显改善。4个月前轻体力活动即可出现胸闷痛,性质及程度大致同前。2017年6月当地查超声心动图提示梗阻性肥厚型心肌病,室间隔局限增厚,最厚处约18mm,左室流出道压力阶差51mmHg。冠状动脉造影提示LAD近段10%狭窄,LCX近段20%狭窄,RCA未见异常。规律服用美托洛尔缓释片,症状无明显改善。2017年10月20日我院超声心动图提示LA 42mm,LV 51mm,LVEF 70%,左室心尖部明显增厚,最厚处约20mm,室间隔基底段轻度增厚,约14mm,左室流出道峰值压差为74mmHg。考虑为心尖肥厚型心肌病。

【体格检查】

体温36.3℃,脉搏65次/min,呼吸18次/min,血压120/80mmHg。双肺呼吸音清,未闻及干、湿啰音。心界不大,心率65次/min,律齐,胸骨左缘第3~4肋间可闻及收缩期3/6级喷射样杂音。腹部查体未见异常,双下肢无水肿。

【入院诊断】

梗阻性肥厚型心肌病,心律失常,偶发房室性期前收缩,心功能Ⅱ级(NYHA分级);高脂血症。

【诊疗经过】

血常规、血生化、D-dimer、hs-cTnI等均未见异常,NT-proBNP 483.7pg/ml↑,低密度脂蛋白胆固醇(LDL-C)4.28mmol/L↑。

ECG:窦性心律,心室高电压,ST-T改变(图6-8)。

胸部X线片:双肺纹理大致正常,未见实变;主动脉结不宽;肺动脉段平直;左心圆隆;心胸比为0.45(图6-9)。

UCG:LA 48mm,LV 46mm,LVEF 70%。左心房扩大,余房室腔内径在正常范围内。左室心尖部轻度肥厚,厚约19mm,呈毛玻璃样改变,收缩末期近乎闭塞,余室壁厚度在正常范围内,运动良好。前间隔基底段探及一个直径为4mm的肌性结构与左室心尖部连接,致流出道梗阻。二尖瓣可见SAM现象,左室流出道内径梗阻,距离主动脉瓣环约34mm。彩色多普勒血流成像检查:静息状态下,平卧位,心率62次/min,左室流出道压差约57mmHg。站立位,心率67次/min,左室流出道压差约86mmHg,二尖瓣少中量反流。超声印象:左心室壁非对称肥厚,以心尖肥厚为主,考虑为梗阻性肥厚型心肌病,左心室内异常肌束形成,左室流出道梗阻,二尖瓣少中量反流(图6-10)。

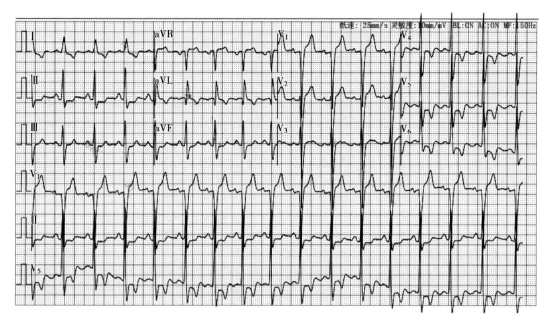

图 6-8 心电图

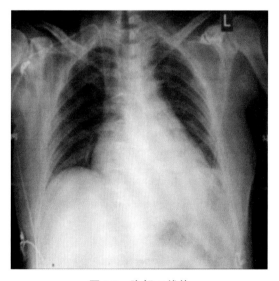

图 6-9 胸部 X 线片

CMRI:心肌首过灌注显像未见明显灌注减低或缺损改变;延迟增强示左心室下壁及下侧壁壁间可见灶状强化,室间隔心肌壁内少许晕状强化。结合心脏常规及延迟增强扫描提示梗阻性肥厚型心肌病,左室心肌少许纤维化改变(图 6-11)。

冠状动脉造影:冠状动脉未见异常,呈右优势型。左心室造影:左心室测压 120mmHg,主动脉压力 100mmHg,脉压 20mmHg。左心室功能:舒张末期容量 186.7ml,收缩末期容量 46.4ml,射血分数 75.2%。

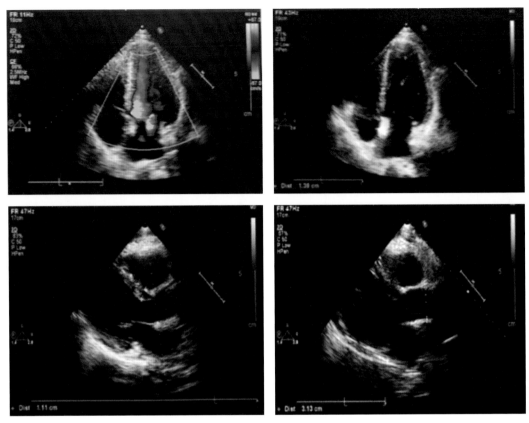

图 6-10 超声心动图

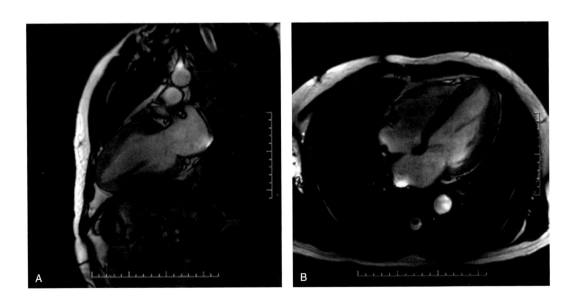

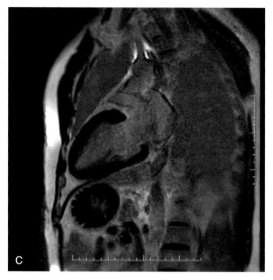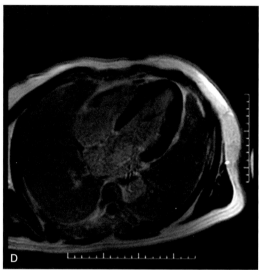

图 6-11　心脏磁共振成像
A、B. 平扫图像；C、D. 钆延迟扫描图像。

　　患者于 2017 年 11 月收住我院心外科，2017 年 11 月 30 日于全身麻醉低温体外循环下行改良扩大 Morrow 术。术中在主动脉根部做横切口探查主动脉，部分切除增厚室间隔左室面，充分疏通左室流出道。术后复查超声心动图提示左心房轻度增大，余房室腔内径在正常范围内。主动脉瓣下 10~45mm 范围的室间隔基底段厚度较周围变薄 9mm，切除宽度约 22mm，余室壁厚度基本同术前，左室流出道内径较术前明显增宽。室壁收缩幅度正常。各瓣膜形态、结构、启闭运动未见明显异常。左室流出道通畅。心包腔未见明显积液。彩色多普勒血流成像检查：心内各部未探及明显异常血流信号。超声印象：改良扩大 Morrow 术后，左室流出道通畅，心包腔未见积液。

　　外科术后病理：①镜下所见：心肌细胞肥大、空泡变性、局部排列紊乱，间质纤维组织轻度增生，见两大灶淋巴细胞浸润，伴心肌细胞损伤。②病理诊断：(室间隔)符合肥厚型心肌病，伴淋巴细胞性心肌炎(图 6-12)。

　　患者病情好转，于 2017 年 12 月 7 日出院。出院后口服阿替洛尔 12.5mg、3 次 /d。

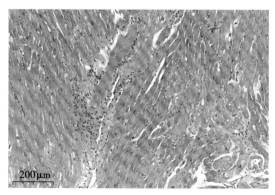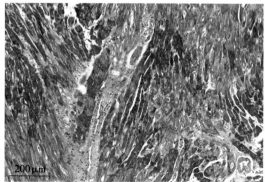

图 6-12　外科术后病理图像

【出院诊断】

梗阻性肥厚型心肌病(肌束所致梗阻),心律失常,偶发房室性期前收缩,心功能Ⅱ级(NYHA 分级);高脂血症。

【病例特点】

1. 中年男性患者,以胸部闷痛为主要临床表现,当地医院多次疑诊冠心病。
2. 超声心动图及 CMRI 证实左心室内异常肌束致左室流出道明显梗阻。
3. 外科手术切除增厚室间隔左室面,充分疏通左室流出道,术后疗效满意。

 ## 病例 4
异常肌束及室间隔增厚共同致左室流出道狭窄的梗阻性肥厚型心肌病

【病史摘要】

患者男性,33 岁,主因"胸闷 8 年"于 2019 年 6 月入院。患者 2011 年起出现发作性胸闷,慢跑时心率 140 次/min 左右出现症状,位于胸骨中段,休息 30s 后缓解。当地医院查心电图未见异常,超声心动图提示二尖瓣少量反流,左心室增大,未予治疗。2015 年跑步 20~30m 晕厥,数秒后清醒。外院查头颅 CT 及 24h 动态心电图未见异常,未予治疗。2019 年外院查超声心动图提示心肌肥厚,CMRI 诊断为梗阻性肥厚型心肌病,患者未服药。饱食、活动后出现胸闷,休息 30s 后好转。无阵发性夜间呼吸困难。

既往无高血压、糖尿病病史,已戒烟、酒 3 年。其父患脑血管疾病,其母体健。育有 1 子。

【体格检查】

体温 36.3℃,脉搏 66 次/min,呼吸 20 次/min,血压 110/70mmHg。双肺呼吸音清,未闻及干、湿啰音。心界不大,心率 66 次/min,律齐,胸骨左缘第 3~4 肋间可闻及收缩期 3/6 级喷射样杂音。腹部查体未见异常,双下肢无水肿。

【入院诊断】

梗阻性肥厚型心肌病,心功能Ⅰ级(NYHA 分级)。

【诊疗经过】

入院后查 NT-proBNP 312.5~484.7pg/ml↑,血常规、血生化、hs-cTnI 未见异常。

ECG:窦性心律,室内传导阻滞,ST-T 改变(图 6-13)。

胸部 X 线片:双肺轻度淤血,未见实变;主动脉结不宽;肺动脉段平直;左心房偏大,左心室圆隆;心胸比为 0.52(图 6-14)。

UCG:LA 42mm,LV 45mm,IVS 18mm,LVPW 11mm,LVEF 70%。左心房扩大,余房室腔内径在正常范围内。整个室间隔及左心室壁、乳头肌明显增厚,以室间隔为著,最厚处位于室基底段约 21mm,室壁回声粗糙,呈毛玻璃样改变,各节段运动幅度尚可,探及一个直径约 5mm 的粗大肌束连于前间隔基底段及心尖部。可见二尖瓣叶Ⅳ度 SAM 现象。二尖瓣关闭欠佳,余瓣膜形态、启闭良好。左室流出道内径狭窄,最窄处位于室间隔基底部,距主动脉瓣约27mm,心包腔未见明显异常。彩色多普勒血流成像检查:静息状态下,左室流出道前向血流4.8m/s,峰值压差约92mmHg。收缩期二尖瓣中大量反流信号。超声印象:梗阻性肥厚型心肌病,二尖瓣中大量反流,左心室舒张功能减低,左心室内异常肌束。

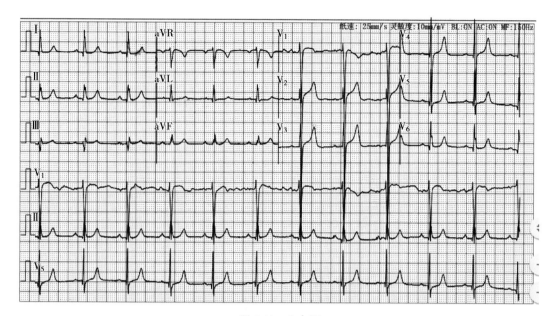

图6-13 心电图

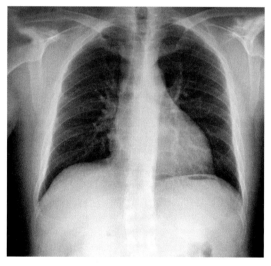

图6-14 胸部X线片

　　CMRI:左心房增大,余房室内径在正常范围内。室间隔及毗邻左心室前壁基底段增厚,其余左室各节段室壁厚度正常或正常高限,左心室收缩运动良好,受累心肌舒张顺应性降低,左室流出道收缩期可见高速血流。二尖瓣少中量反流信号,并可见SAM征;三尖瓣及主动脉瓣活动大致正常。心包无增厚,心包腔可见少许积液信号。心肌首过灌注显像未见明显灌注减低或缺损；延迟扫描示室间隔及与毗邻左心室前壁、下壁移行区域见壁内结节状强化，前组乳头肌见灶状强化。印象：梗阻性肥厚型心肌病，累及室间隔及毗邻左心室壁，伴局部心肌纤维化（图6-15）。

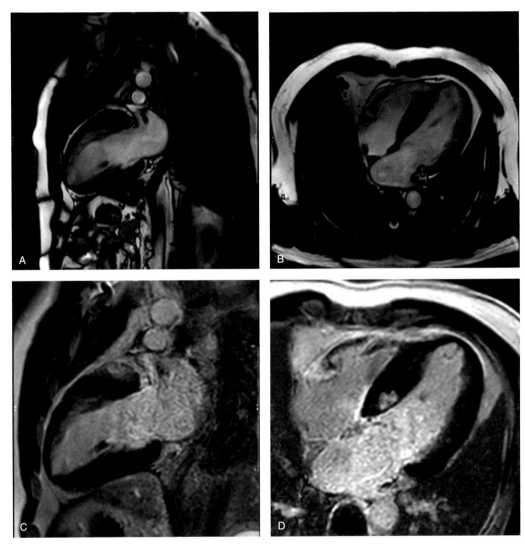

图6-15 心脏磁共振成像
A、B. 平扫图像；C、D. 钆延迟扫描图像。

静息心肌灌注显像（SPECT）+心肌代谢显像（PET）：①心肌活力评价：前壁基底段、间隔增厚，血流灌注/代谢略增高，符合肥厚型心肌病改变。②左室功能评价：左室心腔稍大，心尖、间隔运动略减弱，LVEF 51%。

肾上腺CT：双侧肾上腺、肾动脉未见异常。右侧壶腹型肾盂。

冠状动脉CT：冠状动脉未见钙化；冠状动脉呈右优势型；前降支中段肌桥；余各支冠状动脉未见狭窄性改变。肥厚型心肌病改变，主要累及室间隔及左心室前壁。

心肺运动试验：中度受限的心肺运动功能状态。

冠状动脉造影：冠状动脉造影无异常。

术后病理报告：①镜下所见：心肌细胞肥大、轻度空泡变性、排列紊乱,间质纤维组织轻度增生。②病理诊断:(室间隔)符合肥厚型心肌病的改变(图6-16)。

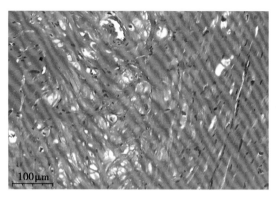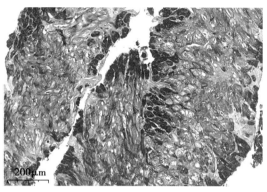

图6-16　心内膜活检病理图像

2019年6月27日在全身麻醉低温体外循环下行改良扩大Morrow术、二尖瓣探查术、二尖瓣成形术:经升主动脉切口行改良Morrow术,部分切除肥厚室间隔左室面,切除范围为58mm×40mm×13mm,乳头肌粘连处松解。行二尖瓣成形术。术前室间隔最厚处为26mm,术前SAM现象明显,二尖瓣大量反流,左室流出道压差为85mmHg。术后室间隔厚度为13mm,二尖瓣反流轻微,左室流出道压差为9mmHg。

手术后复查UCG:LA 38mm,LV 36mm,IVS 12mm,LVPW 11mm,LVEF 62%。左心房仍增大,左心室腔内径正常。室间隔厚度较术前明显减低,心肌回声粗糙,室间隔运动及收缩期增厚率尚可。左室流出道内径较术前增宽。二尖瓣开放可,关闭略欠佳,余瓣膜结构未见明显异常。彩色多普勒血流成像检查:左室流出道血流速度较术前明显减低,最高压差为7mmHg。收缩期左心房内可探及源于二尖瓣口的少量反流信号。主动脉瓣微量反流。超声印象:肥厚型心肌病流出道疏通术后,左室流出道压差明显减低。

住院期间给予托拉塞米片10mg、1次/d,氯化钾缓释片1g、3次/d,阿替洛尔12.5mg、3次/d治疗。

【出院诊断】

梗阻性肥厚型心肌病,二尖瓣中重度关闭不全,心功能Ⅰ级(NYHA分级);冠状动脉肌桥;脂肪肝。

【病例特点】

1. 青年男性患者,主要表现为胸闷,有晕厥史。

2. NT-proBNP升高;超声心动图提示左心室壁增厚,以室间隔为著,探及一个直径约5mm的粗大肌束连于前间隔基底段及心尖部,二尖瓣中大量反流,左室流出道梗阻;梗阻性肥厚型心肌病,累及室间隔及毗邻左心室壁,伴局部心肌纤维化。

3. 外科行改良扩大Morrow术、二尖瓣探查术、二尖瓣成形术,术中部分切除肥厚室间隔左室面,切除范围为58mm×40mm×13mm,乳头肌粘连处松解。术后疗效满意。

病例5
异常肌束致左室中下部梗阻的肥厚型心肌病

【病史摘要】

患者女性,33 岁,主因"发现心肌肥厚 15 年"于 2019 年 4 月入院。患者 2005 年打篮球时心悸,伴心前区不适,无黑矇、晕厥,超声心动图提示心肌肥厚。2006 年 CMRI 提示室间隔近中段梭形肥厚,最厚处约 20mm,毗邻左心室前壁近中段、下壁中远段亦明显增厚,最厚处约 20mm;动态心电图提示窦性心律不齐,阵发性心房颤动,偶发室性期前收缩。口服美托洛尔 12.5mg,2 次 /d,后未坚持。有时心前区不适,活动时气短明显。2 年前劳累后黑矇,先兆晕厥,无摔倒,持续约 20min 缓解。日常运动耐量无明显受限,可爬 5 楼中途不需休息。

既往无高血压、糖尿病病史,无烟、酒嗜好。其父已故,其母患高脂血症。

【体格检查】

体温 36.4℃,脉搏 66 次 /min,呼吸 18 次 /min,血压 90/60mmHg。双肺呼吸音清,未闻及干、湿啰音。心界不大,律不齐,各瓣膜听诊区未闻及杂音。腹部查体未见异常,双下肢无水肿。

【入院诊断】

肥厚型心肌病,心房扩大,心律失常,阵发性心房颤动,偶发室性期前收缩,心功能 Ⅱ 级(NYHA 分级)。

【诊疗经过】

hs-cTnI 0.066ng/ml↑,NT-proBNP 380.8~294.1pg/ml↑。立卧位醛固酮及肾素水平未见明显异常。余化验结果均未见异常。

ECG:窦性心律,ST-T 改变(图 6-17)。

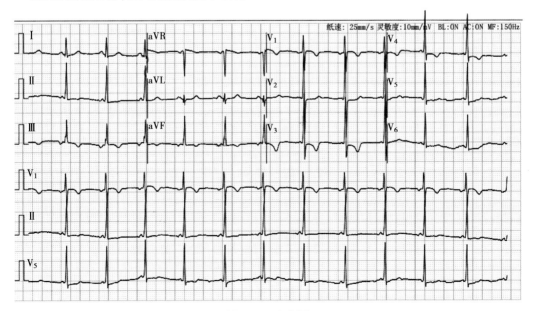

图 6-17　心电图

胸部 X 线片：双肺纹理大致正常，未见实变；主动脉结不宽；肺动脉段平直；心脏各房室不大；心胸比为 0.44（图 6-18）。

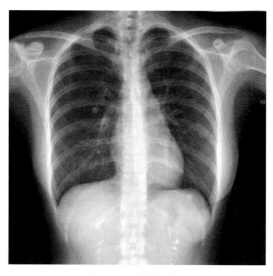

图 6-18 胸部 X 线片

UCG：LA 36mm，LV 42mm，IVS 12mm，LVPW 7mm，LVEF 65%。左心房增大，余房室腔内径在正常范围内。室间隔及左心室壁中段至心尖段明显增厚，最厚处约 20mm，病变室壁回声粗糙，呈斑点样改变，左心室腔中下段可见较粗肌束，致收缩期近于闭塞。左心室壁基底段厚度正常，运动尚可。各瓣膜形态、启闭良好。心包腔未见异常。彩色多普勒血流成像检查：静息状态下，左室流出道流速正常，左心室中下部血流速度增快，峰值流速约 1.7m/s。三尖瓣少量反流。超声印象：非梗阻性肥厚型心肌病，左心室中下段狭窄，左心室舒张功能减低。

治疗后复查 UCG：LA 36mm，LV 42mm，IVS 11mm，LVPW 9mm，LVEF 65%。左心房轻大，余房室腔内径在正常范围内。室间隔及左室心尖部心肌增厚，前间隔中间段最厚处约 18mm，病变室壁粗糙，呈斑点样改变，左室流出道近心尖段收缩期偏窄。左心室壁基底段厚度正常，运动尚可。瓣膜形态、启闭良好。心包腔未见异常。彩色多普勒血流成像检查：静息状态下（心率 62 次/min），左室流出道流速正常，左室流出道中段流速约 1.3m/s。三尖瓣微量反流。运动负荷后（心率 117 次/min），左室流出道流速正常，左室流出道中段流速约 1.5m/s。

Holter：心搏总数 86 021 次/24h，平均心率 64 次/min，最慢心率 44 次/min，最快心率 109 次/min。窦性心律不齐，窦房结内游走节律，偶发房性期前收缩，部分 ST-T 改变。

ABPM：全天平均血压 100/61mmHg，白天平均血压 101/63mmHg，夜间平均血压 96/56mmHg。

CMRI（与 2016 年 11 月 30 日 CMRI 对比）：左心房轻度增大，左心室不大（左心房前后径 38mm，左心室横径 48mm）；室间隔近中段及毗邻左心室前壁、下壁及侧壁近心尖段偏厚（室间隔最厚 16~17mm，前壁近段厚度 10~11mm，侧壁远段厚度 8~10mm）；余左心室壁厚度大致正常或低限（侧壁近段厚度 4~6mm），乳头肌较粗；左心室整体收缩功能正常，增厚心肌舒张顺应性减低，下壁心尖部略膨凸，流出道通畅，近心尖室腔收缩期偏窄。右心房、右心室不大,右心室收缩运动大致正常,右室流出道通畅。二尖瓣、三尖瓣及主动脉瓣启闭可,心包无增厚。左心功能:LVEF 62%,CO 4.2L/min,EDVi 79.3ml。印象:(静息)非梗阻性肥厚型心肌病,累及室间隔及毗邻左心室壁、侧壁心尖段;对比 2016 年 11 月 30 日 CMRI,心肌肥厚程度及左心功能较前无明显改变(图 6-19)。

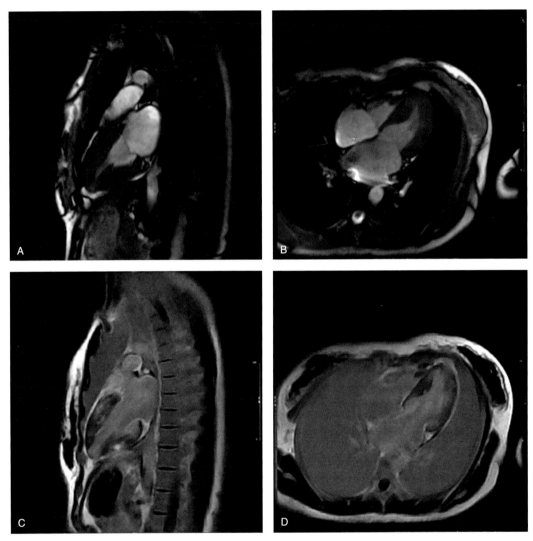

图 6-19 心脏磁共振成像

A、B. 平扫图像;C、D. 钆延迟扫描图像。

静息心肌灌注显像(SPECT)+心肌代谢显像(PET):①心肌活力评价:心尖、间隔增厚,血流灌注/代谢增高,符合肥厚型心肌病改变。②左室功能评价:左室心腔不大,各室壁运动正常,LVEF 63%。

肾上腺 CT:左肾上腺体部及内侧支增粗,似结节状;请结合临床及实验室检查。双肾未见异常;双侧肾动脉未见狭窄。

冠状动脉 CT:冠状动脉未见钙化;冠状动脉呈右优势型;前降支中段肌桥;余节段冠状

动脉未见明确狭窄。左心室壁不对称性肥厚,符合肥厚型心肌病改变,血流动力学情况请参考超声心动图检查;左心房增大;左心室下壁见片状低密度影,意义待定;左室心尖部膨凸;少量心包积液。

心肺运动试验:轻度受限的心肺运动功能状态。

6 分钟步行试验:435m。

5 年 SCD 评分:1.91%。

住院期间给予培哚普利叔丁胺 1mg、1 次 /d,富马酸比索洛尔 1.25mg、1 次 /d 治疗。

患者于 2019 年 4 月 29 日病情好转出院。出院时患者无不适,血压 105/68mmHg,双肺呼吸音清,心率 62 次 /min,律齐,双下肢无水肿。

【出院诊断】

肥厚型心肌病(肌束所致心室中下部梗阻),心房扩大,心律失常,偶发房性期前收缩,阵发性心房颤动,偶发室性期前收缩,心功能 Ⅱ 级(NYHA 分级);冠状动脉肌桥;左侧肾上腺增生。

【病例特点】

1. 青年女性患者,儿童时期发病,以心悸、气短为主要症状,有晕厥前驱症状,伴阵发性心房颤动。

2. 辅助检查　hs-cTnI 及 NT-proBNP 升高;超声心动图提示静息及运动状态下左室流出道未见梗阻,室间隔及左心室壁中段至心尖段明显增厚,最厚处约 20mm,左心室腔中下段可见较粗肌束,致收缩期近于闭塞;CMRI 亦提示乳头肌粗大。

3. 首选药物治疗。

▌专家点评

异常肌束 / 乳头肌异常所致梗阻

1. 室间隔基底段肌束是左室流出道梗阻的独立危险因素　异常肌束是指连于室间隔基底段的肌束(BMB)。BMB 是基于磁共振术语,在 2014 年被首次报道的。根据报道 BMB 在 HCM 中并不少见,约占 63%。在部分梗阻性患者进行外科手术过程中发现约 67% 患者存在 BMB。2016 年中国医学科学院阜外医院单中心报道,梗阻性患者外科手术发现存在 BMB 的患者比例高达 78.1%,乳头肌肥大并插入二尖瓣叶(5.2%);根据 BMB 在心腔内连接的部位不同,分为三类:①连于心尖;②连于前乳头肌;③连于后乳头肌。BMB 与左室流出道梗阻具有相关性,尤其是连于前乳头肌的 BMB,是造成流出道梗阻的重要原因。在心内结构的详细评估基础上,外科切除肌束是首选治疗方法。术后获益:乳头肌体部光滑,同时起到松解乳头肌的作用,乳头肌远离 IVS,增加左室流出道(LVOT)空间,减少乳头肌对二尖瓣前叶的牵拉,减少 SAM。

2. 异常肌束 / 乳头肌形态学异常影响心室血流动力学　早在 1972 年,Roberts 和 Cohen 便将乳头肌形态学异常(abnormal PM)分为以下几类:单个乳头肌异常、乳头肌附件异常、乳头肌过大(或过小)及位置不正、乳头肌直接嵌入二尖瓣。乳头肌异常导致左室流出道梗阻,虽然不常见,但导致的病理生理改变应引起临床医生注意。乳头肌前移(anteriorly displaced PM)与左室流出道梗阻相关,甚至在没有室间隔肥厚的HCM患者中构成左室流出道梗阻的重要原因,同时PM移位可以导致二尖瓣松弛,加重临床症状。

有个案报道HCM患者异常的乳头肌和室间隔生长异常的组织导致严重的心腔中部梗阻,做根治性切除两侧乳头肌和左心室间隔,同时进行二尖瓣置换术以缓解阻塞。

3. 异常肌束/乳头肌形态学异常可独立存在或与HCM并存 2015年一项研究发现,在没有明显左心室肥厚或室间隔基底段肥厚的HCM患者中,二尖瓣前叶长度、肌束附着点异常、乳头肌二分裂及收缩期向左室流出道移位(bifid PM mobility)与左室流出道梗阻密切相关,部分患者需做外科手术纠正。

第七章
独步天下——乙状凸起致流出道梗阻

 病例 1
乙状室间隔致左室流出道梗阻

【病史摘要】

患者女性,57 岁,主因"发作性心悸、气短 1 个月"于 2020 年 7 月 30 日入院。患者 1 个月前起心悸、气短,多于活动时出现,夜间睡眠中亦有发作,休息数分钟可缓解,无胸痛、黑矇、晕厥。我院 UCG 提示 LA 34mm,LV 45mm,LVEF 68%,室间隔基底段增厚,最厚处约 12mm。CMRI 提示室间隔基底段偏厚,左室流出道轻度或隐匿梗阻可能,左室心肌未见明显纤维化改变,动态心电图未见明显异常。

既往无特殊病史。无烟、酒嗜好。有 1 兄。育有 1 女。

【体格检查】

体温 36.5℃,脉搏 72 次 /min,呼吸 15 次 /min,血压 116/70mmHg。双肺呼吸音清,未闻及干、湿啰音。心界不大,心率 72 次 /min,律齐,胸骨左缘第 3~4 肋间可闻及收缩期 3/6 级喷射样杂音。腹部查体未见异常,双下肢无水肿。

【入院诊断】

肥厚型心肌病,心功能 Ⅱ 级(NYHA 分级)。

【诊疗经过】

血常规、血生化、心肌梗死三项、D-dimer、NT-proBNP、hs-cTnI、ESR、甲状腺功能、INR、尿微量白蛋白 / 肌酐均未见异常。

Big-ET 0.57pmol/L↑(正常范围:<0.25pmol/L)。

ECG:窦性心律不齐(图 7-1)。

胸部 X 线片:双肺纹理大致正常,未见实变;主动脉结不宽;肺动脉段平直;左心圆隆;心胸比为 0.51(图 7-2)。

UCG:LA 32mm,LV 41mm,IVS 11mm,LVPW 10mm,LVEF 66%。各房室内径在正常范围内。室间隔呈轻度"乙"状改变,基底段增厚,厚度约 15mm,室间隔余节段及左心室壁各节段厚度正常,运动协调,收缩幅度正常,室壁回声未见异常。M 型超声可见二尖瓣叶部分 SAM 现象。各瓣膜形态、结构、启闭运动未见明显改变。大动脉关系、内径正常。心包腔未见异常。彩色多普勒血流成像检查：静息状态下，左室流出道前向血流速度稍快，峰值流速约 1.8m/s，峰值压差约 13mmHg。二尖瓣微量反流。运动激发试验后，心率 103 次 /min，左室流出道前向血流速度约 2.7m/s，峰值压差约 30mmHg。二尖瓣微量反流。超声印象：室间隔基底段增厚，左室流出道轻度狭窄（运动激发后）（考虑高血压心脏改变 + 乙状室间隔所致）。

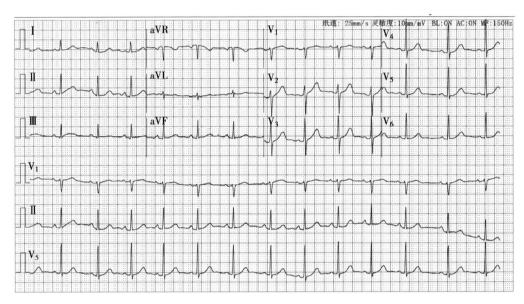

图 7-1 心电图

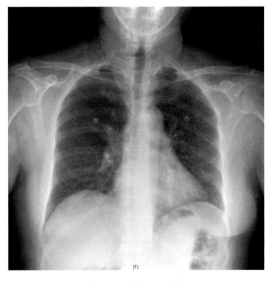

图 7-2 胸部 X 线片

Holter：心搏总数 93 463 次 /24h，平均心率 77 次 /min，最慢心率 60 次 /min，最快心率 119 次 /min，窦性心律，偶发房性期前收缩。

ABPM：全天平均血压 126/82mmHg，白天平均血压 121/81mmHg，夜间平均血压 137/84mmHg。

CMRI：心脏常规扫描显示左心房、左心室不大（左心房前后径 33mm，左心室横径 42mm）。室间隔基底段轻度增厚（厚度 12~15mm），余室壁厚度正常或高限（前壁厚度 6~7mm，侧壁厚度 5~7mm），肌小梁及乳头肌粗重。左心室整体收缩功能大致正常，流出道收缩期轻度血流加速（峰值流速 1.67m/s），二尖瓣及主动脉瓣启闭可。右心房、右心室饱满（右心房前后径 50mm，右心室横径 36mm）；右室流出道未见明显梗阻，三尖瓣及肺动脉瓣启闭可。心包腔未见明显积液。心肌首过灌注显像未见明确灌注减低或缺损；延迟扫描左室心肌未见明显异常信号。印象：室间隔基底段偏厚，左室流出道轻度或隐匿梗阻可能，左室心肌未见明显纤维化改变，建议定期随诊观察（图 7-3）。

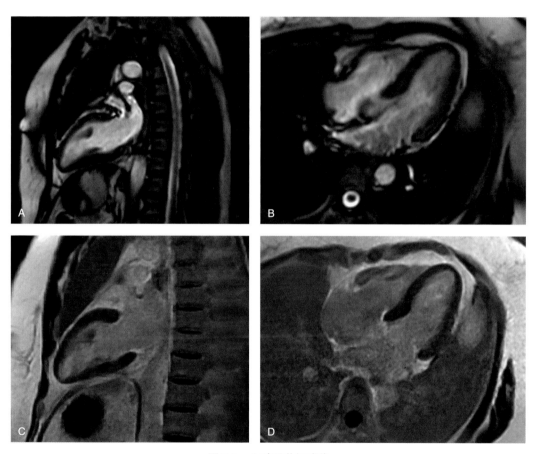

图 7-3　心脏磁共振成像
A、B. 平扫图像；C、D. 钆延迟扫描图像。

静息心肌灌注显像（SPECT）＋心肌代谢显像（PET）：①心肌活力评价：心肌血流灌注及代谢大致正常。②左室功能评价：左室心腔不大，各壁心肌运动未见明显减弱，LVEF 75%。

冠状动脉 CT：冠状动脉未见钙化灶；冠状动脉呈右优势型；各支冠状动脉未见狭窄性改变。

睡眠呼吸监测：重度睡眠呼吸暂停低通气综合征并重度低氧血症。

心肺运动试验：轻度受限的心肺运动功能状态。

5 年 SCD 评分：1.05%。

6 分钟步行试验：472m。

住院期间给予富马酸比索洛尔 5mg、1 次 /d 治疗。

患者于 2020 年 8 月 10 日病情好转出院。出院带药：富马酸比索洛尔 5mg、1 次 /d。出院时患者无不适，血压 120/70mmHg，双肺呼吸音清，心率 64 次 /min，律齐，未闻及杂音，双下肢无水肿。

【出院诊断】

隐匿梗阻性肥厚型心肌病，心功能 Ⅱ 级（NYHA 分级）；睡眠呼吸暂停综合征。

【病例特点】

1. 中年女性患者，以心悸、气短为首发症状。

2. 超声心动图提示室间隔"乙"状改变，基底段增厚，厚约 15mm，室间隔余节段及左心室壁各节段厚度正常，运动协调，收缩幅度正常，室壁回声未见异常。M 型超声可见二尖瓣叶部分 SAM 现象。静息压差约 13mmHg，激发后峰值压差约 30mmHg。

3. CMRI 提示室间隔基底段轻度增厚（厚度 12~15mm），余室壁厚度正常或高限（前壁厚度 6~7mm，侧壁厚度 5~7mm），肌小梁及乳头肌粗重。左室流出道轻度或隐匿梗阻可能，左室心肌未见明显纤维化改变。

4. 心肺运动试验为轻度受限；5 年 SCD 评分为 1.05%；6 分钟步行试验结果为 472m。

5. 药物治疗后症状改善。

病例 2
心内膜射频消融术治疗乙状室间隔致流出道梗阻

【病史摘要】

患者男性，30 岁，主因"胸闷 1 周"于 2022 年 8 月 30 日入院。患者住院前 1 周起间断出现胸闷，为胸骨后梗噎感，餐后、上 4~5 层楼时明显，伴气短，每次休息 20~30min 后可缓解。无心悸、黑矇、晕厥，无放射痛、恶心、出汗。我院门诊查 UCG 示 LA 48mm，LV 43mm，LVEF 55%，IVS 最厚处 21mm，LVOT 峰值压差为 51mmHg，梗阻性肥厚型心肌病，二尖瓣少中量反流。CMRI：室间隔近中段及毗邻左心室前壁增厚（基底段最厚处为 20~21mm），余左心室壁厚度在正常范围内，肌小梁粗重，前组乳头肌较粗大，前壁至前间隔走行异常肌束；印象：①梗阻性肥厚型心肌病，主要累及室间隔及毗邻左心室前壁，左室心肌未见明显纤维化；②二尖瓣继发关闭不全（中度）。动态心电图提示窦性心律，平均心率 70 次 /min，偶发房性期前收缩、室性期前收缩。

既往体健，否认遗传病家族史。其母高血压，其父及妹体健。育有 1 子 1 女，均体健。

【体格检查】

体温 36.2℃，脉搏 65 次 /min，呼吸 16 次 /min，血压 135/78mmHg。双肺呼吸音清，未闻及干、湿啰音。心界不大，心率 65 次 /min，律齐，胸骨左缘第 3~4 肋间可闻及 3/6 级收缩期杂音，余瓣膜听诊区未闻及杂音。腹部查体未见异常，双下肢无水肿。

【入院诊断】

梗阻性肥厚型心肌病,心房扩大,二尖瓣轻中度关闭不全,心功能Ⅱ级(NYHA 分级)。

【诊疗经过】

实验室检查:全血常规、血生化、hs-cTnI、D-dimer、甲状腺功能、免疫指标、INR、尿微量白蛋白均未见异常。

NT-proBNP 179~428pg/ml↑(正常范围:<150pg/ml),Big-ET 0.37pmol/L↑(正常范围:<0.25pmol/L)。

心电图:窦性心律,室内传导阻滞,异常 Q 波(图 7-4)。

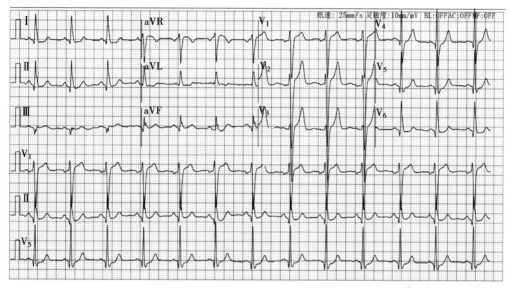

图 7-4 心电图

胸部 X 线片:双肺纹理大致正常,未见实变;主动脉结不宽;肺动脉段平直;左心圆隆;心胸比为 0.47(图 7-5)。

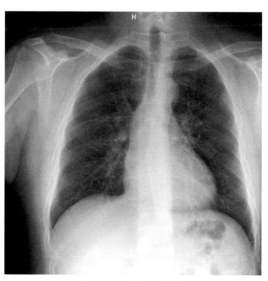

图 7-5 胸部 X 线片

UCG：LA 44mm，LV 52mm，LVPW 12mm，室间隔明显增厚，以基底段为著，最厚处约21mm，室壁回声粗糙，心肌纹理排列紊乱，运动未见明显异常；余左心室壁厚度在正常高值，运动幅度正常。左室流出道内径狭窄，最窄处内径 11mm，距主动脉瓣环约 24mm，二尖瓣 SAM 现象致瓣叶关闭欠佳，余瓣膜形态、启闭良好。大动脉关系正常。心包腔未见异常。彩色多普勒血流成像检查：静息状态下，左室流出道探及收缩期高速射流，峰值流速约 4.3m/s，峰值压差为 75mmHg。收缩期二尖瓣少中量反流。三尖瓣微量反流。超声印象：梗阻性肥厚型心肌病，二尖瓣少中量反流。

Holter：心搏总数 93 893 次 /24h，平均心率 65 次 /min，最慢心率 48 次 /min，最快心率111 次 /min。窦性心律不齐，偶发房性期前收缩，偶发间位性室性期前收缩，室内传导阻滞，部分 ST-T 改变。

ABPM：全天平均血压 129/73mmHg，白天平均血压 131/76mmHg，夜间平均血压125/64mmHg。

CMRI：左心房增大，左心室饱满（左心房前后径 46mm，左心室横径 53mm）。室间隔近中段及毗邻左心室前壁增厚（基底段最厚处为 20~21mm），余左心室壁厚度在正常范围内（侧壁厚 7~9mm），肌小梁粗重，前组乳头肌较粗大，前壁至前间隔走行异常肌束。左心室整体收缩功能在正常范围内，舒张顺应性减低；左室流出道收缩期狭窄并可见高速血流（峰值流速 3.1m/s），二尖瓣可见明显 SAM 征及中量反流。右心房、右心室不大，右心室壁无增厚，右室流出道通畅。三尖瓣及主动脉瓣启闭可，心包无增厚或积液。主肺动脉内径 24mm，同层面升主动脉内径 29mm。左心功能：LVEF 71%，CO 10.6L/min，EDVi 100ml/m²。心脏常规检查提示左心房增大，左心室饱满。室间隔近中段及毗邻左心室前壁增厚，余左心室壁厚度在正常范围内，肌小梁粗重，前组乳头肌较粗大，前壁至前间隔走行异常肌束。左心室整体收缩功能在正常范围内，舒张顺应性减低；左室流出道收缩期狭窄并可见高速血流，二尖瓣可见明显 SAM 征及中量反流。右心房、右心室不大，右心室壁无增厚，右室流出道通畅。三尖瓣及主动脉瓣启闭可，心包无增厚或积液。主肺动脉、升主动脉不宽。心肌首过灌注显像未见灌注异常，延迟扫描未见明显强化信号（图 7-6）。

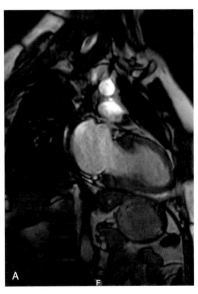
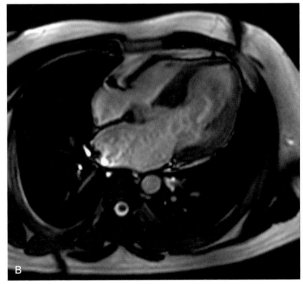

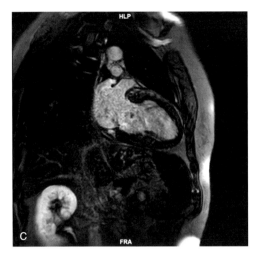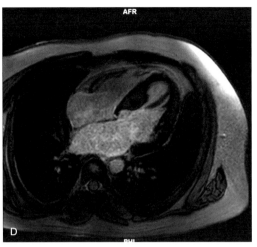

图 7-6 心脏磁共振成像

A、B. 平扫图像；C、D. 钆延迟扫描图像。

静息心肌灌注显像（SPECT）+心肌代谢显像（PET）：①心肌活力评价：左室间隔血流灌注略增高，符合肥厚型心肌病改变。②左室功能评价：左室整体收缩功能正常。

心肺运动试验：中度心源性受限的心肺运动功能状态。

冠状动脉CT：冠状动脉未见钙化灶；冠状动脉呈右优势型；各支冠状动脉未见明确狭窄。符合梗阻性肥厚型心肌病、左室流出道梗阻情况，请参考超声。

住院期间给予阿司匹林100mg、1次/d，琥珀酸美托洛尔缓释片23.75mg、1次/d，盐酸维拉帕米片40mg、3次/d治疗。

2022年9月6日于局部麻醉下行室间隔消融术：分别经左、右股静脉途径送入CartoSound导管和穿刺房间隔送入Vizigo鞘管，经鞘管跨二尖瓣环送入SmarTouch压力导管。在右侧室间隔处以CartoSound对室间隔进行三维建模，并测量左室流出道流速达4m/s左右，室间隔厚度21mm。用SmarTouch压力导管以40W功率在ICE引导下于室间隔左侧肥厚处避开束支电位进行消融，共计放电超过60s×20次，因肥厚区面积较大，虽避开束支及分支电位，但消融后出现完全性左束支传导阻滞（LBBB）形态，心内超声证实肥厚区内膜均可见高亮带且运动幅度减低，厚度19mm，测量流速无减低，考虑局部水肿所致，手术顺利。患者病情好转，于2022年9月7日出院。出院时患者无不适，血压128/70mmHg，双肺呼吸音清，心率76次/min，律齐，双下肢无水肿。

患者术后无不适，因工作繁忙，未前往我院复查，术后6个月电话随访当地复查超声心动图未测出流出道压差。

【出院诊断】

梗阻性肥厚型心肌病（乙状室间隔），心房扩大；二尖瓣轻中度关闭不全；心功能Ⅱ级（NYHA分级）。

【病例特点】

1. 青年男性患者，否认遗传病家族史，以胸闷为首发症状。

2. 超声心动图及CMRI检查明确梗阻性肥厚型心肌病的诊断，以室间隔明显增厚为著，其他室壁厚度基本正常。

3. 心内膜射频消融成功。

专家点评

乙状室间隔所致流出道梗阻

1. 乙状室间隔(SS)/室间隔基底段乙状凸起,可导致流出道梗阻　乙状室间隔/室间隔基底段乙状凸起导致流出道梗阻临床上并不罕见。由于这种类型患者的室间隔厚度为正常高值或轻度增高,左心室壁各节段厚度正常,故临床极易漏诊。由于乙状室间隔导致的流出道梗阻程度不同,患者症状表现不一,通常患者仅有活动后的胸闷、气短,无明显黑矇、晕厥等症状。由于室间隔厚度大致正常,心肌肥厚相对局限,对患者心功能、心肺运动试验及6分钟步行试验等影响较小。

2. 超声心动图对SS诊断极为重要　这部分患者通常室间隔厚度大致正常或为正常高限,但可见流出道流速增快,运动激发后流速增快更为明显,可见SAM现象,在有经验的超声医生检查时被发现,并重复测量室间隔的厚度及是否存在SS样改变。因SS导致左室流出道梗阻,通常归为阻力性梗阻。心脏MRI可以直观看到SS影像学改变及梗阻,根据文献报道,此类型无明显纤维化改变;往往也没有明确的基因变异。

3. 以内科治疗为主,必要时可考虑消融/外科治疗　SS患者在活动时流出道梗阻加重,可给予β受体阻滞剂控制患者心率,改善患者症状,待患者静息心率控制在55~60次/min时,复查超声心动图左室流出道压差,必要时激发后进一步评估梗阻情况。若流出道梗阻为药物不能控制的程度,且患者存在运动后黑矇、晕厥等情况,可考虑内科消融或外科手术治疗解除梗阻。SS患者通常预后较好。

4. 经皮心内膜室间隔射频消融术(PESA)　PESA通过电生理方法将心腔内三维超声导管在梗阻区和心脏关键传导束同时描绘到电生理三维标测图上,消融导管在梗阻室间隔区释放射频能量,使肥厚梗阻的室间隔短期内水肿,心肌顿抑,瘢痕化后萎缩,导致心肌向心性收缩力激动顺序发生改变,目的是使LVOTG程度减低,缓解梗阻。

与外科切除和化学消融不同,PESA是在不显著减薄肥厚心肌的基础上通过肥厚心肌瘢痕化和收缩顺序改变来减低LVOTG程度。有荟萃分析比较了PESA和外科切除术两者之间的疗效,发现在减小室间隔厚度方面,外科切除术明显优于PESA,而在改善心功能方面,二者类似。这种术式有其优势:①可以最大限度地避免消融中传导束的损伤;②对室间隔局限性增厚所致梗阻的患者,如乙状室间隔(乙状凸起),有一定优势。此方法治疗还需要更多临床实践数据。

第八章

左右开弓——累及右室或双室的肥厚型心肌病

病例 1
双室心尖肥厚的肥厚型心肌病

【病史摘要】

患者女性,63 岁,主因"活动后胸闷 2 年,加重 1 个月"于 2019 年 5 月 30 日入院。患者 2017 年做家务后出现胸闷、气短,无明显胸痛、头晕、恶心等不适,无肩背部放射痛,休息 1~2h 后可缓解。外院查心电图示胸前导联广泛 T 波倒置,给予"输液治疗"10 余天症状较前缓解,考虑为肥厚型心肌病。建议药物治疗。近 1 个月患者再次于劳累后出现胸闷、气短,症状较前加重,于静息状态下亦有发作,持续不缓解。

既往无高血压、糖尿病病史。2012 年 7 月 27 日行冠状动脉造影,提示前降支中段肌桥。无烟、酒嗜好。其父母已故。育有 1 女。

【体格检查】

体温 36.6℃,脉搏 68 次 /min,呼吸 16 次 /min,血压 120/80mmHg。双肺呼吸音清,未闻及干、湿啰音。心界不大,心率 68 次 /min,律不齐,各瓣膜听诊区未闻及杂音。腹部查体未见异常,双下肢无水肿。

【入院诊断】

心尖肥厚型心肌病,心功能 Ⅱ 级(NYHA 分级);冠状动脉肌桥;高脂血症。

【诊疗经过】

血常规、血生化、D-dimer、hs-cTnI、甲状腺功能、免疫指标、INR 等均未见异常。

NT-proBNP 735.2~1 090.0pg/ml↑(正常范围:<150pg/ml),Big-ET 0.38pmol/L↑(正常范围:<0.25pmol/L),尿微量白蛋白 / 肌酐 32.74mg/g↑(正常范围:0~30mg/g)。

ECG:窦性心律,左心室高电压,ST-T 改变(图 8-1)。

胸部 X 线片:双肺纹理大致正常,未见实变;主动脉结不宽;肺动脉段平直;心影不大,心胸比为 0.49(图 8-2)。

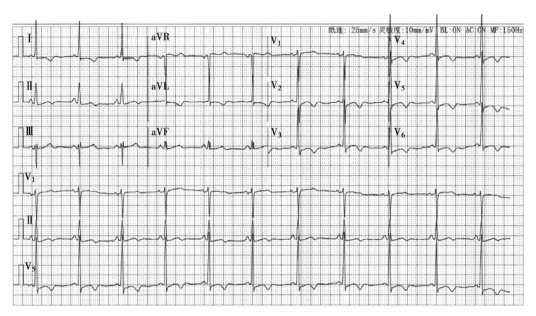

图 8-1 心电图

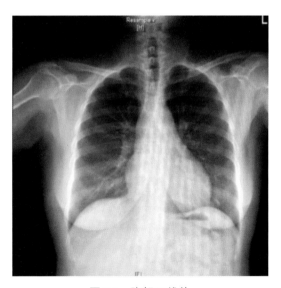

图 8-2 胸部 X 线片

UCG：LA 32mm，LV 34mm，IVS 18mm，LVPW 7mm，LVEF 70%。各房室内径在正常范围内。室间隔、左心室前壁及心尖部明显增厚，最厚处位于室间隔中下段，厚约 20mm，病变处回声增粗、增强，呈毛玻璃样改变。收缩期左室腔心尖部接近闭塞。静息状态下，左室流出道内径正常，各瓣膜形态、结构及运动未见异常。心包腔未见异常。彩色多普勒血流成像检查：静息状态下，左室流出道血流通畅，二尖瓣少量反流，三尖瓣少量反流。站立及运动后（心率未达标），左室流出道前向血流速度为 1.8m/s，压差约 13mmHg。超声印象：非梗阻性肥厚型心肌病（左室心尖部为著），左心室舒张功能减低，运动激发试验阴性（图 8-3）。

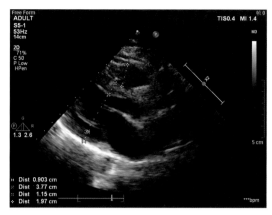
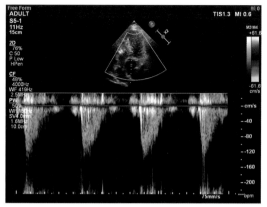
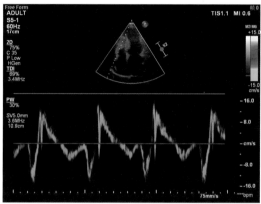

图 8-3　超声心动图

Holter：心搏总数 92 728 次 /24h，平均心率 70 次 /min，最慢心率 51 次 /min，最快心率 121 次 /min。窦性心律，偶发房性期前收缩，偶发室性期前收缩，ST-T 改变。

ABPM：全天平均血压 101/67mmHg，白天平均血压 103/69mmHg，夜间平均血压 96/64mmHg。

CMRI：左心房不大，左心室腔相对较小，室间隔及左室心尖部增厚，左心室腔舒张末期呈黑桃尖样改变，受累心肌舒张顺应性降低，左心室整体收缩功能大致正常。左室流出道通畅。右室心尖部室壁亦增厚。心肌首过灌注显像未见明显异常；延迟扫描示室间隔近中段与左心室前壁、下壁交界处斑片状及灶状强化，以及心尖部肌壁间晕状强化。印象：非梗阻性肥厚型心肌病，主要累及室间隔及左、右室心尖部，伴局部纤维化改变（图 8-4）。

静息心肌灌注显像（SPECT）＋心肌代谢显像（PET）：①心肌活力评价：前壁、间隔、下壁、侧壁近心尖增厚，血流灌注 / 代谢增高，符合肥厚型心肌病改变。②左室功能评价：左室心腔小，心尖部运动减弱，LVEF 65%。

冠状动脉 CT：冠状动脉平扫未见钙化灶；冠状动脉呈右优势型；前降支中段肌桥形成，余各支冠状动脉未见明确有意义狭窄。左心房饱满室间隔及左心室前壁、心尖部室壁明显增厚，符合肥厚型心肌病改变。主动脉粥样硬化性改变。右肺中叶外侧段小结节，良性可能性大；右肺下叶后基底段钙化灶。

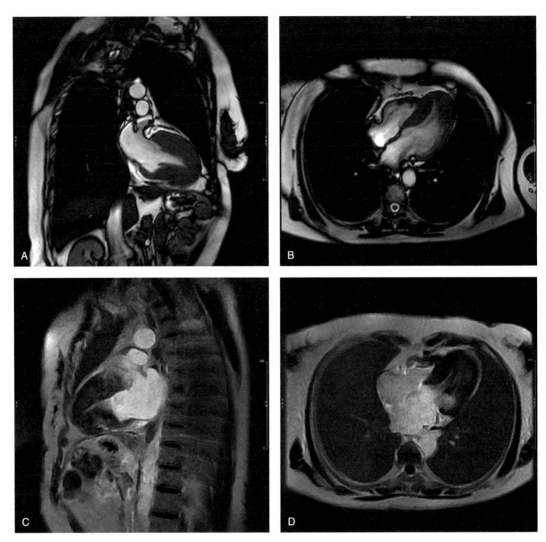

图 8-4　心脏磁共振成像
A、B. 平扫图像；C、D. 钆延迟扫描图像。

冠状动脉造影：未见明显狭窄病变。左心室测压：左室心尖压力 141/15mmHg，瓣上压 150/80mmHg。心腔变小，未见显著梗阻（图 8-5）。

6 分钟步行试验：420m。

5 年 SCD 评分：1.11%。

住院期间给予富马酸比索洛尔 3.75mg、1 次 /d，托拉塞米 2.5mg、1 次 /d 治疗。

患者于 2019 年 6 月 13 日病情好转出院。出院时患者无不适，血压 130/70mmHg，双肺呼吸音清，心率 69 次 /min，律不齐，双下肢无水肿。

【出院诊断】

心尖肥厚型心肌病（累及双室心尖），心律失常，偶发房性期前收缩，偶发室性期前收缩，心功能Ⅱ级（NYHA 分级）；冠状动脉肌桥；肺结节。

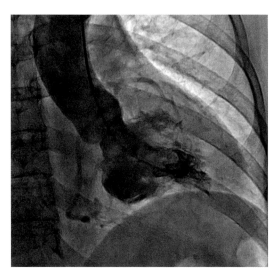

图 8-5 左心室造影

【病例特点】

1. 中老年女性患者,以胸闷、活动后气短为主要症状。

2. 超声心动图提示心尖部明显增厚,最厚处位于室间隔中下段,厚度达到 20mm,左室心尖接近闭塞,未见流出道梗阻。

3. CMRI 提示左室腔相对小,室间隔及左室心尖部增厚,左心室舒张末期呈黑桃尖样改变,受累心肌舒张顺应性降低,左、右室心尖均增厚。

 ## 病例2
单纯右室流出道梗阻的肥厚型心肌病

【病史摘要】

患者男性,33 岁,主因"发作性意识丧失、发现心肌肥厚 9 年"于 2019 年 11 月 28 日入院。患者 9 年前因外力致剧痛后突发意识丧失,约 1min 后神志恢复,我院门诊查 UCG:LA 28mm,LV 45mm,EF 68%,IVS 18mm,LVPW 12mm,非梗阻性肥厚型心肌病(非对称性)。患者未服药治疗,此后数年主动避免剧烈活动,日常活动体力无受限。20 天前我院门诊复查心电图示 P 波异常,符合双心室肥厚标准;UCG 显示 LA 41mm,LV 46mm,EF 65%,IVS 42mm,LVPW 12mm,室间隔突出致右室流出道内径狭窄,最窄处内径约 11mm,距肺动脉瓣下约 24mm,右室流出道至肺动脉峰值压差为 36mmHg,三尖瓣少量反流,梗阻性肥厚型心肌病(右室流出道)。

既往高血压半年,无烟、酒嗜好。其父健在,其母患心脏病,已故。其姨 20 余岁因心脏病去世。育有 1 子。

【体格检查】

体温 36.3℃,脉搏 90 次/min,呼吸 20 次/min,血压 150/90mmHg。双肺呼吸音清,未闻

及干、湿啰音。心界不大,心率 90 次 /min,律齐,胸骨左缘第 3~4 肋间闻及收缩期 4/6 级粗糙喷射样杂音,余瓣膜听诊区未闻及杂音。腹部查体未见异常,双下肢无水肿。

【入院诊断】

梗阻性肥厚型心肌病,心功能 Ⅰ 级(NYHA 分级);高血压病 2 级(中危)。

【诊疗经过】

血常规、血生化、D-dimer、甲状腺功能、免疫指标、INR 均未见异常。

NT-proBNP 760.9pg/ml↑(正常范围:<150pg/ml),BNP 279.89pg/ml↑(正常范围:<100pg/ml),hs-cTnI 0.151ng/ml↑(正常范围:<0.016ng/ml),hs-cTnT 0.039ng/ml↑(正常范围:<0.014ng/ml),Big-ET 0.39pmol/L↑(正常范围:<0.25)。CK-MB 4.60ng/ml↑(正常范围:0.3~4.0ng/ml),尿微量白蛋白 / 肌酐 87.74mg/g↑(正常范围:0~30mg/g)。

ECG:窦性心律,P 波异常,图形符合双心室肥厚标准(图 8-6)。

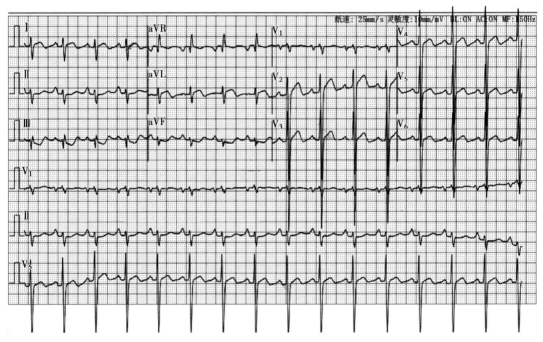

图 8-6 心电图

胸部 X 线片:双肺纹理大致正常,未见实变;主动脉结不宽;肺动脉段平直;左心房增大;心胸比为 0.48(图 8-7)。

UCG:LA 45mm,LV 46mm,IVS 30mm,LVPW 13mm,LVEF 68%。左心房增大,余房室内径在正常范围内。左、右心室壁均增厚,最厚处位于室间隔及前壁,以中下部增厚为著,最厚处约 35mm,室壁回声粗糙,呈斑点样改变,心肌纹理排列紊乱,运动减低。右室流出道隔束及壁束增厚,致右室流出道内径狭窄。M 型超声可见二尖瓣瓣尖腱索轻度部分 SAM 现象。各瓣膜形态、启闭良好。心包腔未见异常。彩色多普勒血流成像检查:右室流出道内可探及高速射流延伸至肺动脉腔内,峰值流速约 3.0m/s,峰值压差为 35mmHg。静息状态下(心率约 108 次 /min),左室流出道前向血流速度约 1.1m/s,峰值压差约 5mmHg。Valsalva 动作时(心率约 106 次 /min),左室流出道前向血流速度约 1.3m/s,峰值压差约 7mmHg;运动负荷后(心率约 145 次 /min),左室流出道前向流速约 1.4m/s,峰值压差约 7mmHg。二、三尖瓣微量反流。超声印象:梗阻性肥厚型心肌病(右室流出道),运动激发后左室流出道无明显梗阻(图 8-8)。

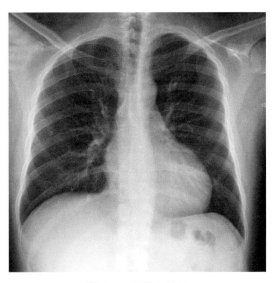

图 8-7　胸部 X 线片

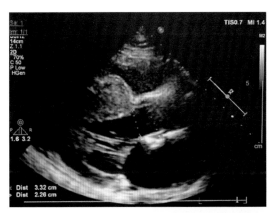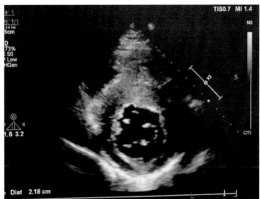

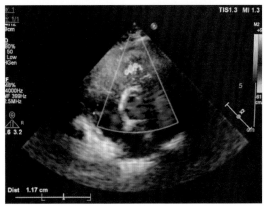

图 8-8　超声心动图

Holter：心搏总数 113 322 次 /24h，平均心率 78 次 /min，最慢心率 50 次 /min，最快心率 130 次 /min，窦性心律，偶发室性期前收缩，可见室性融合波，T 波改变。

ABPM：全天平均血压 149/101mmHg，白天平均血压 152/104mmHg，夜间平均血压 140/96mmHg。白天平均血压中重度升高（收缩压及舒张压；舒张压为主，夜间为主），负荷增加（收缩压及舒张压），昼夜节律减弱（收缩压及舒张压），清晨血压明显升高。全天最高收缩压 191mmHg，最高舒张压 133mmHg。

CMRI：心脏常规扫描显示左心房偏大，左心室径饱满。室间隔大部及毗邻左心室前壁、下壁中段增厚，余左心室壁厚度大致正常，前后组乳头肌粗大。左心室整体收缩功能正常，增厚心肌舒张顺应性减低；左室流出道通畅，二尖瓣未见明显 SAM 征。右心房、右心室不大，右室流出道轻度狭窄趋势，无明显高速血流。三尖瓣、肺动脉瓣及主动脉瓣启闭大致正常，心包少量积液。心肌首过灌注显像未见明显异常；延迟扫描示室间隔及毗邻左心室前壁、下壁见多发肌壁间斑片状、灶状强化。印象：轻度梗阻性肥厚型心肌病（右室流出道），累及室间隔及部分左心室毗邻壁，伴多发心肌纤维化（图 8-9）。

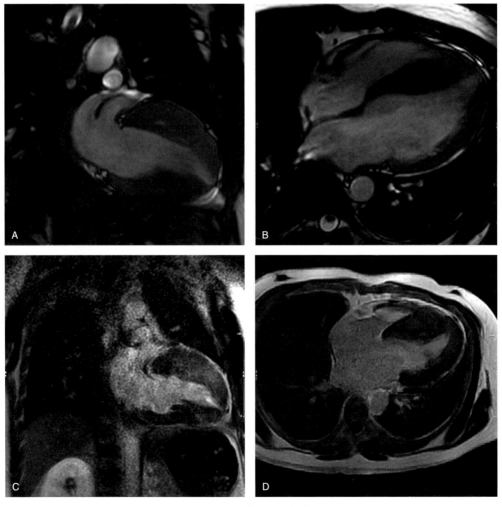

图 8-9　心脏磁共振成像
A、B. 平扫图像；C、D. 钆延迟扫描图像。

静息心肌灌注显像（SPECT）＋心肌代谢显像（PET）：①心肌活力评价：间隔、前壁增厚，血流灌注及代谢明显增高，符合肥厚型心肌病改变。②左室功能评价：左室心腔增大，广泛心尖部运动减弱，LVEF 45%。

心内膜活检病理：①镜下所见：心内膜局灶性纤维性增生增厚，心肌细胞肥大，轻度空泡变性，排列紊乱不明显，局灶间质纤维化。未见淀粉样物质沉积，刚果红染色（−）。②病理诊断：（右室心尖部、后室壁心内膜心肌活检）符合肥厚型心肌病的改变，未见淀粉样变性（图 8-10）。

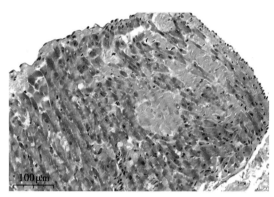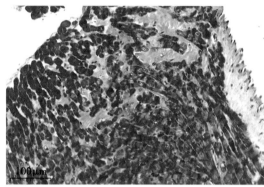

图 8-10　心内膜活检病理图像

肾＋肾动脉＋肾上腺 CT：左侧肾上腺结合部结节，腺瘤不除外。请结合临床及实验室检查。

冠状动脉 CT：冠状动脉未见钙化灶；冠状动脉呈右优势型；回旋支起源异常（起自右冠状窦），各支冠状动脉未见明确有意义狭窄。心肌受累，肥厚型心肌病，主要累及室间隔，请结合其他影像学检查。

心肺运动试验：重度受限的心肺运动功能状态。

右心导管＋心内膜心肌活检：右心房压 5mmHg，右室流入道 22/0mmHg，右室流出道 43/10mmHg，肺动脉压 22/10mmHg，肺毛细血管楔压（PCWP）11mmHg，CO 6.020L/min。

睡眠呼吸监测：符合中度睡眠呼吸暂停表现，以阻塞型为主。轻度夜间低氧血症。

5 年 SCD 评分：5.38%。

住院期间给予培哚普利叔丁胺 2mg、1 次 /d，富马酸比索洛尔 5mg、1 次 /d，托拉塞米片 10mg、1 次 /d，氯化钾缓释片 1g、3 次 /d 治疗。

患者 5 年 SCD 评分为 5.38%，心肺运动试验提示重度受限的心肺运动功能状态，进一步治疗需要移植科评估心脏移植指征。患者于 2019 年 12 月 6 日病情好转出院。出院时患者无不适，血压 140/90mmHg，双肺呼吸音清，心率 79 次 /min，律齐，心脏听诊同前，双下肢无水肿。

【出院诊断】

梗阻性肥厚型心肌病（主要累及右心室），心律失常，偶发室性期前收缩，心功能Ⅰ级（NYHA 分级）；高血压病 3 级（极高危）；左侧肾上腺结节；中度睡眠呼吸暂停综合征；高脂血症。

【病例特点】

1. 青年男性患者,有晕厥史。

2. 超声心动图提示左、右心室壁均增厚,最厚处达 35mm,因右室流出道隔束及壁束增厚,致右室流出道内径狭窄,右室流出道压差 35mmHg;左室流出道静息压差 5mmHg,运动激发试验后压差 7mmHg。

3. CMRI 提示室间隔大部及毗邻左心室前壁、下壁中段增厚,前后组乳头肌粗大,左室流出道通畅,右室流出道轻度狭窄趋势,伴多发心肌纤维化。

4. 病理活检提示符合肥厚型心肌病改变,需要进一步评估心脏移植指征。

■ 专家点评

累及右室及双室的肥厚型心肌病

1. **右室肥厚型心肌病(RVHCM)诊断标准** 绝大多数 HCM 患者心肌肥厚主要发生在室间隔及左心室,累及右心室罕见。RVHCM 主要累及右心室前壁、游离壁,可伴发右心室梗阻甚至右心室心尖部闭塞。其临床特点、影像学特征、心血管事件发生率及死亡率等目前仍不明确。

2015 年美国超声心动图学会(ASE)/欧洲心血管影像协会(EACVI)关于成人超声心动图心腔定量测量的建议,将舒张末期右心室壁厚度>5mm 定义为增厚。依据室壁厚度不同,将右心室肥厚分为轻度(5~8mm)、中度(9~12mm)和重度肥厚(>12mm)。右心室梗阻常由于室间隔显著增厚在造成左室流出道梗阻的同时也会导致右室流出道梗阻;以及右心室粗大肌束也会参与右心室梗阻,单纯右室流出道梗阻性肥厚型心肌病极为少见。

对于右室流出道梗阻的诊断目前没有统一标准。目前对于 RVHCM 梗阻的标准定义是以多普勒超声心动图测量,静息状态下右室流出道压差 ≥16mmHg 时即为右室流出道梗阻,而不是成人先天性心脏病中以 ≥25mmHg 作为右室流出道梗阻的标准。

RVHCM 需与导致右心室肥厚的其他疾病相鉴别,如心肌淀粉样变性、法布雷病(Fabry disease)、糖原贮积症等。右心室行组织学检查,可见心肌细胞肥大、排列紊乱,间质纤维化增加,心肌内小动脉内中膜增厚,管腔狭窄。

2. **RVHCM 所致临床症状** RVHCM 可见于各年龄段人群,易出现呼吸困难、心悸、晕厥等,右心室肥厚使右心室壁僵硬度增加、顺应性减低,导致右心室舒张功能障碍,使体循环静脉回流受阻,右心功能受损。右心室内室上嵴显著增厚导致右室流出道梗阻,使右心排血量减少,患者出现胸痛、呼吸困难、晕厥等。右室流出道梗阻还可导致右心室内压力增加,右心室壁内小动脉内中膜增厚、管腔狭窄,使右心室心肌缺血,导致右心室壁纤维化形成。右心室壁纤维化不仅加重右心室舒张功能障碍,还是发生心律失常的组织学基础。儿童或青少年 HCM 患者合并右室流出道梗阻,易发生右心衰竭、心律失常或猝死等事件。

3. RVHCM 强调个体化治疗 尚无右心室肥厚及右室流出道梗阻的最佳治疗方案,治疗目的为改善症状、减少并发症及预防猝死。强调根据患者的具体病情进行个体化治疗。β 受体阻滞剂是治疗 HCM 患者的一线药物,通过滴定达到最大药物耐受剂量,但要注意 β 受体阻滞剂导致的低血压发生。对于 RVHCM 患者强调 SCD 评分,必要时安装 ICD 治疗。部分患者可通过手术治疗缓解右室流出道梗阻,但手术方式及远期疗效有待进一步验证。终末期可考虑心脏移植。

第九章

异乎寻常——呈限制样改变的
肥厚型心肌病

 病例 1
呈限制样改变的梗阻性肥厚型心肌病

【病史摘要】

患者女性,50 岁,主因"体检发现心脏杂音 2 年"于 2019 年 8 月 22 日入院。患者 2 年前体检时发现胸骨左缘第 3~4 肋间可闻及 3/6 级收缩期杂音,心电图示 ST-T 改变。2017 年 9 月 2 日 UCG:LA 49mm、LV 47mm,LVEF 77%,左室心肌厚度为正常高限,室间隔基底段增厚,最厚 15mm,左室流出道压力阶差 80mmHg,左心房增大,二尖瓣中大量反流,三尖瓣少量反流,肺动脉收缩压约 57mmHg。2017 年 9 月 21 日 CMRI:左心室、室间隔明显增厚,左室流出道狭窄,左心室下壁可疑斑片状异常强化。服用比索洛尔,逐渐加量至 10mg、1 次 /d。2019 年 3 月复查超声心动图:LA 46mm、LV 47mm,LVEF 64%,左室心肌不对称性增厚,室间隔最厚约 15mm,左室流出道梗阻,压差约 68mmHg,二尖瓣中大量反流,三尖瓣中量反流,肺动脉收缩压约 59mmHg,微量心包积液。有时下肢水肿,无咳嗽、咳痰,无喘憋、夜间阵发性呼吸困难。未服用利尿剂等药物。

既往无高血压、糖尿病病史,无烟、酒嗜好。其父母已故,有兄 4 人、妹 1 人。育有 2 女。

【体格检查】

体温 36.5℃,脉搏 77 次 /min,呼吸 17 次 /min,血压 140/86mmHg。双肺呼吸音清,未闻及干、湿啰音。心界不大,心率 77 次 /min,律齐,胸骨左缘第 3~4 肋间、心尖部可闻及收缩期 3/6 级杂音,余各瓣膜听诊区未闻及杂音。腹部查体未见异常,双下肢无水肿。

【入院诊断】

梗阻性肥厚型心肌病,心脏扩大,二尖瓣中重度关闭不全,三尖瓣中度关闭不全,心包积液,心功能 Ⅱ 级(NYHA 分级),肺动脉高压。

【诊疗经过】

血常规、血生化、D-dimer、甲状腺功能、免疫指标、INR、尿微量白蛋白 / 肌酐均未见异常。

NT-proBNP：2 153.0pg/ml↑→ 1 838.0pg/ml↑（正常范围：<150pg/ml）。hs-cTnI 0.018ng/ml↑（正常范围：<0.016ng/ml），Big-ET 0.75pmol/L↑（正常范围：<0.25pmol/L）。HbA1c 6.4%↑（正常范围：4.5%~6.2%）；口服葡萄糖耐量试验（OGTT）：空腹血糖 5.17mmol/L（正常范围：3.58~6.05mmol/L），2h 血糖 13.05mmol/L↑，诊断为糖尿病。

ECG：窦性心律，ST-T 改变（图 9-1）。

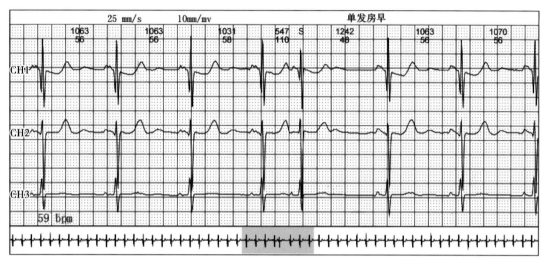

图 9-1　心电图

胸部 X 线片：双肺纹理重，未见实变；主动脉结不宽；肺动脉段平直；左心房、左心室增大；心胸比为 0.53（图 9-2）。

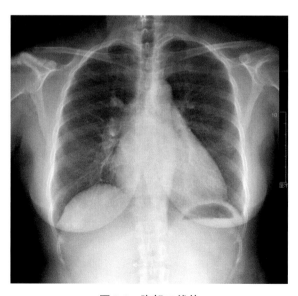

图 9-2　胸部 X 线片

UCG：LA 48mm，LV 45mm，IVS 14mm，LVPW 9mm，LVEF 65%。双心房扩大，以左心房为著，左、右心室腔内径在正常范围内。室间隔、左心室前壁室壁增厚，最厚处位于前间隔基底部，厚度约为18mm，病变处回声粗糙，呈斑点样改变，余左心室室壁厚度正常。可见二尖瓣叶 SAM 现象，主动脉瓣收缩中期提前关闭，二尖瓣关闭不良，三尖瓣关闭欠佳；余瓣膜形态、启闭良好。左室流出道内径狭窄，最窄处距主动脉瓣环约22mm。心包腔未见异常。彩色多普勒血流成像检查：左室流出道内可见收缩期高速射流延伸至主动脉腔内，流速约为4.0m/s。峰值压差为64mmHg。收缩期左心房内可探及源于二尖瓣口的大量反流信号。三尖瓣少量反流。估测肺动脉收缩压约63mmHg。超声印象：梗阻性肥厚型心肌病（室间隔），双心房扩大，二尖瓣大量反流，三尖瓣少量反流，左心室舒张功能减低，中度肺动脉高压。

Holter：心搏总数 79 574 次/24h，平均心率 57 次/min，最慢心率 46 次/min，最快心率 86 次/min，窦性心律，偶发房性期前收缩，短阵房性心动过速。

ABPM：全天平均血压 110/74mmHg，白天平均血压 112/75mmHg，夜间平均血压 104/68mmHg。

CMRI：左心房内径扩大，左心室不大。室间隔近中段室壁增厚，其余左室各节段室壁厚度在正常范围内，左心室收缩运动正常，受累心肌舒张顺应性降低。左室流出道收缩期可见高速血流，左室流出道可见梗阻。主动脉瓣活动未见明显异常，二尖瓣可见 SAM 征并可见中大量反流信号，三尖瓣活动大致正常。心包无增厚。心肌首过灌注显像未见明确灌注减低或缺损；延迟扫描室间隔及下壁近内膜下肌壁间可见点状高信号。印象：心脏常规扫描结合增强扫描提示梗阻性肥厚型心肌病，累及室间隔，左室心肌未见明显纤维化改变（图9-3）。

静息心肌灌注显像（SPECT）+心肌代谢显像（PET）：①心肌活力评价：间隔血流灌注/代谢略增高，结合临床，符合肥厚型心肌病改变。②左室功能评价：左室心腔不大，间隔运动略减弱，LVEF 58%。

双肾+肾动脉+肾上腺 CT：双肾动脉未见明确狭窄；右肾低密度影，考虑为囊肿；左侧肾上腺结合部饱满，请结合临床及实验室检查。

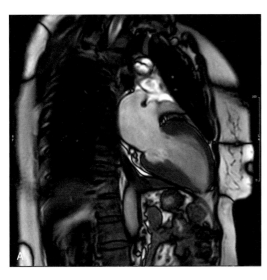
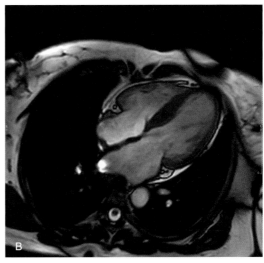

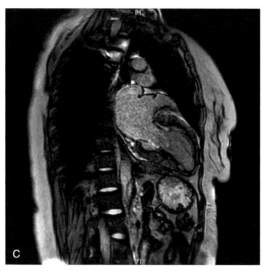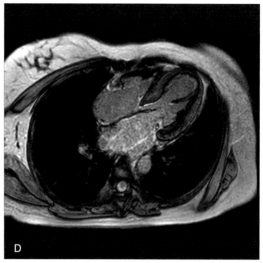

图 9-3 心脏磁共振成像
A、B. 平扫图像；C、D. 钆延迟扫描图像。

冠状动脉 CT：冠状动脉未见钙化灶；冠状动脉呈右优势型；各支冠状动脉未见狭窄。CT 所见考虑肥厚型非对称性心肌病可能性大，左室流出道有无梗阻请结合超声或 MRI 检查。升主动脉轻度扩张。右肺中叶及左肺上叶舌段少许陈旧性病变。

睡眠呼吸监测：轻度睡眠呼吸暂停，阻塞型为主，轻度低氧血症。

6 分钟步行试验：330m。

5 年 SCD 评分：2.09%。

住院期间给予培哚普利叔丁胺 2mg、1 次 /d，富马酸比索洛尔 10mg、1 次 /d，托拉塞米片 10mg、1 次 /d，枸橼酸钾颗粒 2g、2 次 /d，盐酸二甲双胍片 0.5g、2 次 /d 治疗。

患者于 2019 年 9 月 4 日病情好转出院。出院时患者无不适，血压 110/70mmHg，双肺呼吸音清，心率 59 次 /min，律齐，心脏听诊同前，双下肢无水肿。

【出院诊断】

梗阻性肥厚型心肌病（呈限制样改变），心脏扩大，二尖瓣重度关闭不全，三尖瓣轻度关闭不全，心律失常，偶发房性期前收缩，短阵房性心动过速，心包积液（已纠正），心功能 Ⅱ 级（NYHA 分级），肺动脉高压；2 型糖尿病；轻度睡眠呼吸暂停低通气综合征；右肾囊肿。

【病例特点】

1. 中年女性患者，查体发现心脏杂音后诊断为肥厚型心肌病；有糖尿病病史。

2. NT-proBNP 持续升高；UCG 提示双心房增大，左、右心室腔在正常范围内，LVEF 正常。可见 SAM 征。静息状态下，左室流出道峰值压差为 64mmHg。肺动脉收缩压为 63mmHg。

3. CMRI 提示左心房内径扩大，室间隔近中段室壁增厚，左室流出道可见高速血流，二尖瓣可见 SAM 征及中大量反流信号。

4. β 受体阻滞剂及利尿补钾治疗。

病例2
呈限制样改变的非梗阻性肥厚型心肌病

【病史摘要】

患者女性,33岁,主因"发现超声心动图异常3年"于2019年11月21日入院。患者近3年前曾于当地行超声心动图检查,考虑为肥厚型心肌病(非梗阻性),当时无不适。2017年6月患者于劳累后再发胸闷、胸痛,无头晕、黑矇、晕厥,无心悸,无恶心、呕吐,无咳嗽、咯血,无双下肢水肿。当地医院行超声心动图检查示左心室壁搏动幅度普遍减低,左侧下壁瘤样膨出,二尖瓣少量反流,三尖瓣少量反流,肺动脉高压,双心房增大,左心室(收缩+舒张)功能减低,心包积液,心动过速。CMRI示左心室室间隔多发异常信号,考虑为炎性改变;二尖瓣、三尖瓣轻度关闭不全;双心房增大;肺动脉高压,心包少量积液;心律不齐。给予利尿、营养心肌等治疗。我院超声心动图提示LA 45mm,LV 42mm,IVS 16mm,LVPW 15mm,LVEF 40%,非梗阻性肥厚型心肌病。CMRI(结合心脏常规及增强扫描):心肌受累疾病伴脂肪变性,左心功能减低,右室心尖部形态异常,血流动力学类似限制型心肌病改变,室间隔段透壁强化待除外,肥厚型心肌病失代偿。因窦性心动过缓于2017年7月20日局部麻醉下行永久起搏器植入术。出院后未规律服药。

既往无高血压、糖尿病病史,无烟、酒嗜好。其父已故,其母健在,有1弟1妹。育有2子。

【体格检查】

体温36.0℃,脉搏80次/min,呼吸18次/min,血压120/62mmHg。双肺呼吸音清,未闻及干、湿啰音。心界不大,心率80次/min,律不齐,各瓣膜听诊区未闻及杂音。腹部查体未见异常,双下肢无水肿。

【入院诊断】

非梗阻性肥厚型心肌病(可能性大),心律失常,病态窦房结综合征,窦性心动过缓,起搏器植入术后,心脏扩大,心功能Ⅰ级(NYHA分级);冠状动脉粥样硬化;高脂血症。

【诊疗经过】

血常规、血生化、D-dimer、甲状腺功能、免疫指标、INR、尿微量白蛋白/肌酐均未见异常。

NT-proBNP 913.1pg/ml↑(正常范围:<150pg/ml),BNP 662.96pg/ml↑(正常范围:<100pg/ml),hs-cTnT 0.040ng/ml↑(正常范围:<0.014ng/ml),hs-cTnI 0.431ng/ml↑(正常范围:<0.016ng/ml),Big-ET 0.79pmol/L↑(正常范围:<0.25pmol/L)。卧位:血浆醛固酮3.8ng/dl(正常范围:3.0~23.6ng/dl),血浆肾素0.8μIU/ml↓(2.8~39.9μIU/ml),醛固酮/肾素4.750↑(ng/dl)/(μIU/ml)(正常范围:<3.7)。CK-MB 4.42ng/ml↑(正常范围:0.3~4.0ng/ml),HbA1c 6.4%↑(正常范围:4.5%~6.2%),空腹血糖6.17mmol/L↑(正常范围:3.58~6.05mmol/L)。

ECG:心房起搏心律,ST-T改变(图9-4)。

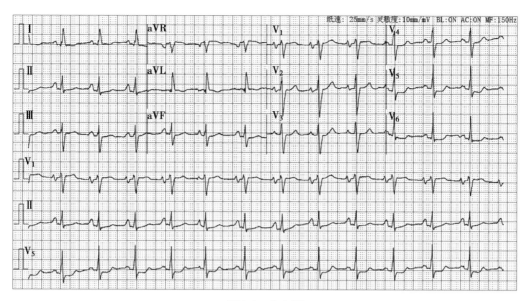

图 9-4　心电图

胸部 X 线片:双肺纹理重,双下肺少许索条影;主动脉结不宽;肺动脉段平直;左心房增大;起搏器电极尖端分别位于右心房及右室流出道近心尖部;心胸比为 0.61(图 9-5)。

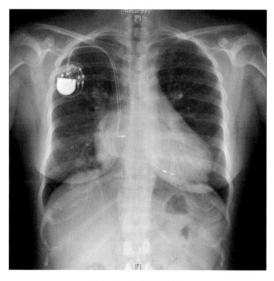

图 9-5　胸部 X 线片

UCG:LA 49mm,LV 50mm,IVS 16mm,LVPW 8mm,LVEF 50%。双心房增大,左心室饱满,右心室内径在正常范围内。室间隔增厚,最厚处 16mm,运动幅度偏低,余室壁厚度尚可,运动幅度尚可。二尖瓣启闭尚可,余瓣膜形态、启闭良好。左室流出道内径正常。心包腔见少量液性暗区,右心房约 7mm。彩色多普勒血流成像检查,左室流出道血流速度正常,无明显压差。二尖瓣、三尖瓣微量反流。超声印象:非梗阻性肥厚型心肌病,左心室收缩功能正常低限功能,少量心包积液。

Holter：心搏总数 88 046 次 /24h，平均心率 61 次 /min，最慢心率 59 次 /min，最快心率 80 次 /min，起搏心律 + 自身心律，起搏功能良好，感知功能良好，房性期前收缩，部分成对，短阵房性心动过速，室性期前收缩，偶见呈间位性，ST-T 改变。

ABPM：全天平均血压 94/59mmHg，白天平均血压 96/60mmHg，夜间平均血压 89/55mmHg。

CMRI：左心房大，左心室不大（左心房前后径 46mm，左心室横径 48mm）；室间隔近中段偏厚（15~16mm），侧壁中远段及心尖部偏薄（3~5mm），余段肌壁厚度大致正常或低限（侧壁近段 5~7mm）；室间隔壁内可见灶状、线状脂肪信号；左心室整体收缩功能略减低，流出道通畅。右心房大（前后径 65mm），右心室不大，右室心尖部形态不规则，呈憩室样突出，未见矛盾运动。右心室下壁见线状脂肪信号，右室流出道未见增宽。心包腔少量积液，双侧胸腔少量积液。心肌首过灌注显像示室间隔远段与左心室下壁移行处可见灶状灌注减低，延迟扫描示室间隔及室间隔与左心室前壁、下壁移行处可见条片状高信号，左至前组乳头肌亦可见强化信号，右心室下壁肌壁间可见线样高信号。结合心脏常规及增强扫描提示心肌受累疾病伴脂肪变性，左心功能减低，右室心尖部形态异常；血流动力学类似限制型心肌病改变，室间隔段透壁强化待除外肥厚型心肌病失代偿（图 9-6）。

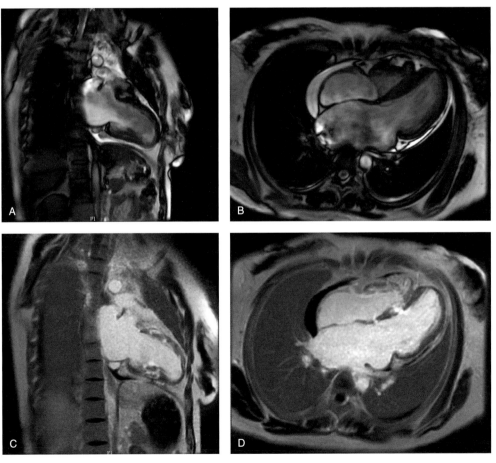

图 9-6 心脏磁共振成像
A、B. 平扫图像；C、D. 钆延迟扫描图像。

静息心肌灌注显像（SPECT）+心肌代谢显像（PET）：①心肌活力评价：间隔血流灌注增高，间隔与前壁交界移行部位血流灌注及代谢减低，符合肥厚型心肌病改变。②左室功能评价：左室心腔不大，各壁心肌运动弥漫减弱，以间隔为著，LVEF 31%。

肾+肾动脉+肾上腺 CT：双侧肾上腺、肾动脉和肾脏未见异常。

冠状动脉 CT：冠状动脉未见钙化灶；冠状动脉呈右优势型；各支冠状动脉未见粥样硬化斑块及狭窄性改变。心肌受累疾病，双心房增大，室间隔偏厚，右室心尖部形态不规则，呈憩室样突出。少量心包积液。起搏器植入术后。

心肺运动试验：重度受限的心肺运动功能状态。

睡眠监测：符合轻度睡眠呼吸暂停表现，以阻塞型为主。轻度低氧血症。

6 分钟步行试验：460m。

5 年 SCD 评分：3.72%。

住院期间给予阿司匹林肠溶片 100mg、1 次/d，富马酸比索洛尔片 5mg、1 次/d，托拉塞米片 5mg、1 次/d，氯化钾缓释片 1g、2 次/d，匹伐他汀钙 2mg、1 次/晚治疗。

患者于 2019 年 11 月 26 日病情好转出院。出院时患者无不适，血压 100/70mmHg，双肺呼吸音清，心率 62 次/min，律齐，双下肢无水肿。

【出院诊断】

非梗阻性肥厚型心肌病（呈限制样改变），心脏扩大，心律失常，病态窦房结综合征，窦性心动过缓，起搏器植入术后，心包积液，心功能 II 级（NYHA 分级）；高脂血症；轻度睡眠呼吸暂停低通气综合征；空腹血糖异常。

【病例特点】

1. 年轻女性患者，外院超声心动图发现肥厚型心肌病，以劳累后胸闷、胸痛为主要症状，血糖偏高。

2. UCG 提示双心房增大，LV 50mm，LVEF 50%，少量心包积液。

3. CMRI 提示左心房前后径 46mm，右心房前后径 56mm，左心室横径 48mm，侧壁中远段及心尖部偏薄，左心室整体收缩功能略减低，血流动力学类似限制型心肌病改变，室间隔段透壁强化待除外肥厚型心肌病失代偿。

4. 心肺运动提示重度受限的心肺功能整体状态。

专家点评

呈限制样改变的肥厚型心肌病特点

1. 限制样表型改变 HCM 诊断标准 肥厚型心肌病呈限制样改变（hypertrophic cardiomyopathy with restrictive phenotype），首先符合肥厚型心肌病的诊断，即主要表现为左心室壁增厚，在二维超声心动图测量的室间隔或左心室壁厚度 ≥15mm，或者有明确家族史且 ≥13mm 的患者，除外其他因素如高血压、主动脉瓣狭窄和先天性主动脉瓣下隔膜等引起的左心室壁增厚疾病。在此基础上，还需要具备以下特点：心室充盈受限、心房继发扩大、心房颤动较为常见、NT-proBNP 增高明显。

2. 限制样改变 HCM 临床特点 此类型最早由 Kubo 医师发现并命名，此类型约占 HCM 的 1.5%,以心室充盈受限而不伴心室扩张、收缩功能下降为特征,临床表现较重,心肺功能明显受损,5 年生存率仅为 56%,预后与原发性限制型心肌病相似。根据中国医学科学院阜外医院总结的 815 例非梗阻性 HCM 临床特点,限制型患者临床表现重,就诊时约 1/3 患者已出现心功能不全,因充盈压升高、心房扩大,85% 以上合并心房颤动,合并心包积液比例高,约 90% 患者合并心肌纤维化,纤维化程度也更重,随访中近半数患者发生了心功能不全,心血管死亡风险是普通型的 5 倍以上。遗传学特征上,约 2/3 限制型患者携带至少 1 个肌小节变异。该表型可能与 β 肌球蛋白重链和心肌肌钙蛋白 I 突变有关。

3. 关注限制样改变 HCM 伴发的危险因素　这 2 例患者中,1 例明确诊断为 2 型糖尿病,1 例为空腹血糖异常,关于糖尿病 / 血糖异常是否会加重此类型患者临床症状还需要更多临床及基础研究证据。糖尿病患者由于慢性胰岛素缺乏和 / 或抵抗导致心脏葡萄糖利用降低,使得心脏依靠脂肪酸代谢提供能量,会导致心脏中脂质积累,脂肪酸氧化过多耗氧,发生慢性心肌细胞代谢紊乱;糖尿病患者心肌细胞钠钙交换受抑制,而肌质网 Ca^{2+} 泵正常,逐渐使 Ca^{2+} 浓聚于肌质网,Ca^{2+} 超负荷的心肌肌质网可增加自发性 Ca^{2+} 的释放,会导致心肌舒张时张力增高,心脏的顺应性下降;糖尿病患者心肌存在弥漫性心肌壁内小血管病变;由糖基化的胶原沉积所致心肌间质的纤维化;糖尿病患者出现心脏自主神经病变。糖尿病所致心肌变性机制与肥厚型心肌病心肌改变呈相辅相成的作用,进一步还需要临床及基础研究来揭示。

第十章
一波才动万波随——持续进展性
肥厚型心肌病

 病例
由非梗阻性进展为梗阻性的肥厚型心肌病

【病史摘要】

患者女性,62 岁,主因"发作性胸痛、心悸 12 年,气短 1 年"于 2019 年 7 月 25 日入院。患者 2007 年心悸、头晕,当地诊断为心律失常,给予普罗帕酮(心律平)及美托洛尔治疗,症状好转。劳累后胸闷、胸痛,发作时无恶心、呕吐及黑矇、晕厥,诊断为心脏供血不足,给予福辛普利钠片(蒙诺)、美托洛尔、阿司匹林、单硝酸异山梨酯片(欣康)、螺内酯及氢氯噻嗪。2009 年 8 月 26 日以"瓣膜性心脏病、主动脉瓣狭窄、二尖瓣狭窄"收入我院。查 UCG 提示 LA 32mm,LV 50mm,LVEF 69%,室间隔基底段增厚,厚约 13mm。胸部 X 线片提示双肺纹理重,未见实变;主动脉结宽,肺动脉段饱满,心胸比为 0.51。冠状动脉造影未见异常。CMRI 提示心尖肥厚型心肌病(轻度)。1 年前患者快步平路行走、爬坡及饱食后出现气短,休息后好转。偶有黑矇,无胸痛、晕厥,无恶心、呕吐,无夜间阵发性呼吸困难、端坐呼吸等。当地诊断为肥厚型心肌病。

既往有高脂血症。无烟、酒嗜好。有 1 弟 2 姐 1 妹。育有 1 子。

【体格检查】

体温 36.1℃,脉搏 65 次 /min,呼吸 21 次 /min,血压 107/63mmHg。双肺呼吸音清,未闻及干、湿啰音。心界不大,心率 65 次 /min,律齐,未闻及杂音。腹部查体未见异常,双下肢无水肿。

【入院诊断】

肥厚型心肌病,心功能 Ⅱ 级(NYHA 分级)。

【诊疗经过】

血生化、心肌梗死三项、D-dimer、ESR、甲状腺功能、INR、尿微量白蛋白 / 肌酐均未见异常。

NT-proBNP 1 101.0pg/ml（正常范围：<150pg/ml），hs-cTnI 0.063ng/ml↑（0~0.016ng/ml），CK-MB 7.22ng/ml↑（0.3~4.0ng/ml），Big-ET 0.51pmol/L↑（<0.25pmol/L）。

ECG：窦性心律，房性期前收缩，左心室高电压，ST-T改变（图10-1）。

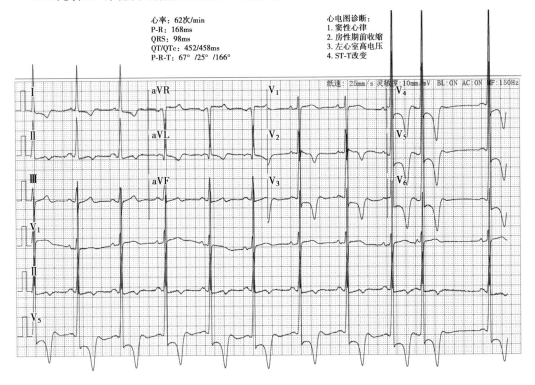

图10-1　心电图

胸部X线片：左肺上叶可见结节影；主动脉结不宽，边缘钙化；肺动脉段平直；左心室圆隆；心胸比为0.54（图10-2）。

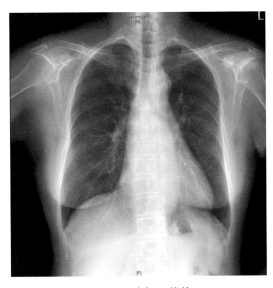

图10-2　胸部X线片

入院前 UCG(2019 年 5 月 20 日)：LA 42mm，LV 45mm，IVS 11mm，LVPW 9mm，LVEF 68%。左心房扩大，左心室腔内径相对略小。左心室壁中下段增厚，以心尖部为著，最厚处约 21mm，病变处回声增粗、增强，呈毛玻璃样改变，心肌纹理排列紊乱。收缩期左室腔心尖部近于闭塞。二尖瓣关闭欠佳，余瓣膜形态、结构及运动未见异常。心包腔未见异常。彩色多普勒血流成像检查：收缩期左心房内可探及源于二尖瓣口的少量反流信号。主动脉瓣少量反流。超声印象：心尖肥厚型心肌病。

入院时 UCG(2019 年 7 月 25 日)：LA 38mm，LV 47mm，IVS 12mm，LVPW 9mm，LVEF 65%。左心房扩大，左心室腔内径相对略小。左心室壁中下段增厚，以心尖部为著，最厚处约 22mm，病变处回声增粗、增强，呈毛玻璃样改变，心肌纹理排列紊乱。收缩期左室腔心尖部近于闭塞。主动脉瓣增厚、钙化，开放可，关闭欠佳。二尖瓣关闭欠佳，余瓣膜形态、结构及运动未见异常。心包腔未见异常。彩色多普勒血流成像检查：二尖瓣少量反流；主动脉瓣少量反流。超声印象：心尖肥厚型心肌病。

治疗后复查 UCG(2019 年 7 月 29 日)：LA 42mm，LV 44mm，IVS 15mm，LVPW 9mm，LVEF 65%。左心房扩大，左心室腔内径相对略小。室间隔及左心室壁游离壁中段及心尖段均增厚，以心尖部为著，最厚处位于左室侧壁心尖段约 20mm，病变处回声粗糙，运动僵硬。收缩期左室腔心尖部近于闭塞。主动脉瓣增厚、钙化，开放可，关闭欠佳；二尖瓣前叶长约 28mm，收缩期轻度前向运动(未接触室间隔)，瓣叶关闭欠佳，余瓣膜形态、结构及运动未见异常。心包腔未见异常。彩色多普勒血流成像检查：静息状态下，心率 58 次/min，左室流出道前向血流通畅，峰值流速约 1.3m/s。三尖瓣少量反流，二尖瓣、主动脉瓣少量反流。运动负荷后，心率 120 次/min，左室流出道前向血流较前轻度加速，峰值流速约 2.1m/s，峰值压差约 17mmHg。超声印象：肥厚型心肌病(心尖为著)，运动激发试验阴性。

Holter：心搏总数 86 152 次/24h，平均心率 60 次/min，最慢心率 43 次/min，最快心率 117 次/min，窦性心律，频发房性期前收缩，短阵房性心动过速；偶发室性期前收缩；ST-T 改变。

ABPM：全天平均血压 105/63mmHg，白天平均血压 106/65mmHg，夜间平均血压 99/56mmHg。

CMRI：心脏常规扫描示，与 2009 年 9 月 1 日 CMRI 比较，各房室内径在正常范围内，左心房较前增大，左心室较前无显著变化(左心房前后径 35mm，原 27mm；左心室舒张末期最大横径 50mm，原 51mm)。左室心尖部较前增厚，左室心尖部厚度 19~21mm(原 12~15mm)，室间隔最厚为 14~15mm(原 10~11mm)，其余左室各节段室壁厚度在正常范围内(左心室侧壁 5~6mm)，左心室收缩运动良好，受累心肌舒张顺应性降低，左室流出道收缩期变窄，可见高速血流。右室心尖部室壁亦偏厚。房间隔中部向右房侧膨凸，未见连续性中断。主肺动脉径约 32mm，同水平升主动脉径 32mm。二尖瓣少量反流信号，并可见 SAM 征；主动脉瓣为三叶，瓣叶增厚，开放尚可，舒张期可见少量反流信号；三尖瓣活动大致正常。心包无增厚，心包腔可见少许积液信号。心肌首过灌注显像未见明确灌注减低或缺损；延迟扫描示左室心尖部近心内膜下可见少许点状偏高信号。印象：心尖肥厚型心肌病，与 2009 年 9 月 1 日 CMRI 比较，左室心尖部及室间隔较前增厚，左室流出道梗阻，左室心肌未见明显纤维化改变；房间隔瘤；主动脉瓣轻度关闭不全(图 10-3)。

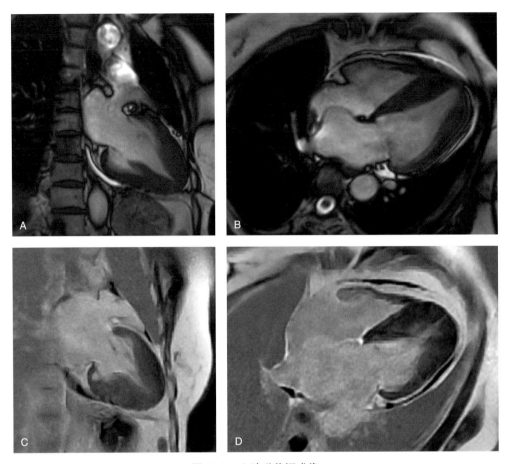

图 10-3 心脏磁共振成像
A、B. 平扫图像；C、D. 钆延迟扫描图像。

静息心肌灌注显像（SPECT）+心肌代谢显像（PET）：心肌活力评价示，广泛心尖部及各室壁中段增厚，血流灌注/代谢增高，符合肥厚型心肌病改变。左室功能评价：左室心腔小，广泛心尖部运动减弱，LVEF 61%。

冠状动脉造影及左心室测压：冠状动脉未见异常。左室近心尖部狭窄，左室压 195/16mmHg，瓣下压 161/12mmHg，主动脉压 96/62mmHg。

睡眠呼吸监测：不符合睡眠呼吸暂停。

心肺运动试验：轻度受限的心肺运动功能状态。

5 年 SCD 评分：2.45%。

6 分钟步行试验：420m。

住院期间给予富马酸比索洛尔 1.25mg、1 次/d 治疗。患者于 2019 年 8 月 5 日病情好转出院。出院时患者无不适，血压 115/70mmHg。双肺呼吸音清，心率 66 次/min，律齐，未闻及杂音，双下肢无水肿。

【出院诊断】

梗阻性肥厚型心肌病（中下部），心律失常，频发房性期前收缩，心功能Ⅱ级（NYHA 分级）；房间隔膨凸瘤。

患者出院后坚持服药,仍有气短、乏力,疾走 110m 即可诱发,静息状态下无明显气短发作。无心悸、胸闷、胸痛,夜间可平卧,无喘憋发作。于 2020 年 7 月 21 日再次入院。

【第二次体格检查】

体温 36.3℃,脉搏 64 次 /min,呼吸 20 次 /min,血压 107/61mmHg。双肺呼吸音清,未闻及干、湿啰音。心界不大,心率 64 次 /min,律齐,未闻及杂音。腹部查体未见异常,双下肢无水肿。

【第二次入院诊断】

梗阻性肥厚型心肌病(中下部),心律失常,频发性房性期前收缩,心功能 Ⅱ 级(NYHA 分级);房间隔膨凸瘤。

【第二次诊疗经过】

血生化、心肌梗死三项、D-dimer、ESR、甲状腺功能、INR、尿微量白蛋白 / 肌酐均未见异常。

NT-proBNP:1 989.0pg/ml↑→ 1 359.0pg/ml↑→ 1 244.0pg/ml↑(正常范围:<150pg/ml),hs-cTnI:0.099ng/ml↑(正常范围:0~0.016ng/ml),CK-MB:4.08ng/ml↑(正常范围:0.3~4.0ng/ml),Big-ET:0.83pmol/L↑(正常范围:<0.25pmol/L)。

ECG:窦性心律,房性期前收缩,左心室高电压,ST-T 改变。

胸部 X 线片:双肺纹理稍重,未见实变;主动脉结不宽;肺动脉段平直;左心大;心胸比为 0.57(图 10-4)。

UCG:LA 39mm,LV 42mm,IVS 16mm,LVPW 8mm,LVEF 65%。左房扩大,左心室腔内径相对略小。室间隔及左心室壁游离壁中段及心尖段均增厚,以心尖部为著,最厚处位于左室侧壁心尖段约 21mm,病变处回声粗糙,运动僵硬。收缩期左室腔心尖部近于闭塞。主动脉瓣增厚,钙化,开放可,关闭欠佳;二尖瓣前叶长约 26mm,收缩期轻度前向运动(未接触室间隔),瓣叶关闭欠佳,余瓣膜形态、结构及运动未见异常。心包腔探及液性暗区,右室侧约 5mm。彩色多普勒血流成像检查:静息状态下,心率 75 次 /min,左室流出道前向血流通畅,峰值流速约 2.0m/s。三尖瓣少量反流,估测肺动脉收缩压 38mmHg。二尖瓣、主动脉瓣少量反流。运

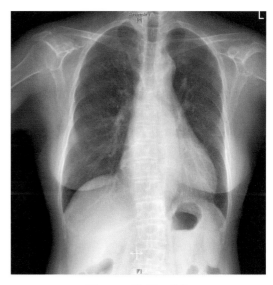

图 10-4　胸部 X 线片

动负荷后,心率 110 次 /min,左室流出道前向血流较前轻度加速,峰值流速约 2.1m/s,峰值压差约 17mmHg。各瓣膜反流大致同前。超声印象:肥厚型心肌病(心尖为著,非梗阻性),运动激发试验阴性。

Holter:心搏总数 65 242 次 /24h,平均心率 55 次 /min,最慢心率 38 次 /min,最快心率 85 次 /min,窦性心动过缓,房性期前收缩,短阵房性心动过速;ST-T 改变。

ABPM:全天平均血压 100/58mmHg,白天平均血压 101/60mmHg,夜间平均血压 96/53mmHg。

CMRI：心脏常规扫描示，与 2019 年 7 月 2 日 CMRI 相比，左心房、左心室不大（左心房前后径 35mm，左心室横径 49mm，大致同前）。室间隔中远段及左室心尖部较前增厚（室间隔中远段 16~19mm，心尖部 18~21mm，大致同前），余左室各节段室壁厚度在正常范围内（侧壁 5~6mm）。左心室收缩运动良好，受累心肌舒张顺应性降低，左室流出道情况大致同前；主动脉瓣增厚并少量反流。右室心尖部室壁亦偏厚，三尖瓣启闭可。心包无增厚，心包腔少许积液。心肌首过灌注显像未见明显异常；延迟扫描示间隔右心室壁插入处及左室心尖部肌壁间多发点灶状强化，较前无明显改变。印象：肥厚型心肌病，累及室间隔中远段及双室心尖部，心肌肥厚及局灶性纤维化程度较 2019 年 7 月无明显改变；主动脉瓣轻度关闭不全；房间隔膨凸瘤（图 10-5）。

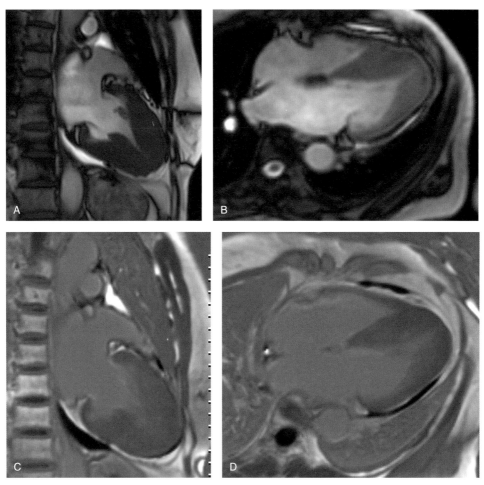

图 10-5 心脏磁共振成像
A、B. 平扫图像；C、D. 钆延迟扫描图像。

静息心肌灌注显像（SPECT）+ 心肌代谢显像（PET）：①心肌活力评价：广泛心尖部及各室壁中段增厚，血流灌注 / 代谢增高，符合肥厚型心肌病改变。②左室功能评价：左室心腔不大，广泛心尖部运动减弱，LVEF 55%。

冠状动脉 CT：冠状动脉未见钙化灶；冠状动脉呈均衡型；前降支中段肌桥，管腔偏细；

余各支冠状动脉未见狭窄性改变。肥厚型心肌病,主要累及心尖部,少量心包积液。主动脉瓣及二尖瓣病变,血流动力学请结合超声心动图。

睡眠呼吸监测:不符合睡眠呼吸暂停表现。

心肺运动试验:中度受限的心肺运动功能状态。

5 年 SCD 评分:1.46%。

6 分钟步行试验:446m。

住院期间给予托拉塞米 5mg、1 次 /d,氯化钾缓释片 1g、2 次 /d,阿替洛尔 3.125mg、1 次 /d 治疗。患者于 2020 年 8 月 4 日病情好转出院。出院时患者无不适,血压 107/58mmHg,双肺呼吸音清,心率 74 次 /min,律齐,未闻及杂音,双下肢无水肿。

【第二次出院诊断】

梗阻性肥厚型心肌病(中下部),心律失常,窦性心动过缓,房性期前收缩,心功能 Ⅱ 级(NYHA 分级);房间隔膨凸瘤;冠状动脉肌桥。

【病例特点】

1. 中年女性患者,因"发作性胸痛、心悸 12 年,气短 1 年"多次入院。

2. NT-proBNP、hs-cTnI、CK-MB 持续升高。

3. UCG 及 CMRI 提示室壁进行性增厚,心肺功能进行性降低。

专家点评

肥厚型心肌病是一种持续进展性疾病

1. 影响 HCM 发展进程因素 HCM 通常是由肌小节基因变异引发的心肌肥厚,其外显率为 70% 左右,一旦临床出现表型,其疾病特点为持续进展,疾病发展快慢可能与导致肌小节变异的基因相关,如多个基因变异所致 HCM 发病更早、临床表现更重、预后更差。

基因变异可以通过改变氨基酸序列,即显性负效应,产生具有生物学功能缺陷的突变蛋白;也可以通过降低编码蛋白的表达水平,即单倍剂量不足,使正常蛋白合成不足。这种肌小节或肌节相关蛋白结构 / 功能异常,导致诸如 Ca^{2+} 敏感性增加、ATP 酶活性异常、肌动蛋白 - 肌球蛋白相互作用增加等,使得心肌收缩呈高动力状态、舒张功能受损、能量消耗增加,进而引起心肌压力感受及应答通路异常,诱发心肌细胞的组织学、形态学变化,造成心肌细胞肥厚、排列紊乱、间质纤维化,心肌重塑。

基础研究发现心肌开始肥厚时通常伴有心肌细胞能量代谢的变化,比如糖酵解程度增加,脂肪酸、支链氨基酸代谢减低等,这些变化影响着心肌肥厚的进程。

2. HCM 进展表现为形态及功能上的改变 HCM 表现为心肌肥厚,病变进展采用影像学连续随访观察,时间跨度表现为明显的个体差异,功能学改变与形态改变如影相伴。HCM 进展基于结构和功能特征的组合,包括 LVEF 降低、中度至重度舒张功能减低、心房明显扩张、中度心肌纤维化、严重微血管功能障碍,左心室壁变薄,心房颤动(AF)发作,左室流出道梗阻自发减少或消失,左心室心尖部室壁瘤等,这些特征通常与不良结果相关。

研究发现,HCM 疾病发展过程中,逐渐出现纤维化形成和心脏功能降低,15%~20% HCM 最终会发展为明显的功能障碍和心力衰竭。左心室重构的程度和时间过程都具有很强的异质性,即在任何年龄都可能观察到不良变化,包括婴儿期和青春期,并可能在短时间内导致明显的功能障碍和晚期心力衰竭。但更常见的是在数年或数十年内逐渐发生。

3. 阻断或逆转心肌肥厚是 HCM 治疗的靶点 2016 年 *Science* 杂志首次发表了首个心脏选择性特异性小分子化合物 MYK-461 可以作为 HCM 治疗的潜在药物的研究,之后这个化合物被命名为 mavacamten。MYK-461 靶向作用于心肌肌球蛋白 ATP 酶,能够减少肌动蛋白-肌球蛋白横桥的形成,从而减轻心肌的过度收缩,改善舒张功能。动物研究提示 MYK-461 可抑制左心室肥厚的发展,改善心肌细胞排列和纤维化,抑制心肌肥厚和促纤维化基因表达。未来这种靶向小分子肌球蛋白抑制剂是治疗 HCM 的热点。

第十一章
厚古薄今——肥厚型心肌病失代偿

病例 1
肥厚型心肌病失代偿期

【病史摘要】

患者女性,50 岁,主因"体检发现心脏扩大 1 个月"于 2019 年 2 月 18 日入院。患者 2019 年 1 月 13 日于当地医院体检行胸部 X 线检查,结果示左心增大、双侧胸腔积液、心包积液;超声心动图示 LA 47mm,LV 54mm,EF 55%,左心扩大、左心室壁运动减弱、左心功能减低、心包积液。甲状腺超声未见异常。2019 年 1 月 14 日我院门诊 UCG 示 LA 36mm,LV 53mm,EF 45%,左心扩大、左心室壁运动减弱、左心功能减低、少量心包积液、左侧胸腔积液;心电图示心律失常、右束支传导阻滞;CMRI 示非缺血性心肌病、肥厚型心肌病失代偿可能性大、心肌多发纤维化、左心室扩大并收缩功能减低、二尖瓣相对关闭不全(轻中度)、少量心包积液。给予培哚普利叔丁胺、卡维地洛、螺内酯、托拉塞米、氯化钾缓释片等药物治疗。近半个月患者自觉劳累时有气短、乏力等不适。

既往高脂血症,无烟、酒嗜好。其父母已故。育有 1 子。

【体格检查】

体温 36.5℃,脉搏 74 次 /min,呼吸 17 次 /min,血压 120/80mmHg。双肺呼吸音清,未闻及干、湿啰音。心界不大,心率 77 次 /min,律不齐,各瓣膜听诊区未闻及杂音。腹部查体未见异常,双下肢无水肿。

【入院诊断】

肥厚型心肌病,心脏扩大,二尖瓣轻中度关闭不全,心律失常,室性期前收缩,完全性右束支传导阻滞,心功能不全,心功能 Ⅱ ~ Ⅲ 级(NYHA 分级),心包积液,左侧胸腔积液;高脂血症。

【诊疗经过】

全血常规、血生化、D-dimer、甲状腺功能、免疫指标、INR、尿微量白蛋白 / 肌酐均未见异常。

NT-proBNP 2 490.70pg/ml↑(正常范围:<250pg/ml),hs-cTnI 0.212ng/ml↑(正常范围:<0.016ng/ml),Big-ET 0.95pmol/L↑(正常范围:<0.25pmol/L)。

ECG：窦性心律,右束支传导阻滞(图11-1)。

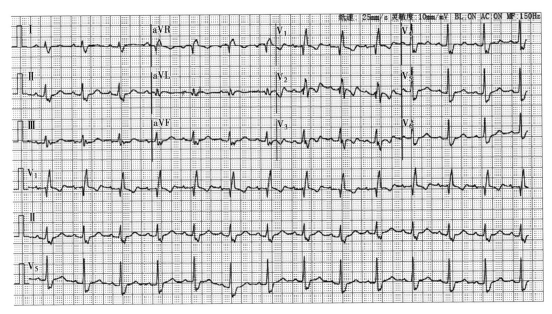

图11-1 心电图

胸部 X 线片:双肺纹理大致正常,未见实变;主动脉结不宽;肺动脉段平直;左心房、左心室增大;心胸比为 0.55(图 11-2)。

UCG：LA 44mm,LV 56mm,IVS 12mm,LVPW 11mm,LVEF 40%。左心增大,右心房、右心室腔内径在正常范围内,室间隔及左心室前壁中段局部增厚,最厚约 13mm,余左心室壁厚度为正常高限,增厚心肌回声尚可,运动欠协调,运动幅度普遍减低;右心室壁运动幅度尚可。二尖瓣环增大,前后叶对合错位,关闭不良;三尖瓣关闭欠佳。余瓣膜形态、结构、启闭运动未见明显改变。大动脉关系、内径正常。心包腔探及微少量液性暗区,左心室后约 4mm,右心房顶约 3mm。彩色多普勒血流成像检查:二尖瓣中大量反流。三尖瓣少中量反流,估测肺动脉收缩压约 46mmHg。主动脉瓣微反流。Valsalva 动

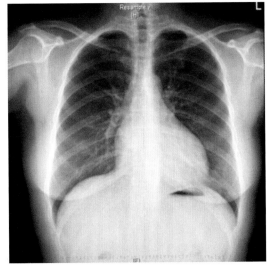

图11-2 胸部 X 线片

作后,左室流出道血流速度正常,未见明显压差。站立位,左室流出道血流速度正常,未见明显压差。超声印象:心肌受累疾病,左心增大,二尖瓣中量反流,三尖瓣少中量反流,左心功能减低,微少量心包积液。运动激发试验阴性。

颈动脉超声:左侧颈动脉小斑块形成,右侧颈动脉分叉处内中膜增厚。

Holter:心搏总数 72 291 次 /24h,平均心率 64 次 /min,最慢心率 49 次 /min,最快心率

101 次 /min,窦性心律,一度房室传导阻滞,偶发房性期前收缩,室性期前收缩,完全性右束支传导阻滞。

ABPM:全天平均血压 107/67mmHg,白天平均血压 111/69mmHg,夜间平均血压 99/62mmHg。

CMRI:左心房、左心室轻度扩大。室间隔近中段及毗邻左心室下壁、前壁近中段增厚,左心室侧壁及下壁厚度在正常范围内。左室心肌收缩期增厚率及收缩幅度弥漫减低,以室间隔及毗邻室壁为著,左心室整体收缩功能减低。左室流出道通畅。右心房、右心室无增大,二尖瓣可见少中量反流,三尖瓣及主动脉瓣启闭正常。心包无增厚,心包腔少量积液信号。心肌首过灌注显像示室间隔及前壁中远心内膜下灌注减低;延迟扫描示室间隔及毗邻左心室前壁(部分累及前侧壁)、下壁可见心肌壁内为主的弥漫性异常强化,部分累及心外膜。印象:非缺血性心肌病,肥厚型心肌病失代偿可能性大,心肌多发纤维化;左心室扩大并收缩功能减低;二尖瓣相对关闭不全(轻中度);少量心包积液(图 11-3)。

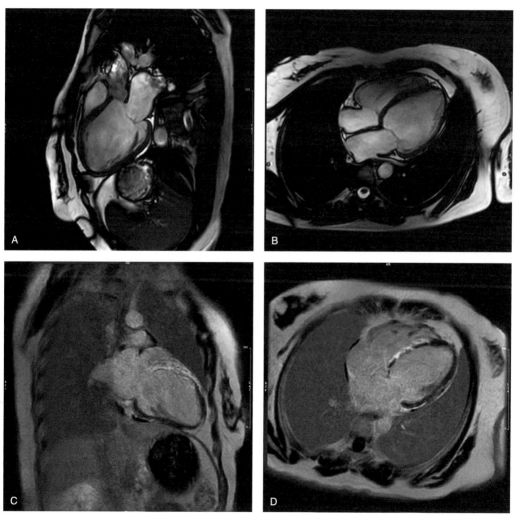

图 11-3　心脏磁共振成像
A、B. 平扫图像;C、D. 钆延迟扫描图像。

静息心肌灌注显像（SPECT）+心肌代谢显像（PET）：①心肌活力评价：左心室前壁、间隔血流灌注及代谢均受损，以灌注受损为著，结合临床，考虑肥厚型心肌病失代偿可能性大。②左室功能评价：左室心腔增大，室壁运动弥漫减弱，LVEF 40%。

住院期间给予阿托伐他汀钙 20mg、1 次/晚，培哚普利叔丁胺 2mg、1 次/d，富马酸比索洛尔 2.5mg、1 次/d，呋塞米 20mg、1 次/d，螺内酯 20mg、1 次/d，氯化钾缓释片 1.0g、3 次/d，盐酸曲美他嗪 20mg、3 次/d，辅酶 Q10 10mg、3 次/d 治疗。

患者于 2019 年 2 月 22 日病情好转出院。出院时患者无不适，血压 105/70mmHg，双肺呼吸音清，心率 58 次/min，律不齐，双下肢无水肿。

【出院诊断】

肥厚型心肌病，心脏扩大，二尖瓣轻中度关闭不全，心律失常，一度房室传导阻滞，房性期前收缩，室性期前收缩，完全性右束支传导阻滞，心功能不全，心功能 Ⅱ～Ⅲ 级（NYHA 分级），心包积液，左侧胸腔积液；高脂血症；外周动脉粥样硬化，双侧颈动脉硬化。

【病例特点】

1. 中年女性患者，就诊时发现心脏扩大伴有心力衰竭症状。

2. 外院超声心动图提示心脏扩大、LVEF 减低，我院 UCG 亦提示左心室舒张末期内径 56mm，左心室收缩功能减低，LVEF 40%，左心室厚度 13mm。CMRI 检查见左心房、左心室轻度扩大，室间隔近中段及毗邻左心室下壁、前壁近中段增厚，左心室侧壁及下壁在正常范围内。左室心肌收缩期增厚率及收缩幅度弥漫减低，左心室整体收缩功能减低。延迟显像提示心肌多发纤维化。SPECT+PET 提示左心室前壁、间隔血流灌注及代谢均受损。

3. 否认高血压病史及其他因血流动力学异常导致心肌肥厚的因素，综合考虑为肥厚型心肌病失代偿期。

病例 2
合并左室血栓史的肥厚型心肌病失代偿期

【病史摘要】

患者女性，38 岁，主因"发现心肌肥厚 10 年，乏力伴气短 3 个月"于 2019 年 3 月 19 日入院。患者 10 年前妊娠时体检，超声提示左心室后壁 17mm，室间隔 25mm，符合肥厚型心肌病表现。当时无明显不适，未给予系统治疗。9.5 年前患者常规体检超声提示 LA 40mm，LV 38mm，RV 24mm，IVS 23mm，LVPW 16mm，符合肥厚型心肌病表现，左心室腔内实体占位，血栓待排除。后于当地医院就诊，超声提示左室流出道未见明显狭窄，肥厚型心肌病合并左室心尖部室壁瘤，左室心尖部附壁血栓形成，左室后基底段心肌梗死。于我院就诊，UCG 提示 LA 48mm，LV 49mm，IVS 23mm，符合非梗阻性肥厚型心肌病表现，左心室舒张功能减低。我院冠状动脉 CT 提示：①冠状动脉平扫示，左主干、前降支、回旋支和右冠状动脉未见钙化；②冠状动脉右优势型，左、右冠状动脉未见狭窄；③室间隔局部增厚，考虑为肥厚型心肌病。2011 年 CMRI 提示左心室弥漫性心肌病变伴非对称性间隔增厚，兼有收缩及舒张功能减低,性质待定;左室心尖部附壁血栓形成,PET 提示左室心尖部前壁近心尖部心肌梗死性改变,间隔血流增加,符合肥厚型心肌梗死表现,冠状动脉造影提示未见狭窄,给予营养心肌治疗,抗凝后患者症状缓解出院。出院后规律服药,无不适。2 年前(2017 年)患者停用华法林后,突发两侧上肢麻木伴失去感觉,持续逾 10min 后症状缓解,遂到当地医院行头颅 CT 检查提示腔隙性脑梗死;3 个月前患者开始出现乏力,偶伴气短,易疲劳,日常生活不受限,无心悸,无黑矇、晕厥,无明显胸痛,无恶心、呕吐等不适,当地医院查 BNP 5 868pg/ml。1 周前患者劳累、休息不佳后自觉胸闷气短,当地医院诊断为肥厚型心肌病、心功能不全,目前患者服用贝那普利 2.5mg、1 次 /d,美托洛尔缓释片 47.5mg、1 次 /d,曲美他嗪 20mg、2 次 /d,辅酶 Q10;华法林 3mg、1 次 /d,阿托伐他汀 20mg、1 次 / 晚。

既往无高血压、糖尿病病史,无烟、酒嗜好。其父健在,其母已故。育有 1 女。

【体格检查】

体温 36.4℃,脉搏 77 次 /min,呼吸 18 次 /min,血压 101/65mmHg。双肺呼吸音清,未闻及干、湿啰音。心界不大,心率 77 次 /min,律不齐,各瓣膜听诊区未闻及杂音。腹部查体未见异常,双下肢无水肿。

【入院诊断】

非梗阻性肥厚型心肌病,室壁瘤,左心室血栓,心脏扩大,心功能 Ⅱ 级(NYHA 分级);腔隙性脑梗死。

【诊疗经过】

全血常规、血生化、D-dimer、甲状腺功能、免疫指标、尿微量白蛋白 / 肌酐均未见异常。

NT-proBNP: 4 035.0pg/ml↑→ 1 136.0pg/ml↑→ 636.8pg/ml↑(正常范围: <150pg/ml)。hs-cTnI: 0.043ng/ml↑→ 0.041ng/ml↑→ 0.038ng/ml↑(正常范围:<0.016ng/ml)。CK-MB: 6.71ng/ml↑→ 4.89ng/ml↑(正常范围: 0.3~4.0ng/ml)。Big-ET 1.55pmol/L↑(正常范围: <0.25pmol/L),INR 1.98↑(正常范围: 1.2~1.8)。

ECG:窦性心律,ST-T 改变(图 11-4)。

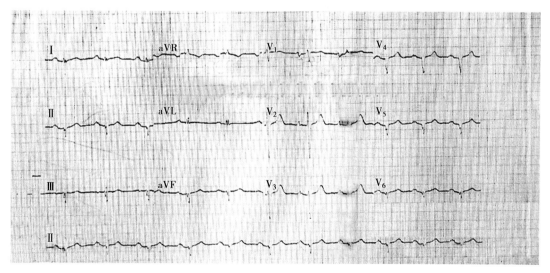

图 11-4 心电图

胸部 X 线片：双肺轻度淤血，未见实变；主动脉结不宽；肺动脉段平直；心影增大，左心增大为主；心胸比为 0.62（图 11-5）。

UCG：LA 53mm，LV 58mm，IVS 17mm，LVPW 10mm，LVEF 35%。全心增大，左心为著。室间隔增厚，最厚处约 17mm，左心室壁运动幅度弥漫减低。右心室壁运动幅度亦减低。二尖瓣、三尖瓣环扩张，瓣叶关闭欠佳。余瓣膜形态、启闭良好。左室流出道内径正常。心包腔可见液性暗区。彩色多普勒血流成像检查：二尖瓣、三尖瓣少中量反流，估测肺动脉收缩压约 58mmHg。主动脉瓣微量反流。左室流出道血流速度正常，无明显压差。二尖瓣前向血流频谱形态正常，二尖瓣环收缩期及舒张期运动速度减低。超声印象：肥厚型心肌病扩张期，全心增大，二尖瓣、三尖瓣反流（少中量），全心功能减低，肺动脉高压（中度），心包积液（少量）。

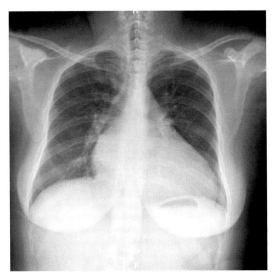

图 11-5 胸部 X 线片

治疗后复查 UCG：LA 49mm，LV 59mm，IVS 17mm，LVPW 10mm，LVEF 33%。全心增大，左心为著。室间隔增厚，最厚处约 17mm，左心室壁运动幅度弥漫减低。右心室壁运动幅度尚可。二尖瓣、三尖瓣环扩张，瓣叶关闭欠佳。余瓣膜形态、启闭良好。左室流出道内径正常。心包腔可见液性暗区。彩色多普勒血流成像检查：二尖瓣少中量反流，三尖瓣微少量反流，估测肺动脉收缩压约 34mmHg。左室流出道血流速度正常，无明显压差。二尖瓣前向血流速减低。超声印象：肥厚型心肌病扩张期，全心增大，二尖瓣少量反流，左心功能减低，微量心包积液。

Holter：心搏总数 84 297 次 /24h，平均心率 65 次 /min，最慢心率 48 次 /min，最快心率 116 次 /min，窦性心律，偶发房性期前收缩，频发室性期前收缩，加速性室性自主心律。

ABPM：全天平均血压 103/69mmHg，白天平均血压 103/71mmHg，夜间平均血压 103/63mmHg。

CMRI：左心房、左心室较前增大；室间隔厚度较前变薄；余节段左心室壁厚度正常或低限，心尖部肌小梁增多；左心室整体收缩功能较前减低，心尖部为著，流出道通畅。二尖瓣、三尖瓣少量反流，主动脉瓣启闭可。主肺动脉增宽。心包少量积液。心肌首过灌注显像示左心室壁广泛灌注减低；延迟扫描示室间隔、左心室前壁、左心室下壁及心尖部为主广泛透壁性强化。印象：非梗阻性肥厚型心肌病失代偿期，对比 2014 年 1 月 6 日 CMRI，左心较前增大并左心功能较前减低；左心室壁广泛纤维化改变，较前无显著变化（图 11-6）。

静息心肌灌注显像（SPECT）+ 心肌代谢显像（PET）：①心肌活力评价：广泛心尖部、前壁中段、间隔中段、下壁中段血流及代谢均受损，心肌坏死为主（约占左心室的 37%）；前间隔基底段增厚，血流灌注及代谢增强，符合肥厚型心肌病改变。②左室功能评价：左室心腔增大，室壁运动弥漫减弱，心尖部运动减低为著，LVEF 23%。

头颅 CT：左侧基底节区多发腔隙灶。

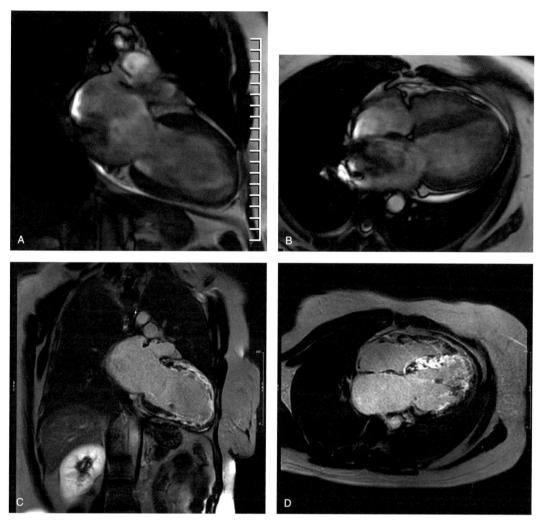

图 11-6　心脏磁共振成像
A、B. 平扫图像；C、D. 钆延迟扫描图像。

肺血管 CT：双侧段以上肺动脉未见肺栓塞征象。主肺动脉及左、右肺动脉干增宽。左心房、左心室增大，左心室前壁及心尖部室壁变薄，室间隔及左心室游离壁多发密度减低，请结合超声及磁共振检查。少量心包积液。左肺下叶及右肺中叶少许陈旧性改变。

冠状动脉 CT：冠状动脉未见钙化灶；冠状动脉呈右优势型；各支冠状动脉未见粥样硬化斑块及狭窄性改变。左心室前壁及游离壁心肌普遍变薄，密度减低，心肌改变请结合 MRI。左心增大，肺动脉扩张，请结合临床。左肺少量陈旧性病灶。

心肺运动试验：重度受限的心肺运动功能状态。

5 年 SCD 评分：3.62%。

住院期间给予托拉塞米片 10mg、1 次 /d，氯化钾缓释片 1g、3 次 /d，华法林钠片 2.25mg、1 次 /d，劳拉西泮片 0.5mg、2 次 /d，螺内酯片 20mg、1 次 /d，富马酸比索洛尔片 7.5mg、1 次 /d，沙库巴曲缬沙坦钠片（诺欣妥，自备）25mg、2 次 /d 治疗。

患者于 2019 年 4 月 2 日病情好转出院。出院时患者无不适，血压 92/61mmHg，双肺呼吸音清,心率 64 次 /min,律不齐,双下肢无水肿。

【出院诊断】

非梗阻性肥厚型心肌病,室壁瘤,左心室血栓,心脏扩大,二尖瓣轻度关闭不全,心律失常,偶发房性期前收缩,频发性室性期前收缩,心功能Ⅱ级(NYHA 分级);腔隙性脑梗死。

【病例特点】

1. 年轻女性患者,诊断为肥厚型心肌病 10 年。超声诊断为肥厚型心肌病合并左室心尖部室壁及附壁血栓形成、左心室后基底段心肌梗死,曾用华法林抗凝治疗,后停用华法林出现肢体障碍,CT 诊断为脑梗死。

2. 入院后 UCG 提示全心增大,室间隔最厚处约 17mm,左心室壁运动幅度弥漫减低,肺动脉压 58mmHg,少量心包积液,LVEF 35%;hs-cTnI 及 NT-proBNP 增高;CMRI 提示左心房、左心室较前增大;室间隔厚度较前变薄;心尖部肌小梁增多;延迟扫描示室间隔、左心室前壁、左心室下壁及心尖部为主广泛透壁性强化;PET 心肌显像提示广泛心尖部、前壁中段、间隔中段、下壁中段血流及代谢均受损;CTA 正常。

3. 目前药物治疗为主,包括抗心力衰竭的“金三角”药物即 β 受体阻滞剂、血管紧张素转化酶抑制剂(ACEI)或血管紧张素Ⅱ受体拮抗剂(ARB)、醛固酮受体拮抗剂,以及利尿补钾、抗凝治疗,症状缓解。

病例 3
非梗阻性肥厚型心肌病失代偿期

【病史摘要】

患者女性,42 岁,主因“发现心肌肥厚 15 年”于 2019 年 3 月 27 日入院。1995 年患者运动后头晕,心电图提示右心室肥厚,1995 年 5 月 26 日 UCG 示 LA 31mm,LV 37.3mm,LVEF 58.5%,IVS 18.7mm,LVPW 9.6mm,非梗阻性肥厚型心肌病,轻度二尖瓣、三尖瓣反流。平素无胸闷、胸痛、心悸,无黑矇、晕厥,未服药。2001—2009 年复查超声心动图提示室间隔厚 14~15mm。1 年前活动后出现上腹疼痛,无反酸、恶心,后背痛。胃镜检查未见明显异常。2018 年 11 月 9 日复查 UCG,显示 LA 42mm,LV 53mm,LVEF 54%,IVS 9mm,LVPW 8mm,左心房、右心室、右心房增大,左心室下壁运动减低,二尖瓣及三尖瓣中大量反流,轻度肺动脉高压。2018 年 11 月 10 日查 NT-proBNP 2 500ng/L。2019 年 2 月开始出现活动后胸闷、气短,无胸痛、黑矇、晕厥,无咳嗽、咳痰、咯血,无水肿,无夜间阵发性呼吸困难。2019 年 2 月 22 日查 NT-proBNP 4 220ng/L。2019 年 3 月 2 日当地医院给予索他洛尔、地高辛、氢氯噻嗪、螺内酯口服。服药后症状无明显好转,2019 年 3 月 15 日停用上述药物,现注重减少运动,症状未再发作。

既往 2000 年行剖宫产术。无高血压、糖尿病病史,无烟、酒嗜好。其父 54 岁诊断为肥厚型心肌病,已故。其母患尿毒症。有 1 兄。育有 1 女。

【体格检查】

体温 36.4℃,脉搏 57 次 /min,呼吸 17 次 /min,血压 105/70mmHg。双肺呼吸音清,未闻

及干、湿啰音。心界不大,心率 57 次 /min,律齐,心尖部可闻及舒张期杂音,余瓣膜听诊区未闻及杂音。腹部查体未见异常,双下肢无水肿。

【入院诊断】

非梗阻性肥厚型心肌病,心脏扩大,二尖瓣中重度关闭不全,三尖瓣中重度关闭不全,心律失常,窦性心动过缓,完全性右束支传导阻滞,肺动脉高压,心功能 Ⅱ ~ Ⅲ 级(NYHA 分级)。

【诊疗经过】

全血常规、血生化、D-dimer、甲状腺功能、免疫指标、INR、尿微量白蛋白 / 肌酐均未见异常。

NT-proBNP 2 151.0pg/ml↑(正常范围:<150pg/ml),hs-cTnI 0.033ng/ml↑(正常范围:<0.016ng/ml),Big-ET 0.65pmol/L↑(正常范围:<0.25pmol/L)。

ECG:窦性心律,ST-T 改变(图 11-7)。

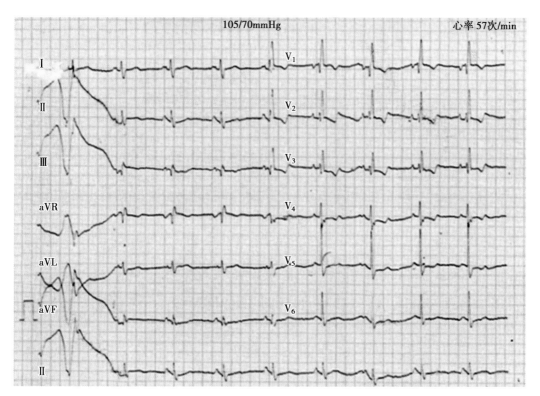

图 11-7　心电图

胸部 X 线片:双肺门动脉扩张,外周肺纹理相对纤细;主动脉结不宽;肺动脉段凸出;心室圆隆、增大;心胸比为 0.53。印象:肺动脉高压改变,请进一步检查(图 11-8)。

UCG:LA 40mm,LV 50mm,IVS 14mm,LVPW 10mm,LVEF 43%。双心房增大,左心室轻度增大,右心室腔内径在正常范围内,室间隔及左心室前壁增厚,余室壁各节段厚度正常,运动欠协调,收缩幅度弥漫减低。右心室壁运动幅度正常低值,二尖瓣、三尖瓣瓣环增宽,瓣叶关闭不良,余各瓣膜形态、结构、启闭运动未见明显改变。大动脉关系、内径正常。心包腔未见异常。彩色多普勒血流成像检查:二尖瓣中量反流,三尖瓣中量反流,估测肺动脉收缩压59mmHg,肺动脉瓣少量反流。超声印象:心肌受累疾病,室间隔及左心室前壁增厚,双心房及左心室增大,二尖瓣、三尖瓣中量反流,中度肺动脉高压,左心功能减低,右心功能正常低值。

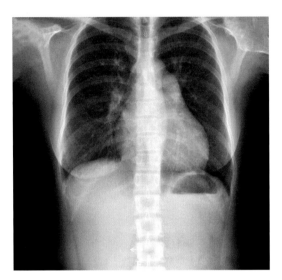

图 11-8　胸部 X 线片

Holter:心搏总数70 045次/24h,平均心率56次/min,最慢心率43次/min,最快心率106次/min,窦性心律,偶发房性期前收缩,偶发室性期前收缩,不完全性右束支传导阻滞。

ABPM:全天平均血压93/62mmHg,白天平均血压98/68mmHg,夜间平均血压83/51mmHg。

CMRI:左心房增大,左心室径高限;室间隔厚度正常或高限,左心室侧壁及心尖部室壁变薄,心尖部为著,对应肌小梁增多、增厚,非致密心肌与致密心肌厚度比大于2;左心室整体收缩运动减弱,左室流出道通畅。右心房饱满,右心室长径缩短,心尖部心外膜下脂肪较厚,右心室整体收缩功能大致正常,流出道通畅。二尖瓣、三尖瓣少量反流,主动脉瓣启闭可,心包微少量积液。主肺动脉增宽。心肌首过灌注显像示室间隔中段可见灌注减低;延迟扫描示室间隔中段可见节段性类透壁性强化,相邻下壁可见少许内膜下强化,侧壁可见局部壁间强化;肌小梁增多区域可见混杂信号。印象:结合心脏常规及增强扫描提示心肌受累疾病,考虑肥厚型心肌病失代偿可能,左室侧壁心尖致密化不全,室间隔及毗邻壁纤维化;请结合临床与代谢性心肌病类鉴别(图11-9)。

静息心肌灌注显像(SPECT)+心肌代谢显像(PET):①心肌活力评价:下间隔、下壁中段和基底段心肌非透壁性坏死,请结合临床。②左室功能评价:左室心腔不大,间隔运动正常,余室壁运动略减弱,LVEF 47%。

冠状动脉CT:冠状动脉平扫未见钙化灶;冠状动脉呈右优势型;各支冠状动脉均未见有意义狭窄。左心房增大,室间隔及左心室游离壁稍变薄,请结合磁共振进一步检查。少量心包积液。主肺动脉扩张。双下肺少许间质性改变及陈旧性病变。

心肺运动试验:轻度受限的心肺运动功能状态。

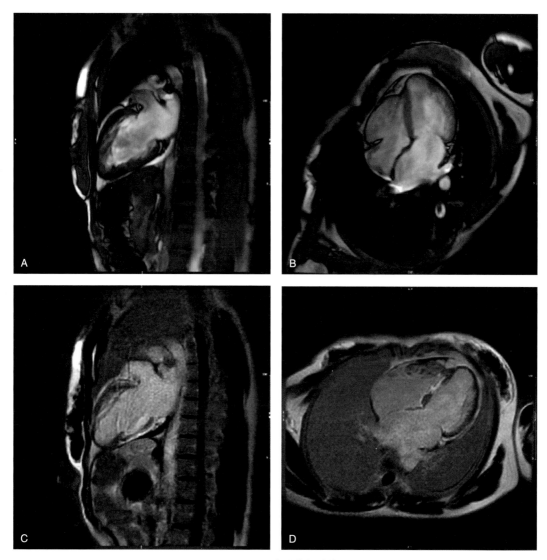

图 11-9 心脏磁共振成像

A、B. 平扫图像；C、D. 钆延迟扫描图像。

住院期间给予托拉塞米片 10mg、1 次 /d，氯化钾缓释片 1g、3 次 /d，琥珀酸美托洛尔缓释片 11.875mg、1 次 /d，螺内酯片 20mg、1 次 /d，诺欣妥（自备）12.5mg、2 次 /d 治疗。

患者于 2019 年 4 月 10 日病情好转出院。出院时患者无不适，血压 100/60mmHg，双肺呼吸音清，心率 64 次 /min，律齐，双下肢无水肿。

【出院诊断】

肥厚型心肌病，心脏扩大，二尖瓣中重度关闭不全，三尖瓣中重度关闭不全，心律失常，窦性心动过缓，完全性右束支传导阻滞，肺动脉高压，心功能 Ⅱ~ Ⅲ 级（NYHA 分级）。

【病例特点】

1. 中年女性患者，诊断为非梗阻性肥厚型心肌病 15 年，近 1 年出现活动后胸闷、气短。

2. NT-proBNP 及 hs-cTnI 升高；UCG 提示双心房增大，左心室扩大，室间隔及左心室前壁增厚,运动欠协调,收缩幅度弥漫减低。彩色多普勒血流成像检查提示二尖瓣、三尖瓣中量反流,肺动脉压 59mmHg。CMRI 提示左心房、左心室扩大;室间隔厚度接近正常,左室侧壁及心尖部室壁变薄,且透壁性强化;PET 心肌显像提示下间隔、下壁中段和基底段心肌非透壁性坏死,LVEF 47%;CTA 正常。

3. 抗心力衰竭药物治疗有效。

■ 专家点评

肥厚型心肌病进展为失代偿期的特点及治疗策略

1. HCM 进展为失代偿期的特点 肥厚型心肌病进展到失代偿期,即为终末期肥厚型心肌病(ES-HCM)。ES-HCM 主要表现为室壁逐渐变薄、左心室舒张末期内径逐渐增大、LVEF 逐步降低,临床表现类似扩张型心肌病样的改变。研究显示其发生率为 1.8%~5.7%。从 HCM 发展到 ES-HCM 具有渐进性,但不同患者进展速度不一。Harris 等对 44 例 ES-HCM 患者的随访研究显示,患者从最初产生相应临床症状到首次诊断 HCM 有(9±12)年,再发展为 ES-HCM 有(5±6)年。我国学者亦有研究报道,从首次诊断 HCM 到确诊 ES-HCM 经历(7.8±9.7)年。

肥厚型心肌病出现扩张样表现与年龄、家族史、心肌标志物升高、心肌纤维化和室性心动过速等因素有关,其发生机制目前并未完全明确,可能与携带的致病基因变异有关。某些肌小节的变异基因临床表型上既可以表现为肥厚型心肌病,也可以表现为扩张型心肌病。有研究者发现肌球蛋白结合蛋白 C 基因错义变异与其发生左心室扩张样改变密切相关。另外,ES-HCM 也可能是疾病进展的表现,即心肌肥厚、室内压力增高或合并冠状动脉小血管病变均可造成心肌缺血,导致心肌坏死、纤维化、心室重塑,继而出现室壁变薄、心室扩大。

2. HCM 失代偿期的治疗 根据现有指南,对于 HCM 失代偿患者,治疗重点在于心力衰竭的治疗,治疗标准也等同射血分数减低的心力衰竭治疗。对于 NYHA 心功能分级为 Ⅱ~Ⅳ 级且 LVEF<50%,静息及激发时均无流出道梗阻的患者,首选 β 受体阻滞剂、ACEI/ARB/ 血管紧张素受体脑啡肽酶抑制剂(ARNI)、盐皮质激素受体拮抗剂(如螺内酯)、钠 - 葡萄糖共转运蛋白 2(SGLT2)抑制剂及小剂量袢利尿剂。

由于 HCM 患者左心室扩大不明显,LVEF 相对保留,传统观念认为左心室辅助装置(LVAD)并不适合 HCM 患者。

心脏移植是终末期 HCM 治疗最有效的手段。影响 HCM 患者心脏移植术后生存的主要术前因素包括:肺动脉高压、eGFR<60ml/(min·1.73m^2)、肾衰竭需要透析治疗、总胆红素升高等。

第十二章
岌岌可危——肥厚型心肌病双胞胎姐妹
一例猝死，一例 ICD

 病例
肥厚型心肌病并发猝死

【病史摘要】

患者女性,18 岁,主因"发现心肌肥厚 4 年"于 2020 年 8 月 17 日入院。4 年前患者因其父诊断为肥厚型心肌病,患者本人于当地查 UCG 提示室壁最厚 17mm,基因筛查提示异常,具体不详,未诊治。2017 年 10 月其双胞胎妹妹运动中猝死,之后患者开始服用美托洛尔 25mg、2 次 /d。2017 年 12 月收入我院,查 UCG 提示 LA 28mm,LV 42mm,LVEF 60%,非梗阻性肥厚型心肌病,左心室舒张功能减低。动态心电图提示窦性心律,平均心率 54 次 /min,最慢心率 42 次 /min,最快心率 105 次 /min,未见心律失常,部分 T 波改变。CMRI 提示非梗阻性肥厚型心肌病,累及室间隔和前壁,室间隔灶状纤维化。2018 年 1 月 10 日于局部麻醉下行 ICD 植入术,起搏方式为 VVI(心室起搏、心室感知、R 波抑制型非生理性按需起搏,起搏电极常植入在右心室心尖部),口服美托洛尔缓释片 47.5mg、1 次 /d。2019 年 12 月我院程控调整 ICD 起搏频率至 68 次 /min。2020 年 3 月 5 日患者提重物上楼后出现心悸、黑矇,随即晕倒,不伴有大小便失禁,1min 后意识恢复,无胸闷、心悸、气短等不适,当地医院调整 ICD 参数,具体不详。美托洛尔缓释片增至 71.25mg、1 次 /d。17 天前患者快步行走时感觉心搏快,自觉 ICD 放电一次,无晕厥、气短,再次将美托洛尔缓释片增至 95mg、1 次 /d。

既往无特殊病史。无烟、酒嗜好。其父患肥厚型心肌病,其双胞胎妹妹 15 岁时运动中猝死。

【体格检查】

体温 36.2℃,脉搏 53 次 /min,呼吸 18 次 /min,血压 99/52mmHg。双肺呼吸音清,未闻及干、湿啰音。心界不大,心率 53 次 /min,律齐,未闻及杂音。腹部查体未见异常,双下肢无水肿。

【入院诊断】

非梗阻性肥厚型心肌病,心源性晕厥,ICD 植入术后,心功能 I 级(NYHA 分级)。

【诊疗经过】

血常规、血生化、心肌梗死三项、D-dimer、ESR、甲状腺功能、INR、尿微量白蛋白 / 肌酐均未见异常。

NT-proBNP 2 533.0pg/ml↑(正常范围:<150pg/ml),hs-cTnI 0.051ng/ml↑(正常范围:<0.016ng/ml),hs-cTnT 0.039ng/ml↑(正常范围:<0.014ng/ml),Big-ET 0.70pmol/L↑(正常范围:<0.25pmol/L)。

ECG:窦性心律,左心室高电压,ST-T 改变(图 12-1)。

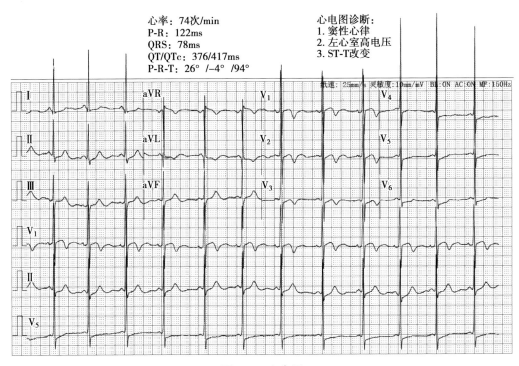

图 12-1　心电图

胸部 X 线片:双肺纹理大致正常,未见实变;主动脉结不宽;肺动脉段平直;心脏各房室不大;起搏器电极尖端位于右室流入道近心尖部;心胸比为 0.45(图 12-2)。

入院前 UCG(2019 年 4 月 24 日):LA 39mm,LV 39mm,IVS 21mm,LVPW 10mm,LVEF 68%。左心房扩大,余房室内径在正常范围内。室间隔及左心室前壁明显增厚,最厚处位于前间隔中段,厚约 24mm,病变处回声粗糙,呈斑点样改变,心肌纹理排列紊乱,运动减低。余室壁厚度正常,各瓣膜形态、启闭良好,左室流出道内径正常。心包腔未见异常。右心内见起搏导线回声。彩色多普勒血流成像检查:静息状态下,左室流出道血流峰值速度约 1.3m/s,无明显压差。运动试验后,左室流出道血流峰值速度约 1.6m/s。超声印象:起搏器植入术后,非梗阻性肥厚型心肌病。

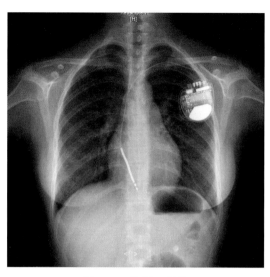

图 12-2　胸部 X 线片

入院时 UCG（2020 年 8 月 18 日）：LA 38mm，LV 40mm，IVS 20mm，LVPW 9mm，LVEF 70%。左心房扩大，余房室内径在正常范围内。室间隔及左心室前壁明显增厚，最厚处位于前间隔中段，厚约 26mm，病变处回声粗糙，呈斑点样改变，心肌纹理排列紊乱，运动减低。余室壁厚度正常，各瓣膜形态、启闭良好，左室流出道内径正常。心包腔未见异常。右心内见起搏导线回声。彩色多普勒血流成像检查：静息状态下，左室流出道血流峰值速度约 1.2m/s，无明显压差。二尖瓣微少量反流。超声印象：起搏器植入术后，非梗阻性肥厚型心肌病。

Holter：心搏总数 65 581 次 /24h，平均心率 55 次 /min，最慢心率 49 次 /min，最快心率 92 次 /min，起搏心律 + 自身心律；起搏功能良好，感知功能良好，偶发房性期前收缩，偶发室性期前收缩，T 波改变，起搏工作方式为 VVI。

ABPM：全天平均血压 96/59mmHg，白天平均血压 98/60mmHg，夜间平均血压 89/55mmHg。

CMRI：心脏常规扫描示，各房室内径在正常范围内（左心房前后径 30mm，左心室舒张末期最大横径 45mm）。近中段室间隔及毗邻左心室前壁基底段增厚，最厚约 21mm，其余左室各节段室壁厚度在正常范围内（左心室侧壁厚 3~4mm），左心室收缩运动良好，受累心肌舒张顺应性降低，左室流出道未见梗阻征象。二尖瓣、三尖瓣及主动脉瓣活动大致正常。心包无增厚，心包腔可见少许积液信号。心肌首过灌注显像未见异常；延迟扫描示室间隔肌壁间可见灶状强化信号。印象：非梗阻性肥厚型心肌病，累及室间隔和前壁，室间隔灶状纤维化（图 12-3）。

静息心肌灌注显像（SPECT）+ 心肌代谢显像（PET）：①心肌活力评价：左心室前壁及间隔血流灌注及代谢增加，符合肥厚型心肌病改变。②左室功能评价：左室心腔不大，心尖、前壁、间隔运动略减低，LVEF 50%。

冠状动脉 CT：冠状动脉未见钙化灶；冠状动脉呈右优势型；各支冠状动脉未见狭窄性改变。左心室室间隔及前壁明显增厚，肌壁间部分纤维化，左心功能正常。

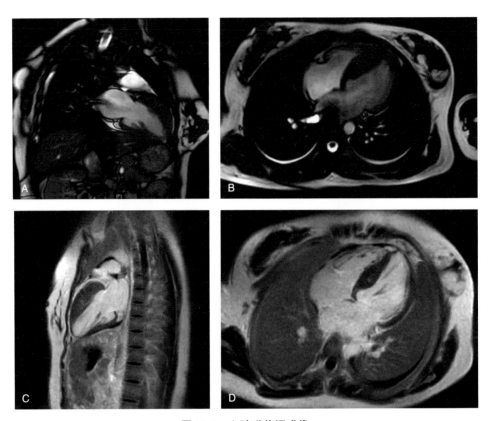

图 12-3　心脏磁共振成像

A、B. 平扫图像；C、D. 钆延迟扫描图像。

6 分钟步行试验：443m。

SCD 评分：10.58%。

基因检测：患者和其父亲均带有 *TNNT2* 和 *MYH7* 的基因变异。

住院期间给予托拉塞米 5mg、1 次 /d，氯化钾缓释片 1g、3 次 /d，螺内酯 20mg、1 次 /d，琥珀酸美托洛尔缓释片 59.375mg、1 次 /d，卡托普利 3.125mg、1 次 /d 治疗。

患者于 2020 年 8 月 21 日病情好转出院。出院带药：托拉塞米 5mg、1 次 /d，氯化钾缓释片 1g、3 次 /d，螺内酯 20mg、1 次 /d，琥珀酸美托洛尔缓释片 59.375mg、1 次 /d，卡托普利 3.125mg、1 次 /d。出院时患者无不适，血压 95/62mmHg，双肺呼吸音清，心率 53 次 /min，律齐，未闻及杂音，双下肢无水肿。

【出院诊断】

非梗阻性肥厚型心肌病，心律失常，偶发房性期前收缩，心源性晕厥，ICD 植入术后，心功能 I 级（NYHA 分级）。

【病例特点】

1. 青少年女性患者，发现心肌肥厚 4 年。

2. 此次因发生提重物上楼晕厥 1 次，ICD 放电 1 次入院。

3. 恶性家族史　4 年前因其父亲患 HCM，遂行 UCG 检查确诊 HCM；3 年前其双胞胎妹妹于运动中猝死；多基因变异，患者和其父亲均带有 *TNNT2* 和 *MYH7* 的基因变异。

4. SCD 评分极高,为预防猝死,安装 ICD。

5. NT-proBNP(2 533.0pg/ml)、hs-cTnI(0.051ng/ml)、hs-cTnT(0.039ng/ml)升高。

6. UCG 提示室间隔及左心室前壁明显增厚,最厚处位于前间隔中段,厚约 26mm,静息状态下,左室流出道血流峰值速度约 1.2m/s,无明显压差。

7. CMRI 提示非梗阻性肥厚型心肌病,累及室间隔和前壁,延迟扫描示室间隔肌壁间可见灶状强化信号。

专家点评

肥厚型心肌病猝死预防

1. HCM 患者心源性猝死评分 心源性猝死(SCD)危险分层是 HCM 患者临床管理重要的组成部分。SCD 常由室性心律失常引起,ICD 植入是预防 HCM 患者 SCD 最有效和可靠的方法。对于既往发生过 SCD 事件,如心搏骤停、心室颤动、持续性室性心动过速导致意识丧失或血流动力学紊乱的 HCM 患者推荐植入 ICD 进行 SCD 二级预防。HCM 患者 SCD 一级预防,国内外尚未形成普遍共识。国际上存在多种 HCM 患者 SCD 危险分层方法,《2014 欧洲心脏病学会(ESC)肥厚型心肌病诊断和治疗指南》推荐使用 HCM Risk-SCD 这一数学模型个体化评估成人 HCM 患者 5 年 SCD 风险,并指导 ICD 安装。该模型包括 7 个因素:①就诊年龄;②最大室壁厚度;③左心房内径;④左室流出道压差;⑤非持续性室性心动过速;⑥近期(6 个月内)发生不明原因的晕厥;⑦SCD 家族史。

2020 年 AHA/ACC 的 HCM 指南推荐,根据患者有无下列危险因素,定性评估 SCD 风险并决定是否安装 ICD:①SCD 家族史;②严重的左心室壁肥厚;③不明原因的晕厥;④左心室心尖室壁瘤;⑤LVEF<50%;⑥非持续性室性心动过速;⑦CMRI 提示广泛心肌延迟强化(LGE)。

国内不同队列研究验证了上述模型的预测能力,研究结果显示在中国 HCM 人群中,AHA/ACC 指南的 SCD 危险分层方法优于 ESC 指南的 HCM-Risk SCD 模型。

2. HCM 患者 SCD 评估方法及内容 HCM 患者应该在最初诊断以及每 1~2 年进行系统的、全面的非侵入性的猝死风险评估。

内容包括:①心搏骤停或者持续性室性心律失常的个人史;②怀疑心律失常性晕厥史;③HCM 相关猝死、心搏骤停、持续性室性心律失常的家族史;④超声心动图评价最大左心室壁厚度、LVEF、左心房内径、左心室心尖室壁瘤等;⑤动态心电图监测发现的 NSVT。经过临床评估后,未被定义为高风险的患者或者不确定是否安装 ICD 的 HCM 患者,可以通过 CMRI 来评估患者最大左心室壁厚度、LVEF、左心室心尖室壁瘤和 LGE 心肌纤维化范围。

其他危险因素包括:①运动血压反应异常,指从静息到最大运动量血压升高 ≤20mmHg 或从最大运动量到静息血压降低 ≤20mmHg;②中、重度心肺运动受限;③HCM 发病年龄越小,SCD 危险越大,尤其是重度肥厚或合并室性心律失常、不明原因的晕厥患者;④左室流出道压差越高,SCD 风险越高;⑤携带多个致病基因变异,携带 2 个或以上的变异,无论变异来自同一基因还是不同基因,均可能导致更为严重的临床表型,SCD 风险增加;⑥LVEF 进行性下降、血浆内皮素升高、心肌酶学标志物持续升高等诸多因素与 SCD 相关。

3. 基因诊断对有 SCD 家族史的 HCM 患者更为重要   HCM 致病基因的外显率(即携带致病基因患者最终 HCM 的发生率)为 40%~100%,发病年龄异质性也较大,对基因诊断结果解释应谨慎。但是伴有 SCD 家族史的 HCM 患者,基因诊断是早期识别及危险评估重要检测手段,不仅对患者自身也是对其整个家族十分重要,直接决定了对心力衰竭和猝死高危的早期识别,对改善预后起到决定性的作用。

第十三章

追本溯源——肥厚型心肌病
致急性心肌梗死

 病例 1
非梗阻性肥厚型心肌病致急性心肌梗死

【病史摘要】

患者男性,51 岁,主因"突发胸部不适 8 天"于 2018 年 12 月 18 日入院。患者住院前 8 天晚间无明显诱因出现胸闷,伴出汗及腹部不适,有便意,持续 1h,于当地就诊,连续查心电图(图 13-1)及心肌酶未见异常。此后感活动后胸部不适,4d 前再次就诊,查心电图提示广泛多导联 ST-T 改变,心肌酶异常,UCG 提示室间隔增厚,厚为 12~16mm,左室流出道狭窄;不除外急性心肌梗死。给予双联抗血小板药物治疗,不适仍间断发作,多于 2∶00 发作,持续 5~10min 后可缓解。

既往高血压病史 10 年,口服替米沙坦 40mg、1 次 /d。无糖尿病病史,无烟、酒嗜好。其父已故,其母体健,有兄、姐各 1 人。育有 1 子。

【体格检查】

体温 36.6℃,脉搏 68 次 /min,呼吸 16 次 /min,血压 120/80mmHg。双肺呼吸音清,未闻及干、湿啰音。心界不大,心率 68 次 /min,律齐,各瓣膜听诊区未闻及杂音。腹部查体未见异常,双下肢无水肿。

【入院诊断】

肥厚型心肌病;冠状动脉粥样硬化性心脏病,急性心肌梗死,心功能 I 级(Killip 分级);高血压病 2 级(极高危);病毒性心肌炎(待除外);高脂血症。

【诊疗经过】

全血常规、血生化、D-dimer、NT-proBNP、Big-ET、甲状腺功能、免疫指标、INR、尿微量白蛋白均未见异常。

hs-cTnI 0.108ng/ml↑(正常范围: 0.034ng/ml),CK-MB 4.17ng/ml↑(正常范围: 0.3~4.0ng/ml),谷丙转氨酶(GPT)117IU/L↑(正常范围: 9~50IU/L),谷草转氨酶(GOT)89IU/L↑(正常范围:

15~40IU/L）。

　　ECG：窦性心动过缓，ST-T 改变。Ⅰ、aVL、V₃~V₆ 导联 T 波深倒（图 13-2）。

P：82ms　　　　QT/QTc：414/410ms　　　心率：59次/min
QRS：96ms　　　QRS电轴：+5°
P-R：136ms　　　RV₅/SV₁：1.45/0.93mV

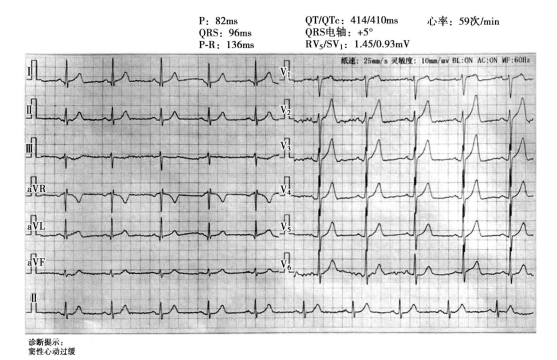

图 13-1　院外心电图

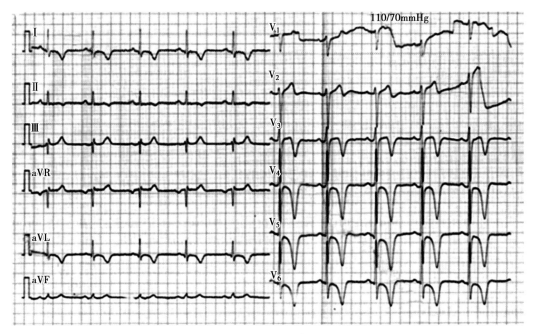

图 13-2　入院心电图

胸部 X 线片:双肺纹理大致正常,未见实变;主动脉结偏宽,边缘钙化;肺动脉段平直;左心房饱满;心胸比为 0.50;右膈下高密度影,钙化? 左膈顶弧形高密度影,膈胸膜钙化可能(图 13-3)。

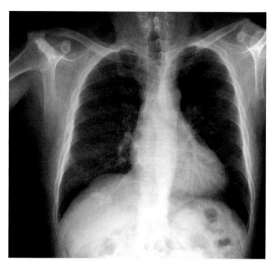

图 13-3 胸部 X 线片

UCG:LA 38mm,LV 46mm,IVS 11mm,LVPW 10mm,LVEF 65%。左室心尖明显增厚,最厚 15mm,前间隔异常肌束。激发试验阴性。

Holter:心搏总数 83 571 次 /24h,平均心率 61 次 /min,最慢心率 50 次 /min,最快心率 103 次 /min。窦性心律,偶发房性期前收缩。

ABPM:全天平均血压 100/70mmHg。

CMRI:左心房内径正常,左心室内径偏小。基底段前间隔及心尖部轻度增厚,余室壁厚度在正常范围内或正常高限,侧壁肌小梁粗重。左心室整体收缩功能正常,增厚心肌舒张顺应性减低;左室流出道收缩期前向血流增快(峰值流速 1.75m/s)。二尖瓣可见少中量反流,主动脉瓣启闭可。右心房、右心室不大,右心室不厚。心包腔微少量积液。心肌首过灌注显像未见明显减低;延迟扫描显像示左室心肌未见异常强化。诊断为非梗阻性肥厚型心肌病,累及前间隔基底段及左室心尖部,左室流出道隐匿性梗阻可能(图 13-4)。

静息心肌灌注显像(SPECT)+ 心肌代谢显像(PET):①心肌活力评价:心尖部心肌增厚,血流灌注增加,余室壁心肌血流灌注及代谢大致正常,符合肥厚型心肌病改变。②左室功能评价:左室心腔不大,心尖部室壁运动略减弱,LVEF 77%。

冠状动脉造影:左冠状动脉前降支近段斑块(图 13-5)。

住院期间给予阿司匹林 100mg、1 次 /d,氯吡格雷 75mg、1 次 /d,阿托伐他汀 20mg、1 次 / 晚,美托洛尔 12.5mg、2 次 /d,培哚普利 1mg、1 次 /d,尼可地尔 5mg、3 次 /d 治疗,患者病情好转,于 2019 年 1 月 7 日出院。出院时患者无不适,血压 110/70mmHg,双肺呼吸音清,心率 69 次 /min,律齐,双下肢无水肿。

【出院诊断】

非梗阻性肥厚型心肌病,急性心肌梗死,心功能 I 级(Killip 分级);冠状动脉粥样硬化;高血压病 2 级(极高危);高脂血症;肝功能异常。

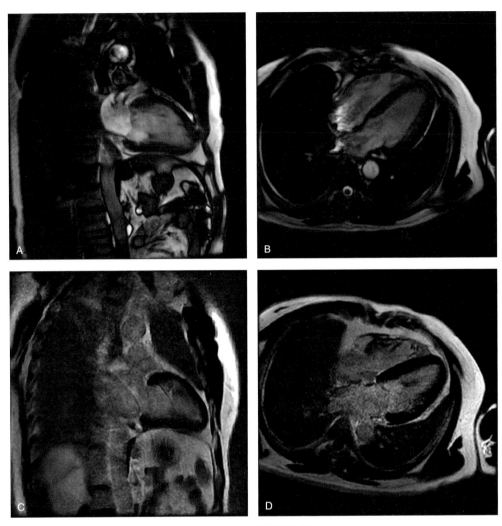

图 13-4　心脏磁共振成像
A、B. 平扫图像；C、D. 钆延迟扫描图像。

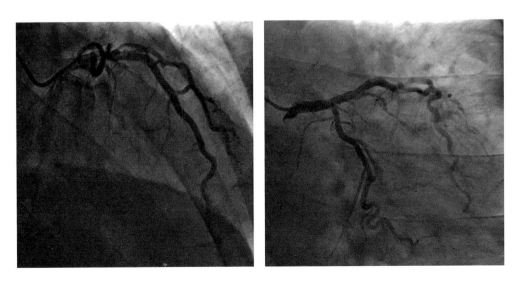

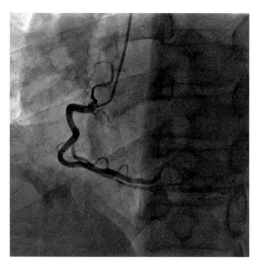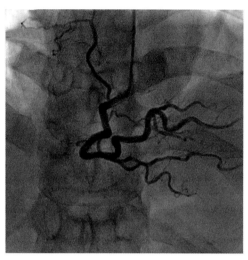

图 13-5 冠状动脉造影

【病例特点】

1. 中年男性患者,以胸痛、胸闷为首发症状,且间断反复发作。心肌酶异常;心电图广泛导联 ST-T 改变,发作胸痛时心电图呈"伪改善";UCG 提示室间隔增厚;高血压病史 10 年。

2. 冠状动脉造影提示冠状动脉斑块;CMRI 提示非梗阻性肥厚型心肌病,累及前间隔基底段及左室心尖部,左室流出道隐匿性梗阻。

3. 治疗上按照急性心肌梗死药物处理原则。

病例 2
非梗阻性肥厚型心肌病并发心房颤动致急性心肌梗死

【病史摘要】

患者女性,49 岁,主因"间断心悸、气短 1.5 个月"于 2020 年 9 月 1 日入院。患者住院前 1.5 个月出现心悸,于弯腰直立时出现,自觉心搏过快,伴眼前发花,无晕厥,无胸痛。于当地医院就诊,发作时查心电图提示心房颤动,自行含服速效救心丸后约半小时缓解。平时爬 1~2 层楼后出现胸闷、气短,停下休息数分钟可缓解。于我院门诊查 UCG,提示 LA 43mm,LV 41mm,LVEF 65%,IVS 19mm,LVPW 8mm,静息状态下左室流出道最大压差 13mmHg;考虑为非梗阻性肥厚型心肌病(室间隔),左心室舒张功能减低,肺动脉高压,卵圆孔未闭,心房水平微少量分流。给予美托洛尔 12.5mg、2 次/d,地尔硫草(合心爽)15mg、2 次/d。

既往无特殊病史。无烟、酒嗜好。其父母已故。有 1 兄、1 弟、2 姐,均体健。育有 1 子 1 女,均体健。

【体格检查】

体温36.3℃,脉搏65次/min,呼吸16次/min,血压120/70mmHg。双肺呼吸音清,未闻及干、湿啰音。心界不大,心率65次/min,律齐,各瓣膜听诊区未闻及杂音。腹部查体未见异常,双下肢无水肿。

【入院诊断】

肥厚型心肌病,心律失常,阵发性心房颤动,心功能Ⅱ级(NYHA分级);先天性心脏病,卵圆孔未闭。

【诊疗过程】

全血常规、血生化、D-dimer、Big-ET、甲状腺功能、免疫指标、INR、尿微量白蛋白均未见异常。

hs-cTnI:1.249ng/ml↑→1.568ng/ml↑→5.247ng/ml↑→3.167ng/ml↑→0.070ng/ml↑→0.031ng/ml(正常范围:<0.034ng/ml)。cTnT 0.159ng/ml↑(正常范围:<0.014ng/ml)。CK-MB:7.80ng/ml↑→2.80ng/ml→20.15ng/ml↑→14.36ng/ml↑→2.63ng/ml→2.61ng/ml(正常范围:0.3~4.0ng/ml)。NT-proBNP:1 577pg/ml↑→1 015pg/ml↑→954pg/ml↑(正常范围:<150pg/ml)。LDL-C 3.83mmol/L,总胆固醇(TC)5.96mmol/L。

ECG:阵发性心房颤动(图13-6)。

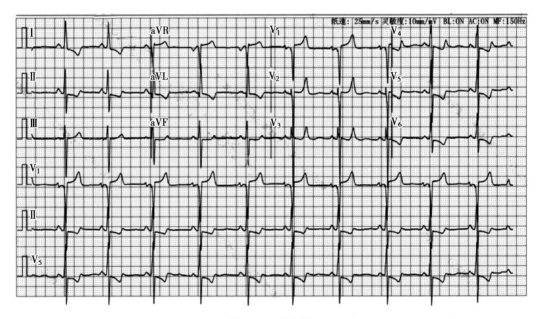

图13-6 心电图

胸部X线片:双肺纹理大致正常,未见实变;主动脉结不宽;肺动脉段平直;左心房大;心胸比为0.58(图13-7)。

UCG:LA 43mm,LV 45mm,室间隔15mm,左心室后壁8mm,LVEF 60%。室壁最厚处位于室间隔中上部,最厚为20mm,左室流出道最大压差13mmHg,运动激发后压差29mmHg。诊断为非梗阻性肥厚型心肌病(室间隔),左心室舒张功能减低,卵圆孔未闭,心房水平微少量分流。经食管三维超声:左心耳未见明显血栓。

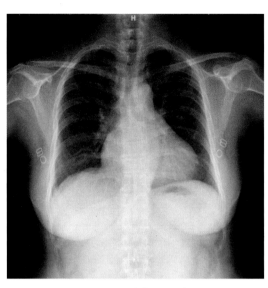

图 13-7　胸部 X 线片

Holter：心搏总数 64 410 次 /24h，平均心率 59 次 /min，最慢心率 45 次 /min，最快心率 105 次 /min。窦性心律，室性期前收缩 5 次 /24h，房性期前收缩 16 次 /24h，室上性心动过速 2 次 /24h。

ABPM：全天平均血压 103/64mmHg。

静息心肌灌注显像（SPECT）+ 心肌代谢显像（PET）：①心肌活力评价：室间隔增厚，血流灌注及代谢增加，符合肥厚型心肌病改变。②左室功能评价：左室心腔不大，左心室收缩功能正常。

CMRI：左心房前后径 42mm，左心室舒张末期最大横径 34mm，近中段室间隔及毗邻左心室前壁基底段增厚，最厚约 29mm，左心室收缩运动良好，受累心肌舒张顺应性降低，左室流出道收缩期血流峰值流速为 2.19m/s。二尖瓣未见明确反流信号，可见 SAM 征。LVEF 60%。心肌首过灌注显像示近中段室间隔增厚心肌内见斑点状灌注减低；延迟扫描示室间隔近中段壁内斑片状延迟强化。印象：梗阻性肥厚型心肌病，累及室间隔和左心室毗邻壁，伴室间隔段心肌纤维化（图 13-8）。

冠状动脉 CT：①左、右冠状动脉钙化，共积 78 分；冠状动脉呈右优势型；前降支起始段狭窄<50%，远段不除外存在有意义狭窄。②左心室壁不对称性肥厚，肥厚心肌纤维化变性可能性大，符合肥厚型心肌病改变，收缩期左室流出道偏窄。③左室节段性室壁偏薄及心肌缺血性改变。④可疑卵圆孔未闭。

冠状动脉造影：未见异常（图 13-9）。

患者住院当天（2020 年 9 月 1 日）20：00 左右，休息时出现心悸，自觉心搏快、心律不齐，伴轻度胸闷痛。无头晕、黑矇、晕厥，无喘憋、大汗，测血压 108/69mmHg，心电图提示心房颤动，给予阿替洛尔口服治疗以控制心室率（图 13-10）。

23：30 时转复为窦性心律，心房颤动共持续约 3.5h。转复时 R-R 间期最长间歇 2.9s，无头晕、黑矇、晕厥症状（图 13-11）。

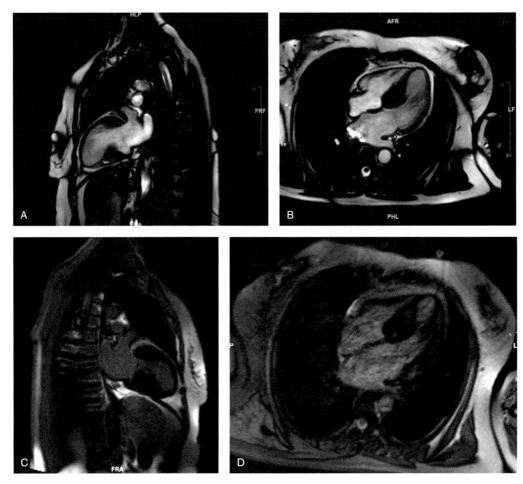

图 13-8 心脏磁共振成像

A、B. 平扫图像；C、D. 钆延迟扫描图像。

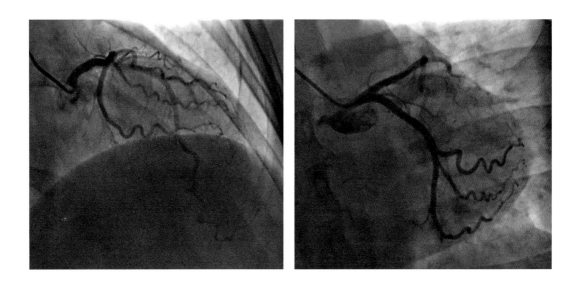

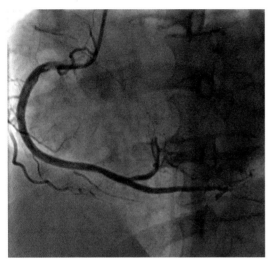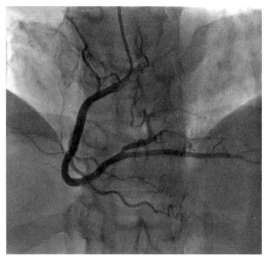

图 13-9 冠状动脉造影

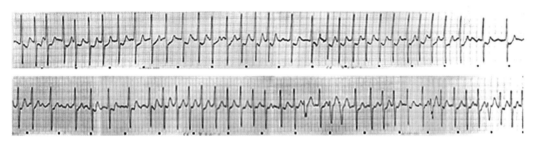

图 13-10 心电图

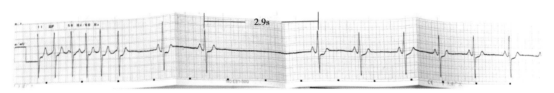

图 13-11 心电图

2020 年 9 月 5 日 19：00—23：00 再次发作快速心房颤动,共持续约 4h 转复为窦性心律。次日晨间复查心电图,较前无明显变化(图 13-12)。

2 次发作心房颤动后都做了心肌损伤标志物检查,发现 CK-MB 和 hs-cTnI 均明显升高(图 13-13)。

住院期间给予利伐沙班 20mg、1 次 /d,培哚普利 1mg、1 次 /d,阿替洛尔 12.5mg、2 次 /d,索他洛尔 40mg、2 次 /d,托拉塞米 5mg、1 次 /d,氯化钾缓释片 1.0g、2 次 /d,阿托伐他汀 20mg、1 次 / 晚治疗。2020 年 9 月 22 日在局部麻醉下行心内电生理检查及心房颤动射频消融术。患者病情好转,于 2020 年 9 月 24 日出院。出院时患者无不适,血压 119/62mmHg,双肺呼吸音清,心率 81 次 /min,律齐,双下肢无水肿。

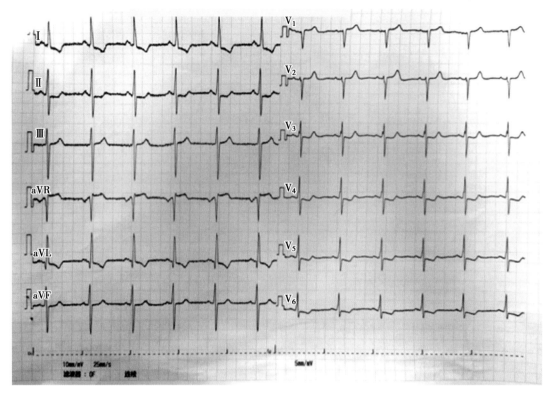

图 13-12　心电图

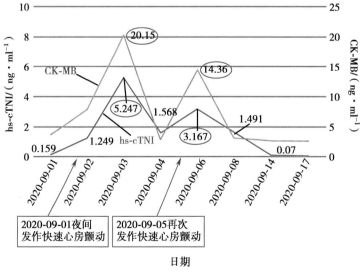

图 13-13　心肌损伤标志物变化趋势

【出院诊断】

肥厚型心肌病,心律失常,阵发性心房颤动,心功能Ⅱ级(NYHA 分级);先天性心脏病,卵圆孔未闭;高脂血症。

【病例特点】

1. 中年女性患者,曾明确诊断为非梗阻性肥厚型心肌病、卵圆孔未闭,近期反复出现心悸,心电图证实为阵发性心房颤动。

2. 入院后发作 2 次心房颤动,心肌损伤标志物检查发现 CK-MB 和 hs-cTnI 均明显升高;冠状动脉造影证实冠状动脉血管无狭窄病变,CTA 提示左室节段性室壁偏薄及心肌缺血性改变。UCG 提示非梗阻性肥厚型心肌病,卵圆孔未闭,左心耳无血栓。

3. 住院期间成功完成心房颤动射频消融术。

▌专家点评

肥厚型心肌病是导致急性心肌梗死的病因之一

1. **根据心肌梗死分型,肥厚型心肌病是导致急性心肌梗死的病因之一**　依据 2018 年"全球心肌梗死统一定义"中,仍然延续了以往 5 型的分类方法,但对原有概念进行了更新。

1 型心肌梗死:强调了斑块破损与动脉粥样硬化血栓形成的因果关系,其病理生理机制为冠状动脉脂质沉积、斑块破裂继而形成血栓,阻塞冠状动脉血流导致心肌缺血缺氧。

2 型心肌梗死:①与冠状动脉粥样硬化血栓形成无关的氧供需失衡,如严重高血压、肥厚型心肌病、快速心律失常、严重呼吸系统感染等因素所致。②稳定的 cTn(变化幅度 ≤20%)提示慢性疾病;cTn 升高 / 降低并未伴随临床心肌缺血的体征和 / 或症状,提示急性心肌损伤(如急性心力衰竭、心肌炎);cTn 升高 / 降低伴随临床心肌缺血症状,提示急性心肌梗死。

3 型心肌梗死:存在缺血性胸痛症状伴有新发缺血性心电图变化或心室颤动的心源性猝死患者。

4 型心肌梗死:与冠状动脉介入相关的心肌梗死。

5 型心肌梗死:与冠状动脉旁路移植术相关的心肌梗死。

对于 2 型心肌梗死病理生理机制为氧供失衡。导致氧供失衡原因有许多,与血管相关,如固定的冠状动脉粥样硬化、冠状动脉痉挛、冠状动脉微血管病变、冠状动脉栓塞、冠状动脉夹层 / 壁内血肿等因素;非血管因素,如快速心律失常(如快速心房颤动)或重度心动过缓;重度高血压 / 左心室肥厚;呼吸衰竭 / 低血压休克;重度贫血。

2. **心肌生物标志物作为 2 型心肌梗死诊断依据推荐**　心肌损伤:cTn 升高>99%URL(参考值上限)被定义为心肌损伤。急性心肌损伤:cTn>99%URL,且存在升高和 / 或下降。急性心肌梗死:急性心肌损伤 + 急性心肌缺血临床证据。2 型心肌梗死:有与冠状动脉血栓形成不相关的心肌氧供 - 需之间失衡的证据。非冠状动脉缺血因素导致的急性心肌缺血的临床证据至少有下列一项:①缺血症状;②新发生的缺血性心电图改变;③心电图病理性 Q 波形成;④影像学证据显示有新的心肌活性丧失或新发的局部室壁运动异常。

3. **非冠状动脉缺血所致急性心肌梗死的治疗原则**　急性心肌梗死治疗的原则是

尽快恢复心肌的血液灌注,以挽救濒临坏死的心肌细胞;防止梗死面积扩大,缩小心肌缺血的范围,保护和维持心脏功能,及时处理各种严重的心律失常、泵衰竭和各种其他并发症,防止发生猝死。

对于非冠状动脉缺血所致急性心肌梗死,冠状动脉造影检查是必须的,以排查是否存在冠状动脉病变的可能性;药物治疗方面,仍然推荐双联抗血小板治疗、强化他汀类药物治疗;在没有禁忌的情况下,建议 β 受体阻滞剂联合血管紧张素转化酶抑制剂/血管紧张素受体拮抗剂(ACEI/ARB)类药物改善心室重构;依据具体情况,加用改善微循环、改善痉挛、祛除心律失常(如心房颤动消融)、改善血压、改善舒张功能的措施的治疗,最大限度改善由非冠状动脉缺血所致急性心肌梗死的症状及预后。

第十四章

雪上加霜——肥厚型心肌病并发心房心室血栓

 ## 病例 1
肥厚型心肌病并发心房血栓

【病史摘要】

患者女性,56 岁,主因"活动后胸闷气短 7 年,加重 2 年"入院。患者 2012 年劳累后出现咽喉部梗噎感,不伴胸闷、胸痛、气短、恶心、呕吐等症状,当地医院查胸部 X 线片示心脏扩大,心电图示心房颤动,建议药物治疗。2012 年 10 月因"说话含糊伴舌头发麻"就诊,不伴肢体活动不便、吞咽困难、头晕、头痛等不适,当地医院考虑为脑血管病变,予以服用华法林治疗。2015 年于我院住院,24h 动态心电图示异位心律,平均心率 68 次 /min,最慢心率 36 次 /min,最快心率 222 次 /min,心房颤动,偶见伴室内差异性传导。2015 年 3 月 13 日行右心导管 + 心肌活检:患者肺动脉压(FAP)40/25/29mmHg,肺动脉楔压(PAWP)20/21/18mmHg,CO 2.65L/min,心指数(CI)1.66L/($min·m^2$),肺血管阻力(PVR)4.15WU。CMRI 考虑为限制性改变肥厚型心肌病。日常服药治疗,但运动耐量持续减低,近 2 年日常步行 50m 即感胸闷不适。

既往无高血压、糖尿病病史,无烟、酒嗜好。其父健在,其母患肥厚型心肌病,已故。1 弟患肥厚型心肌病、脑梗死,1 妹。育有 1 女。

【体格检查】

体温 36.6℃,脉搏 78 次 /min,呼吸 16 次 /min,血压 130/80mmHg。双肺呼吸音清,未闻及干、湿啰音。心界不大,心率 89 次 /min,律绝对不齐,各瓣膜听诊区未闻及杂音。腹部查体未见异常,双下肢无水肿。

【入院诊断】

肥厚型心肌病,心脏扩大,心律失常,持续性心房颤动,心功能Ⅲ级(NYHA 分级)。

【诊疗经过】

全血常规、血生化、D-dimer、甲状腺功能、免疫指标均未见异常。

　　NT-proBNP：1 002.0pg/ml↑→510.0pg/ml↑（正常范围：<150pg/ml）。Big-ET 0.33pmol/L↑（正常范围：<10.25pmol/L），hs-cTnI 0.288ng/ml↑（正常范围：<0.016ng/ml），INR 2.38↑（正常范围：0.8~1.2），尿微量白蛋白 39.24mg/g↑（正常范围：0~30mg/g）。

　　ECG：异位心律，心房颤动（图 14-1）。

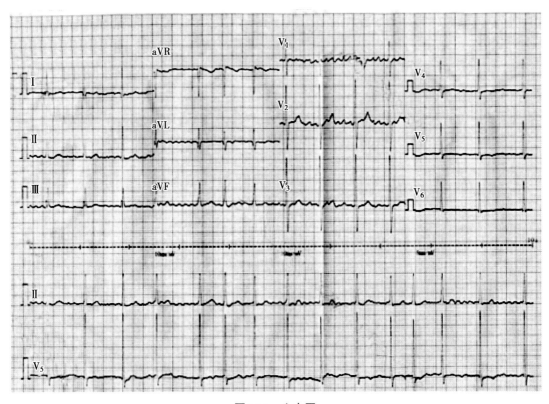

图 14-1　心电图

　　胸部 X 线片：双肺轻度淤血，未见实变；主动脉结不宽；肺动脉段平直；左心房、左心室增大；心胸比为 0.61（图 14-2）。

　　UCG：LA 51mm，LV 47mm，IVS 13mm，LVPW 8mm，LVEF 38%。双心房明显扩大，双心室腔内径正常，室间隔增厚，最厚处约 15mm，余室壁厚度在正常范围内。左心室下壁基底段运动幅度略降低。心内膜回声增强，室壁运动僵硬，舒张明显受限。彩色多普勒血流成像检查：收缩期二尖瓣口可见少量反流。三尖瓣口可见少量反流，估测肺动脉收缩压约为 42mmHg。超声印象：阳性所见限制型心肌病不除外，双心房明显扩大，二尖瓣少量反流，三尖瓣少量反流，心功能减低，肺循环高压（轻度）。

　　Holter：心搏总数 69 511 次 /24h。异位心律，平均心率 65 次 /min，最慢心率 42 次 /min，最快心率 152 次 /min，心房颤动，偶发室性期前收缩，最长 R-R 间期 3.74s。

　　ABPM：全天平均血压 108/69mmHg，白天平均血压 113/72mmHg，夜间平均血压 96/62mmHg。

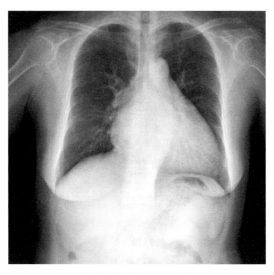

图 14-2 胸部 X 线片

CMRI：左心房、左心室不大；室间隔大部及左室各壁中远段、心尖部室壁增厚；收缩期心尖部几近闭塞。流出道通畅，二尖瓣启闭大致正常。心肌首过灌注显像未见异常；延迟扫描示，室间隔与左心室前壁、下壁移行处可见灶状强化信号。诊断为非梗阻性肥厚型心肌病，累及室间隔及左室各壁中远段和心尖部，室间隔灶状纤维化（图 14-3）。

静息心肌灌注显像（SPECT）＋心肌代谢显像（PET）：①心肌活力评价：间隔增厚，血流灌注／代谢增高，符合肥厚型心肌病改变。心尖血流及代谢略减低。②左室功能评价：左室心腔不大，室壁运动减低，心尖、前壁、间隔减弱为著，LVEF 38%（图 14-4）。

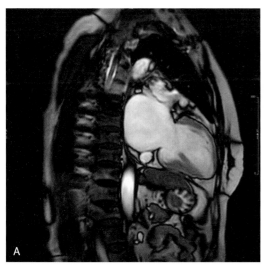
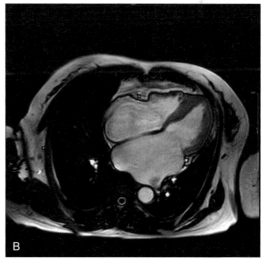

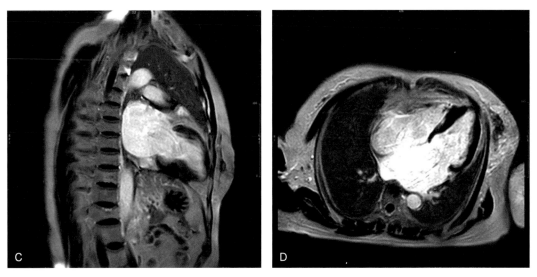

图14-3 心脏磁共振成像

A、B. 平扫图像；C、D. 钆延迟扫描图像。

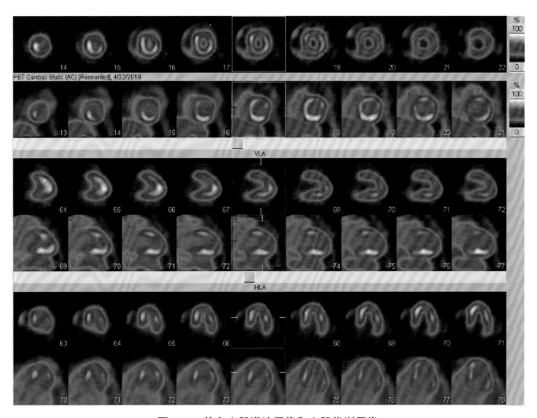

图14-4 静息心肌灌注显像和心肌代谢显像

CT：双心房增大，左心房耳部充盈缺损，两侧肺静脉汇入左心房，汇入处未见狭窄。主动脉轻度粥样硬化改变。右肺中叶及左肺上叶舌段陈旧性病变，右肺下叶小肺气囊。

双肾＋肾上腺 CT：右肾小囊肿；双侧肾上腺、肾动脉和左侧肾脏未见异常。腹主动脉及双侧髂动脉轻度粥样硬化。

5 年 SCD 评分：1.6%。

住院期间给予富马酸比索洛尔 5mg、1 次 /d，托拉塞米片 20mg、1 次 /d，华法林 3mg、1 次 /d，沙库巴曲缬沙坦钠片（诺欣妥）12.5mg、2 次 /d 治疗。

患者于 2019 年 4 月 30 日病情好转出院。出院时患者无不适，血压 117/70mmHg，双肺呼吸音清，心率 69 次 /min，律绝对不齐，双下肢无水肿。

【出院诊断】

肥厚型心肌病（限制样改变），心脏扩大，心律失常，持续性心房颤动，长 R-R 间期，左心房血栓，心功能Ⅲ级（NYHA 分级）；右肾囊肿。

【病例特点】

1. 中年女性患者，因"活动后胸闷、气短 7 年，加重 2 年"入院。

2. 辅助检查 NT-proBNP、hs-cTnI 升高。心电图提示心房颤动。

3. 左心房 CT 提示双心房增大，左心房耳部充盈缺损。

4. UCG 提示双心房明显扩大，双心室腔内径正常，室间隔增厚，最厚处约 15mm，LVEF 38%。

5. CMRI 提示非梗阻性肥厚型心肌病，累及室间隔及左室各壁中远段和心尖部，室间隔灶状纤维化。

专家点评

肥厚型心肌病合并心房颤动易导致心房血栓

1. HCM 合并心房颤动患者血栓栓塞的发生率高 心源性猝死、心力衰竭和血栓栓塞是 HCM 患者死亡的三大主要原因。HCM 患者血栓栓塞的最常见原因是心房颤动，在 HCM 患者中，心房颤动患病率在 20% 左右，相关年病死率约 0.7%。研究发现未经抗凝治疗或依从性差的患者，血栓栓塞事件的发生率比接受规律抗凝治疗的患者高出 7 倍以上。

2. HCM 合并心房颤动及心房血栓的抗凝治疗适应证 HCM 合并心房颤动的抗凝治疗适应证：①HCM 合并持续性或阵发性心房颤动的患者，无论 CHA_2DS_2-VASc 评分情况如何，在无禁忌证时均建议抗凝治疗；除非心房颤动病因可逆转，否则在恢复窦性节律前建议终身接受口服抗凝药物治疗；合并心房扑动时，按心房颤动进行抗凝治疗。②HCM 合并无症状心房颤动的患者，发作持续时间超过 24h，无论 CHA_2DS_2-VASc 评分情况如何，也建议抗凝治疗。③HCM 合并无症状心房颤动的患者，心房颤动发作持续时间超过 5min 但少于 24h，考虑到心房颤动发作的持续时间、潜在风险因素及出血风险等因素，抗凝治疗可能是有益的。

HCM 合并心房血栓的患者，在无禁忌证时，建议抗凝治疗。新型口服抗凝药（NOAC）和华法林均可用于心房血栓患者的抗凝治疗。抗凝治疗前均应采用 HAS-BLED 评分评估出血风险。

病例 2
肥厚型心肌病并发心室血栓

【病史摘要】

患者男性,42 岁,主因"间断胸痛、胸闷 3 年,阵发性心悸 5 天"于 2018 年 6 月 12 日急诊入院。患者 3 年前无明显诱因出现胸痛,伴大汗,当地诊断为急性心肌梗死,具体不详。后患者长期口服阿司匹林、他汀、硝苯地平控释片(拜新同)等药物,间断胸部不适,均自行缓解。2018 年 6 月 7 日晚无明显诱因出现心悸,伴胸痛,当地医院诊断为室性心动过速,给予胺碘酮静脉推注及泵入,总量近 900mg,利多卡因总量约 300mg,均未转复。次日转入上级医院,心电图提示室性心动过速,心率 163 次 /min,意识清醒,血压 87/55mmHg,给予 200J 同步电复律 2 次,短暂恢复窦性心律后再次发生室性心动过速,给予利多卡因 0.1g 静脉推注及 1.0g 泵入,仍为室性心动过速,心率 150 次 /min,意识清醒。2018 年 6 月 9 日联合美托洛尔 10mg 持续泵入,电复律未成功,静脉推注胺碘酮 300mg,再次电复律,转为窦性心律后心率为 78 次 /min,继续胺碘酮以 1mg/min 的速度维持,8h 后改为 0.5mg/min 持续泵入。转为窦性心律后 6h 室性心动过速再发,给予胺碘酮 300mg 静脉推注,心率降至 135 次 /min,未能转复。其间静脉推注美托洛尔 5mg 之后,美托洛尔 25mg、2 次 /d 口服。外院应用胺碘酮累计 3 810mg。患者意识清醒。患者于 2018 年 6 月 11 日急救车转至我院急诊。查心电图提示室性心动过速,心率 143 次 /min,血压 115/89mmHg,意识清醒。心肌梗死三项阴性,NT-proBNP 7 432pg/ml,床旁 UCG 提示 LA 53mm,LV 52mm,LVEF 45%,前壁运动减低,二尖瓣少量反流。持续以 0.5mg/min 的速度静脉泵入胺碘酮,同步双向波 200J 电复律 1 次,转复为窦性心律,心率 72 次 /min,胺碘酮加量至以 1mg/min 的速度静脉泵入,胺碘酮累计应用 5 070mg。给予阿司匹林、阿托伐他汀(立普妥)、美托洛尔、胺碘酮(急诊共口服 0.4g)。

既往脑梗死 3 年。已戒烟、酒 13 年。其母患高血压、糖尿病、脑梗死。育有 1 子。

【体格检查】

体温 36.5℃,脉搏 60 次 /min,呼吸 18 次 /min,血压 129/88mmHg。双肺呼吸音清,未闻及干、湿啰音。心界不大,心率 60 次 /min,律齐,未闻及杂音。腹部查体未见异常,双下肢无水肿,右侧巴宾斯基征阳性。右上肢肌力 3 级,右下肢肌力 4 级,左侧肢体肌力正常。

【入院诊断】

冠状动脉粥样硬化性心脏病,陈旧性心肌梗死,心律失常,室性心动过速,心功能Ⅳ级(NYHA 分级);高血压病 3 级(极高危);高脂血症;陈旧性脑梗死;反流性食管炎。

【诊疗经过】

血常规、心肌梗死三项、ESR、甲状腺功能、INR、尿微量白蛋白 / 肌酐均未见异常。

D-dimer、纤维蛋白降解产物(FDP)、NT-proBNP 及肌酐(CREA)变化趋势如图 14-5~ 图 14-8 所示。

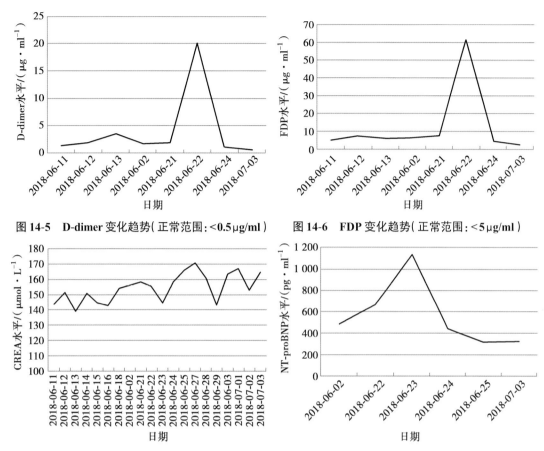

图 14-5　D-dimer 变化趋势（正常范围：<0.5μg/ml）　　图 14-6　FDP 变化趋势（正常范围：<5μg/ml）

图 14-7　CREA 变化趋势（正常范围：44~133μmol/L）　图 14-8　NT-proBNP 变化趋势（正常范围：<150pg/ml）

ECG：P 波异常，异常 Q 波，T 波改变（图 14-9）。

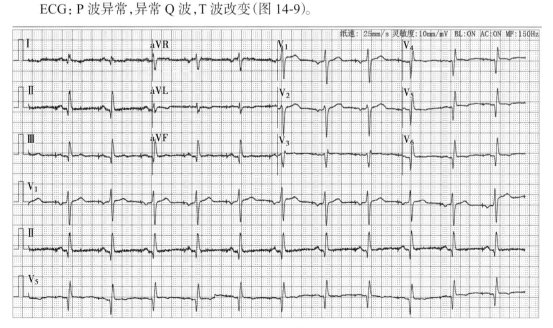

图 14-9　心电图

胸部 X 线片：双肺纹理重，未见实变；主动脉结偏宽；肺动脉段平直；左心室圆隆；心影内可见起搏器电极影；心胸比为 0.00（图 14-10）。

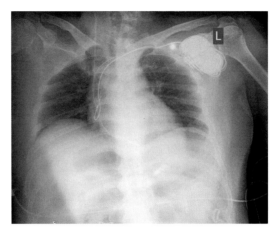

图 14-10　胸部 X 线片

入院时 UCG（2018 年 6 月 15 日）：LA 38mm，LV 50mm，IVS 9mm，LVPW 11mm，LVEF 42%。各房室内径在正常范围内。房、室间隔连续且完整。左室前壁心尖段、侧壁心尖段、下后壁心尖段及心尖部变薄，运动幅度明显减弱，左室心尖部向外膨出，范围约 40mm×18mm，其内可见中等回声异常团块附着，大小约 25mm×11mm。余室壁节段运动未见明显异常。各瓣膜形态、结构、启闭运动未见明显改变。大动脉关系、内径正常。心包腔未见异常。彩色多普勒血流成像检查：心内结构及血流未见明显异常。超声印象：节段性室壁运动异常，心尖部室壁瘤形成，心尖部血栓形成，左心室收缩功能减低。

出院后 UCG（2018 年 10 月 8 日）：LA 44mm，LV 54mm，IVS 11mm，LVPW 9mm，LVEF 48%。左心房增大，余房室内径在正常范围内。室间隔中段增厚，厚约 17mm，房、室间隔连续且完整。左室前壁心尖段、侧壁心尖段、下后壁心尖段及心尖部变薄，运动幅度明显减弱，左室心尖部向外膨出，范围约 45mm×23mm，其内可见中等回声异常团块附着，大小约 16mm×7mm。余室壁节段运动未见明确异常。各瓣膜形态、结构、启闭运动未见明显改变。大动脉关系、内径正常。心包腔未见异常。彩色多普勒血流成像检查：左心室中部收缩期流速正常，二尖瓣少量反流。超声印象：节段性室壁运动异常，心尖部室壁瘤形成，心尖部附壁血栓形成，较前减小，室间隔中段增厚，不除外肥厚型心肌病，左心室收缩功能减低。

颈动脉超声：左侧颈内动脉闭塞可能性大。

Holter：心搏总数 75 795 次 /24h。平均心率 58 次 /min，最慢心率 49 次 /min，最快心率 71 次 /min，窦性心律，偶发房性期前收缩，偶发室性期前收缩，异常 Q 波。

CMRI：心脏常规扫描示，心脏各房室不大，左室心尖部圆隆、突出（左心房前后径 31mm，左心室舒张末期最大横径 49mm）。左室心尖部明显变薄，室间隔中段明显肥厚（室间隔最厚约 20mm，左心室游离壁中段 11~12mm），余节段正常。增厚心肌收缩功能尚可，舒张顺应性降低，左室心尖部收缩功能明显减低，可见矛盾运动，左心室整体收缩功能减低，左室流出道收缩期未见明确高速血流。心室腔近心尖部可见团块状异常信号，大小约 21mm×13mm。主肺动脉径约 25mm，同水平升主动脉径约 29mm。二尖瓣少量反流信号，三尖瓣及主动脉瓣未见异常。心包无增厚,心包腔少许积液。左心功能:LVEF 25%,CO 1.9L/min,EDV 121.5ml,EDVi 58.6ml/m^2。心肌首过灌注显像示左室心尖部可见灌注减低;延迟扫描示中段室间隔及左室下侧基底段可见灶状强化信号,左室心尖部可见近透壁性强化信号。左室腔近心尖部可见团块状充盈缺损征象。印象:非对称性室间隔肥厚型心肌病,左室心尖部室壁瘤伴附壁血栓形成(图 14-11)。

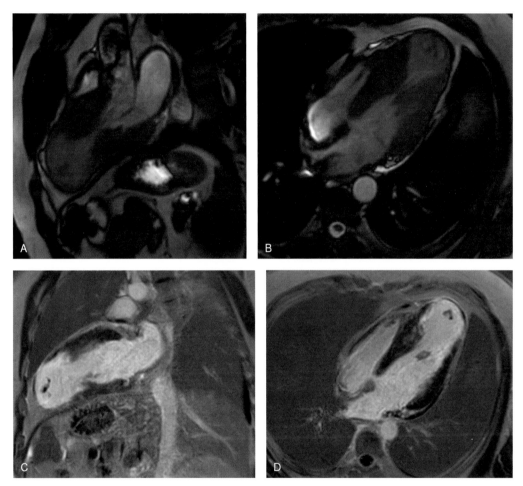

图 14-11　心脏磁共振成像
A、B. 平扫图像;C、D. 钆延迟扫描图像。

静息心肌灌注显像(SPECT)+心肌代谢显像(PET):①心肌活力评价:广泛心尖部及各室壁中段增厚,血流灌注/代谢增高,符合肥厚型心肌病改变。②左室功能评价:左室心腔小,广泛心尖部运动减弱,LVEF 61%。

全主动脉 CT:主动脉增强扫描未见明确异常。左室心尖部室壁瘤,伴附壁血栓形成;室间隔中远段增厚;请结合临床。左肾上极形态欠规则,皮质变薄,意义待定。

头颅 CT:左侧额叶、顶叶、颞叶及右侧顶叶陈旧性脑梗死。

冠状动脉造影:未见明显冠状动脉狭窄。

住院期间,给予利伐沙班 20mg、1 次 /d,富马酸比索洛尔 5mg、1 次 /d,门冬氨酸钾镁

158mg、3 次 /d,盐酸胺碘酮 200mg、1 次 /d(累计用量 14.0g 左右),呋塞米 20mg、1 次 /d,氯化钾缓释片 1.0g、2 次 /d,尿毒清颗粒 5g、4 次 /d 治疗。2018 年 6 月 22 日于局部麻醉下行冠状动脉造影。2018 年 7 月 5 日于局部麻醉下行双腔植入型 ICD 植入术,术后经起搏器程控,ATP 及 40J 电复律治疗均可短暂转复为窦性心律但不能维持。于当日下午局部麻醉下行心内电生理检查 + 经皮心脏射频导管消融术,成功消融室性心动过速。术后未再发作室性心动过速。

患者于 2018 年 7 月 13 日病情好转出院。出院时患者无不适,血压 106/65mmHg,双肺呼吸音清,心率 70 次 /min,律齐,未闻及杂音,双下肢无水肿;右上肢肌力 3 级,右下肢肌力 4 级,左侧肢体肌力正常。

【出院诊断】

非梗阻性肥厚型心肌病,左心室室壁瘤,左心室附壁血栓形成,心律失常,持续性室性心动过速,电复律史,心功能 Ⅱ 级(NYHA 分级);高血压病 3 级(极高危);高脂血症;左侧颈内动脉闭塞可能性大;陈旧性脑梗死;反流性食管炎;慢性肾功能不全。

【病例特点】

1. 中年男性患者,因间断胸痛、胸闷,反复发作室性心动过速,院外曾诊断为急性心肌梗死并进行电复律治疗。

2. UCG 提示节段性室壁运动异常,心尖部室壁瘤形成,射血分数降低,心尖部血栓形成,室间隔中段增厚,诊断为肥厚型心肌病。

3. CMRI 提示左室心尖部明显变薄,室间隔中段明显肥厚(室间隔最厚约 20mm),心室腔近心尖部可见团块状缺损。

4. 利伐沙班抗血栓治疗。

专家点评

肥厚型心肌病合并室壁瘤易导致心室血栓

1. HCM 合并室壁瘤易导致心室内血栓形成　左心室内血栓是左心室功能障碍的一种并发症。HCM 并发室壁瘤导致左心腔血栓风险显著增加。HCM 合并室壁瘤好发中部梗阻或心尖梗阻(闭塞)这 2 种类型。并发室壁瘤的发病机制与多种因素相关,如左心室中部梗阻或心尖梗阻(闭塞)造成左心室近心尖部压力负荷增大及室壁张力增加、冠状动脉灌注压力减低、心肌肥厚导致冠状动脉血流储备降低及微小血管病变等因素。室壁瘤形成后,局部产生涡流易导致血栓形成,是发生体循环栓塞的重要因素。HCM 并发室壁瘤其预后较差、心血管不良事件发生率高。

2. HCM 合并心室血栓抗凝治疗　HCM 合并心室血栓的患者,在无禁忌证时建议抗凝治疗,建议优先选择华法林抗凝治疗,INR 控制在 2.0~3.0,尽可能使治疗窗内时间(TTR)>70%。NOAC 对 HCM 合并心室血栓的抗凝治疗效果不确定。心室血栓在抗凝治疗前均应采用 HAS-BLED 评分评估出血风险。

第十五章
推波助澜——肥厚型心肌病并发室壁瘤形成

 病例 1
流出道及左心室中部梗阻合并冠心病心尖室壁瘤形成

【病史摘要】

患者男性,58岁,主因"心肌肥厚24年,心悸、气短4个月"于2019年2月18日入院。患者1994年超声心动图发现左心室壁肥厚,无明显不适。2000年出现饱餐后、快步行走或爬楼梯时胸闷、胸痛,持续0.5~2h,2008年于外院诊断为肥厚型心肌病,间断服用比索洛尔。2014年冠状动脉CTA示LAD中度狭窄,钝缘支中重度狭窄,RCA轻中度狭窄。2014年9月我院UCG示室间隔最厚25mm,左室流出道内径18mm,LA 36mm,LV 44mm,RV 23mm。CMRI提示室间隔中远段及毗邻左心室前壁最厚27mm,左心室中段可见梗阻。2014年11月25日于我院行改良扩大Morrow术及冠状动脉旁路移植术,术后长期药物治疗。近4个月患者反复心悸、气短,持续半小时至数小时可自行缓解;2019年1月18日UCG示LA 30mm,LV 45mm,LVEF 65%;Holter示平均心率55次/min(41~95次/min),房性期前收缩,室性期前收缩(1 060次/24h),室内传导阻滞。

既往高血压病史34年,高脂血症病史5年,糖尿病病史3年。饮酒30年,偶尔吸烟。其父患糖尿病、高血压、脑梗死,已故;其母患冠心病、心房颤动、脑梗死,已故;有1弟2姐,其大姐患肥厚型心肌病、高血压。育有1子。

【体格检查】

体温36.5℃,脉搏62次/min,呼吸17次/min,血压140/60mmHg。双肺呼吸音清,未闻及干、湿啰音。心界不大,心率62次/min,律不齐,各瓣膜听诊区未闻及杂音。腹部查体未见异常,双下肢无水肿。

【入院诊断】

梗阻性肥厚型心肌病,室壁瘤形成,左心室附壁血栓,改良扩大Morrow术后,心功能Ⅲ级(NYHA分级);冠状动脉粥样硬化性心脏病,劳力+自发性心绞痛,冠状动脉旁路移植术后;心律失常,窦性心动过缓,房性期前收缩,室性期前收缩;高血压病2级(极高危);2型糖尿病;高脂血症;痛风。

【诊疗经过】

血尿常规、血生化均未见异常。

NT-proBNP 345.1pg/ml↑(正常范围:<150pg/ml),hs-cTnI 0.233ng/ml↑(正常范围:<0.034ng/ml)。

ECG:窦性心动过缓,电轴左偏,异常 Q 波,ST-T 改变(图 15-1)。

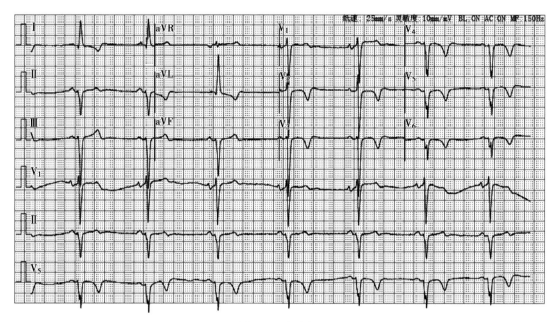

图 15-1 心电图

胸部 X 线片:双肺纹理大致正常,未见实变;主动脉结不宽;肺动脉段平直;左心圆隆;心胸比为 0.52(图 15-2)。

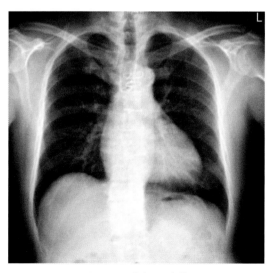

图 15-2 胸部 X 线片

2014 年改良扩大 Morrow 术前 UCG：LA 36mm，LV 46mm，LVEF 65%，室间隔增厚，以中下段为著，最厚 29mm，室壁回声粗糙。静息状态下（心率 58 次 /min），左心室中部（乳头肌水平）轻度狭窄。彩色多普勒血流成像示流出道流速轻度增快，峰值压差为 40mmHg，二尖瓣未见明显反流。轻微活动（心率 98 次 /min），左室流出道内径、流速及二尖瓣血流未见明显改变。

2019 年术后 UCG：LA 41mm，LV 51mm，IVS 15mm，LVPW 12mm，LVEF 73%。室间隔基底段较术前变薄，最薄处约 10mm，心尖部膨隆，余室壁厚度无明显变化。彩色多普勒血流成像示左室流出道峰值速度约 1.7m/s，最大压差约 7mmHg，左室流出道通畅。

经食管超声心动图检查（TEE）：左心房及左心耳内未探及明显异常团块回声。彩色多普勒血流成像示左室流出道血流通畅。主动脉瓣少量反流，二尖瓣、三尖瓣少量反流。梗阻性肥厚型心肌病术后，左室流出道通畅（图 15-3）。

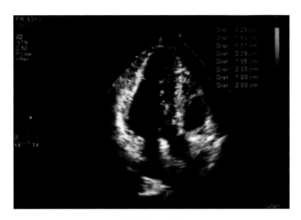

图 15-3　TEE

颈动脉超声：双侧颈动脉多发斑块形成。

Holter：心搏总数 67 204 次 /24h。窦性心律，平均心率 48 次 /min，最慢心率 40 次 /min，最快心率 70 次 /min，窦性心动过缓，偶发房性期前收缩，频发室性期前收缩（1 191 次 /24h）、短阵性室性心动过速，最长 R-R 间期 2.02s。

ABPM：全天平均血压 126/73mmHg，白天平均血压 125/72mmHg，夜间平均血压 130/73mmHg。

CMRI：左心房、左心室径偏大（左心房前后径 38mm，左心室横径 55mm）；室间隔近段偏厚（14~16mm），余段室间隔及左心室侧后壁中远段增厚（室间隔中段 18mm，下壁远段 12~13mm，侧壁心尖部 10~11mm），余段室壁厚度大致正常或在正常高限（前壁基底段 9~10mm，侧壁近段 7~9mm，下壁近中段 5~7mm），心尖部内腔面欠规则，前、后乳头肌增粗；左心室整体收缩功能大致正常，肥厚心肌顺应性减低，流出道可见轻度收缩期血流加速（峰值流速 1.62m/s），未及有意义梗阻，室腔中段收缩期近闭塞，心尖部收缩欠佳。二尖瓣收缩期少许反流，无明显 SAM 征。LVEF 53%，CO 6.5L/min，EDVi 116ml，EDV 205ml。延迟扫描示室间隔上段可见斑片强化，室间隔心尖段及心尖部可见明显内膜下为主强化，乳头肌亦可见强化。心脏常规扫描结合增强扫描提示梗阻性肥厚型心肌病 Morrow 术后，现左室流出道基本通畅,室腔中部可疑梗阻,心尖部收缩欠佳,左室心尖部可见明显内膜下纤维化改变(图 15-4)。

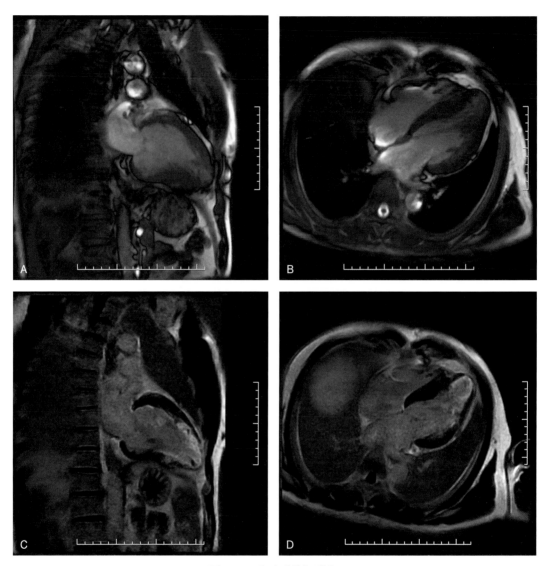

图 15-4 心脏磁共振成像
A、B. 平扫图像;C、D. 钆延迟扫描图像。

静息心肌灌注显像(SPECT)+心肌代谢显像(PET):①心肌活力评价:前壁中段、间隔增厚,血流灌注/代谢增高,符合肥厚型心肌病改变;心尖部、前壁心尖段、前侧壁心尖段及中段、下壁心尖段心肌部分坏死(坏死心肌约占左心室的14%)。②左室功能评价:左室心腔不大,心尖及间隔运动减弱,LVEF 46%。

冠状动脉CT:冠状动脉旁路移植术后,左乳内动脉-前降支桥血管及升主动脉-钝缘支桥血管显影好,冠状动脉病变请参考原造影结果。左心房增大,左室心尖部陈旧性心肌梗死改变,室壁瘤伴附壁血栓可能。主动脉粥样硬化性改变。

手术病理:(室间隔)心肌细胞肥大、变性,排列紊乱,符合肥厚型心肌病改变(图 15-5)。

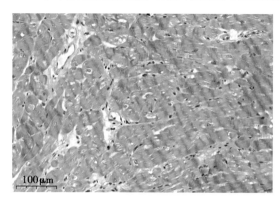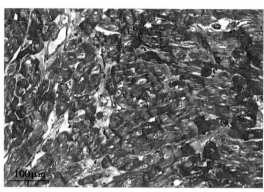

图 15-5　外科术后病理图像

住院期间给予硫酸氢氯吡格雷片 75mg、1 次 /d,利伐沙班片 20mg、1 次 /d,阿托伐他汀钙片 20mg、1 次 / 晚,苯磺酸氨氯地平片 5mg、1 次 /d,培哚普利叔丁胺 2mg、1 次 /d,阿卡波糖片 50mg、3 次 /d,格列齐特缓释片 60mg、1 次 /d。

患者于 2019 年 3 月 8 日病情好转出院。出院时患者无不适,血压 120/70mmHg,双肺呼吸音清,心率 56 次 /min,律不齐,双下肢无水肿。

【出院诊断】

梗阻性肥厚型心肌病(左心室中部为主),室壁瘤形成,左心室附壁血栓(不除外),左室流出道疏通术后,心功能 Ⅱ 级(NYHA 分级);冠状动脉粥样硬化性心脏病,劳力 + 自发性心绞痛,冠状动脉旁路移植术后;心律失常,窦性心动过缓,房性期前收缩,室性期前收缩;高血压病 2 级(极高危);2 型糖尿病;高脂血症;颈动脉斑块;痛风。

【病例特点】

1. 中老年男性患者,发现心肌肥厚 24 年,左室流出道及中部梗阻,2014 年行改良扩大 Morrow 术 + 冠状动脉旁路移植术。

2. 有肥厚型心肌病家族史,伴有高血压、高脂血症、糖尿病、饮酒、吸烟等心血管危险因素。

3. 术后 5 年查 NT-proBNP 及 hs-cTnI 升高,UCG 及 CMRI 提示流出道通畅,左心室腔中段收缩期近闭塞,室腔中部梗阻;CTA 提示桥血管通畅,室壁瘤形成伴附壁血栓。

4. 规范药物治疗基础,评估缺血及出血风险,采用抗血小板 + 抗凝治疗。

 病例 2
心尖肥厚型心肌病合并心尖部室壁瘤形成

【病史摘要】

患者男性,67 岁,主因“发现心肌肥厚 5 天”于 2019 年 4 月 3 日入院。患者住院前 5 天前受凉后出现发热,最高体温达 39.5℃,无寒战,无咳嗽、咳痰,无腹痛、腹泻,无尿频、尿急、尿痛等不适。当地医院查心电图提示 V₃~V₆ 导联 T 波倒置,UCG 提示心尖肥厚型心肌病,无黑矇、晕厥等不适,间断胸闷、针刺状胸痛,与活动无明显关系,不伴出汗,日常运动耐量无明显受限。服用美托洛尔 12.5mg、2 次 /d,福辛普利钠片(蒙诺)10mg、1 次 /d。

既往高血压病史 5 年。无烟、酒嗜好。其父母已故,有 1 弟。育有 1 女。否认遗传病家族史。

【体格检查】

体温 36.4℃,脉搏 68 次 /min,呼吸 17 次 /min,血压 120/80mmHg。双肺呼吸音清,未闻及干、湿啰音。心界不大,心率 68 次 /min,律齐,各瓣膜听诊区未闻及杂音。腹部查体未见异常,双下肢无水肿。

【入院诊断】

心尖肥厚型心肌病,心功能 Ⅱ 级(NYHA 分级);高血压病 2 级(极高危);肺尘埃沉着病。

【诊疗经过】

全血常规、血生化未见异常。

NT-proBNP:1 026.0pg/ml↑→1 173.0pg/ml↑→978.5pg/ml↑(正常范围:<150pg/ml)。

ECG:窦性心律,ST-T 改变。V₃~V₆ 导联 T 波倒置(图 15-6)。

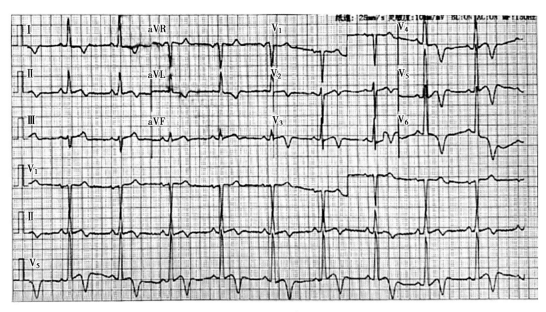

图 15-6 心电图

胸部 X 线片:双肺纹理大致正常,未见实变;升主动脉及主动脉结偏宽;肺动脉段平直;左心室圆隆;双侧多发陈旧性肋骨骨折;心胸比为 0.49(图 15-7)。

UCG:LA 42mm,LV 51mm,IVS 11mm,LVPW 10mm,LVEF 75%。左心房增大,余房室腔内径在正常范围内,左室心尖部明显增厚,最厚处约 21mm,病变处回声增粗、增强,呈毛玻璃样改变,收缩期左室腔心尖部近于闭塞。余左心室壁各节段厚度为正常高值,运动幅度正常。主动脉瓣无冠瓣钙化及二尖瓣后叶瓣环钙化,瓣叶启闭尚可,余瓣膜形态、结构、启闭运动未见明显改变。大动脉关系、内径正常。心包腔未见异常。彩色多普勒血流成像检查:

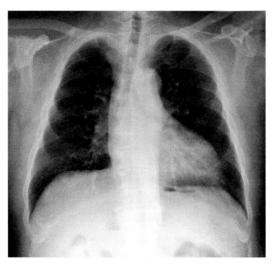

图 15-7　胸部 X 线片

静息状态下,左室流出道血流速度正常,无明显压差。二尖瓣微少量反流,主动脉瓣微少量反流。超声印象:心尖肥厚型心肌病,左心室舒张功能减低。

复查 UCG:LA 35mm,LV 50mm,IVS 18mm,LVPW 12mm,LVEF 66%。左心房增大,余房室腔内径在正常范围内,室间隔及左室心尖部明显增厚,最厚处约 21mm,位于心尖部,病变处回声增粗、增强,呈毛玻璃样改变,收缩期左室腔心尖部近于闭塞。余左心室壁各节段厚度为正常高值,运动幅度正常。主动脉瓣无冠瓣钙化及二尖瓣后叶瓣环钙化,瓣叶启闭尚可,余瓣膜形态、结构、启闭运动未见明显改变。大动脉关系、内径正常。心包腔未见异常。彩色多普勒血流成像检查:静息状态下,心率 88 次 /min,左室流出道血流速度正常,流速约 1.7m/s,无明显压差;收缩期左室心尖部探及高速血流,峰值流速为 4.8m/s,峰值压差约 90mmHg。超声印象:肥厚型心肌病,左室心尖部梗阻,左心室舒张功能减低。

治疗后复查 UCG:LA 43mm,LV 52mm,室间隔 13mm,左心室后壁 11mm,LVEF 65%。左心房增大,余房室腔内径在正常范围内,室间隔及左室心尖部明显增厚,最厚处位于心尖部,厚约 21mm,病变处回声增粗、增强,呈毛玻璃样改变,收缩期左室腔心尖部近于闭塞。余左心室壁各节段厚度为正常高值,运动幅度正常。主动脉瓣无冠瓣钙化及二尖瓣后叶瓣环钙化,瓣叶启闭尚可,余瓣膜形态、结构、启闭运动未见明显改变。大动脉关系、内径正常。心包腔未见异常。彩色多普勒血流成像检查:静息状态下,左室流出道血流速度正常,流速约 1.5m/s,无明显压差;收缩期左室心尖部探及高速血流,峰值流速为 3.2m/s,峰值压差约 42mmHg。超声印象:肥厚型心肌病,左室心尖部梗阻,左心室舒张功能减低。

Holter:心搏总数 87 636 次 /24h,平均心率 61 次 /min,最慢心率 46 次 /min,最快心率 102 次 /min,窦性心律,偶发房性期前收缩,偶见成对,短阵房性心动过速,偶发室性期前收缩,ST-T 改变。

ABPM:全天平均血压 108/65mmHg,白天平均血压 111/67mmHg,夜间平均血压 101/61mmHg。

CMRI:左心房增大,左心室轻度扩大;左室各壁中远段及心尖部增厚,余左室壁厚度大致正常,收缩期左室腔呈黑桃尖样改变;左室心尖部收缩期末近闭塞,左室整体收缩运动正常,增厚心肌舒张顺应性减低,左室流出道无明显梗阻。右心房、右心室不大,右室流出道未见明显梗阻。二尖瓣、三尖瓣及主动脉瓣启闭可。心包腔未见积液征象。心肌首过灌注显像示左室心尖部可见心内膜下灌注减低;延迟扫描示左室心尖部可见近透壁性强化信号。印象:心尖肥厚型心肌病并心尖部室壁瘤形成(图 15-8)。

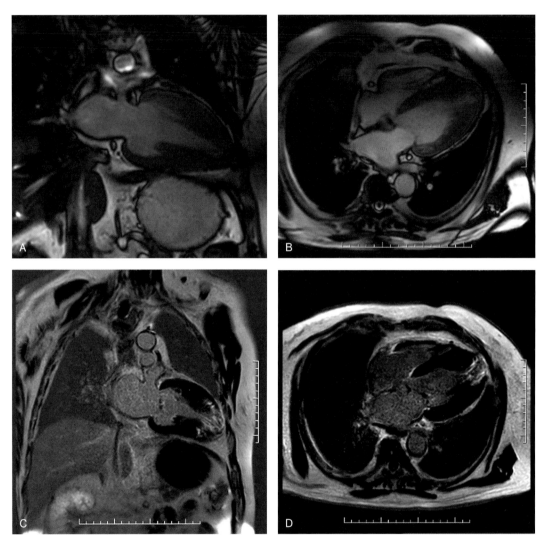

图 15-8　心脏磁共振成像
A、B. 平扫图像;C、D. 钆延迟扫描图像。

　　静息心肌灌注显像(SPECT)+心肌代谢显像(PET):①心肌活力评价:各壁近心尖段及中段增厚,血流灌注/代谢增高,符合肥厚型心肌病改变;心尖血流灌注及代谢均减低。②左室功能评价(仅供参考):左室心腔狭小,心尖部运动减低,LVEF 38%。

　　肾+肾动脉+肾上腺 CT:双侧肾上腺、肾动脉和双肾未见明确异常。腹主动脉及双侧髂动脉粥样硬化性改变。

　　冠状动脉 CT:冠状动脉未见钙化灶;冠状动脉呈右优势型;各支冠状动脉未见狭窄。

符合肥厚型心肌病表现,中段梗阻不除外,请进一步检查。二尖瓣瓣环钙化。右肺胸膜下散在微小结节,考虑炎性增生性改变,建议随诊。

冠状动脉及左心室造影:冠状动脉未见异常,左心室造影,可见左心室呈漏斗样改变,局部膨出(图 15-9)。

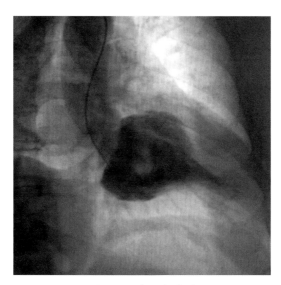

图 15-9　左心室造影

心肺运动试验:轻度受限的心肺运动功能状态。

睡眠呼吸监测:符合轻度睡眠呼吸暂停表现,以阻塞型为主。轻度夜间低氧血症。

6 分钟步行试验:303m。

住院期间给予富马酸比索洛尔 7.5mg、1 次 /d,培哚普利叔丁胺 1mg、1 次 /d,托拉塞米片 5mg、1 次 /d,氯化钾缓释片 0.5g、3 次 /d 治疗。2019 年 4 月 11 日局部麻醉下行冠状动脉及左心室造影检查。

患者于 2019 年 4 月 16 日病情好转出院。出院时患者无不适,血压 130/80mmHg,双肺呼吸音清,心率 67 次 /min,律齐,双下肢无水肿。

【出院诊断】

心尖肥厚型心肌病,室壁瘤形成,心功能 Ⅱ 级(NYHA 分级);高血压病 2 级(极高危);肺尘埃沉着病。

【病例特点】

1. 老年男性患者,查体诊断为心尖肥厚型心肌病。

2. NT-proBNP 升高,UCG 提示左心房大,心尖部增厚明显,最厚 21mm,左室流出道没有压差;收缩期左室心尖部探及高速血流,峰值流速 4.8m/s,峰值压差约 90mmHg;CMRI 示左室心尖部收缩末期近闭塞,心内膜下灌注减低;延迟扫描示透壁性强化。诊断为心尖肥厚型心肌病并心尖部室壁瘤形成。左心室造影,可见左心室呈漏斗样改变,局部膨出。PET/CT 提示心尖血流灌注及代谢均减低。

3. 药物治疗有效,应用比索洛尔后峰值压差降低约 50%。

▌专家点评

肥厚型心肌病是非冠状动脉因素导致室壁瘤形成的重要因素

1. 合并左室心尖部室壁瘤的 HCM 临床特点　2008 年 *Circulation* 上报道,合并左室心尖部室壁瘤的 HCM 是一种尚未被完全认识的肥厚型心肌病亚型。近年深入研究发现,此类型 HCM 与发生心肌肥厚的部位、心室形态、血流动力学等因素相关。此类型有如下特点:①常见于左心室中部梗阻及心尖部梗阻的患者;②冠状动脉造影通常正常;③同位素灌注及代谢均受损,但区域与冠状动脉分布不对称;④部分患者出现心力衰竭症状。

通过影像学(UCG、CMRI、心室造影)发现在心肌室间隔或游离壁肥厚的基础上,心尖部室壁明显变薄,室壁膨出,呈现收缩期反向运动,舒张期不运动或运动减弱的现象,这些患者应诊断为肥厚型心肌病伴左室心尖部室壁瘤。

2. HCM 是非冠状动脉因素导致室壁瘤形成的重要因素　左心室壁因缺血缺氧导致心肌坏死,室壁扩张、变薄,坏死的心肌逐渐被纤维瘢痕组织所替代,在心脏收缩期丧失收缩能力或呈现反常运动,病变薄层区域的心室壁向外膨出,形成室壁瘤。在临床上室壁瘤形成的主要病因为冠心病心肌梗死后;除此以外,HCM、心肌致密化不全心肌病等病因也会出现室壁瘤,其病理生理机制有别于冠心病。

HCM 并发室壁瘤多见于左心室中部梗阻及心尖部梗阻(心尖闭塞)的患者。其病理生理机制如下:①供-需氧失衡:心肌厚度增加引起的需氧增加及毛细血管网密度减低引起的供氧下降;②缺血:心室中部梗阻造成的后负荷增加、心尖部压力升高导致心肌内冠状动脉受压,继发心内膜下缺血导致了心尖部纤维化和坏死;③压力负荷:左心室收缩期不能完全排空,再加上舒张期压力增加,导致心尖部继发慢性压力超负荷。

3. 合并左室心尖部室壁瘤的 HCM 诊断及鉴别诊断　HCM 伴左室心尖部室壁瘤的主要诊断手段是心脏影像学检查,包括心脏二维 UCG、CMRI 和心室造影,其特征性表现除心肌肥厚的特征外,还存在大小不一的室壁瘤征象。

HCM 伴左室心尖部室壁瘤应与心肌梗死后室壁瘤形成进行鉴别,后者是心肌缺血性坏死导致左室心尖部变薄、运动减弱/消失,形成室壁瘤,不存在局限性心肌肥厚及左室流出道狭窄。HCM 导致的室壁瘤,常表现为明显的非对称性心肌肥厚、流出道(或心室中部、心尖部)狭窄和梗阻,冠状动脉造影正常。当 HCM 合并冠状动脉病变的患者,两者鉴别需要进一步基因检测和冠状动脉造影、PET 心肌显像等辅助检查。

4. 合并左室心尖部室壁瘤的 HCM 治疗原则　HCM 合并室壁瘤的治疗强调评估危险因素,改善患者预后。①室壁瘤的形成易导致心律失常发生,尤其是室性心动过速,需要充分评估,根据 SCD 评分,指导 ICD 安装;如果没有达到安装 ICD 指征,需要在 β 受体阻滞剂的基础上加用其他抗心律失常药物,如胺碘酮等。②室壁瘤的形成会导致部分患者射血分数降低,综合考虑,可以选择心力衰竭治疗的"新四联"药物(醛固酮受体拮抗剂、β 受体阻滞剂、肾素血管紧张素系统抑制剂以及钠-葡萄糖协同转运蛋白 2 抑制剂)。③室壁瘤的形成,局部产生涡流易导致血栓形成,是发生体循环栓塞的重要因素,需加强抗凝治疗预防血栓栓塞事件。

第十六章

如影随形——并发心房颤动的肥厚型心肌病

病例 1
重度肥厚伴发心房颤动的梗阻性肥厚型心肌病

【病史摘要】

患者男性,16 岁,主因"发作性心悸 4 年,加重 8 天"于 2018 年 11 月 28 日入院。患者 4 年前出现发作性心悸,多于劳累后发作,持续数分钟,休息后缓解,查体发现心脏杂音,超声提示梗阻性肥厚型心肌病。8 天前症状加重,心电图提示心房颤动,UCG 提示左心房扩大,左室流出道压差 56mmHg,给予美托洛尔治疗。

患者外祖父及大姨因肥厚型心肌病已去世,母亲已行基因检测,家系图如图 16-1 所示。

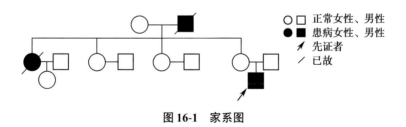

正常女性、男性
患病女性、男性
先证者
已故

图 16-1 家系图

【体格检查】

体温 36.5℃,脉搏 81 次 /min,呼吸 16 次 /min,血压 105/69mmHg。双肺呼吸音清,未闻及干、湿啰音。心界不大,心率 81 次 /min,律齐,胸骨左缘第 3 肋间可闻及 3/6 级粗糙的收缩期杂音,心尖部可闻及 2/6 级收缩期杂音。腹部查体未见异常,双下肢无水肿。

【入院诊断】

梗阻性肥厚型心肌病,二尖瓣重度关闭不全,心律失常,阵发性心房颤动,心功能Ⅲ级（NYHA 分级）。

【诊疗经过】

血常规、尿常规未见异常。

cTnI 0.131ng/ml↑（正常范围：<0.034ng/ml）,NT-proBNP 3 840.60pg/ml↑（正常范围：

<150pg/ml),GPT 302IU/L↑(正常范围：9~50IU/L),GOT 136IU/L↑(正常范围：15~40IU/L)。

ECG：窦性心律，异常 Q 波，左心室高电压，ST-T 改变(图 16-2)。

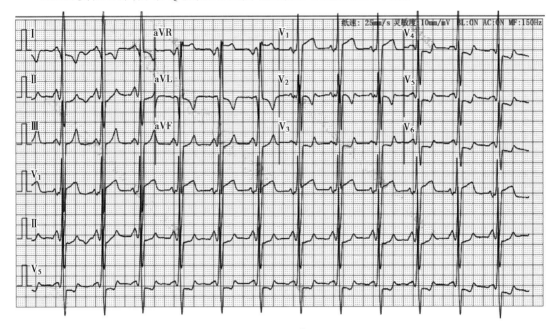

图 16-2　心电图

胸部 X 线片：双肺轻度淤血，未见实变；主动脉结不宽，肺动脉段平直，左心房增大，心胸比为 0.48(图 16-3)。

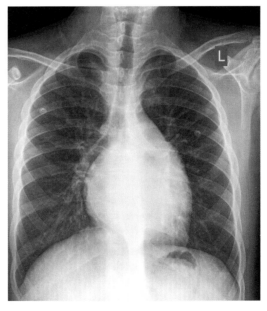

图 16-3　胸部 X 线片

UCG：LA 74mm，LV 23mm，LVEF 53%。左室流出道压差 89mmHg。诊断为梗阻性肥厚型心肌病，左心室舒张功能减低，二尖瓣中大量反流，心包积液(少量)。

Holter：心搏总数 106 657 次 /24h，平均心率 73 次 /min，最慢心率 56 次 /min，最快心率 107 次 /min，窦性心律，偶发房性期前收缩。

ABPM：全天平均血压 98/56mmHg，白天平均血压 101/60mmHg，夜间平均血压 86/44mmHg。

CMRI：梗阻性肥厚型心肌病，累及室间隔及毗邻左心室壁，伴受累心肌局部纤维化；左心房高度扩大并肺循环高压（图 16-4）。

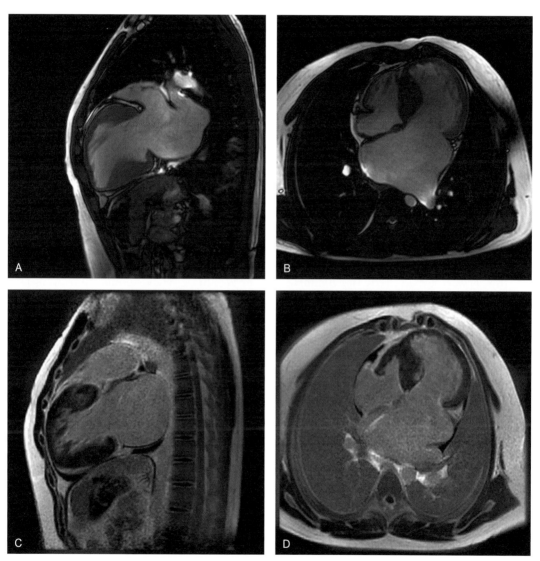

图 16-4　心脏磁共振成像
A、B. 平扫图像；C、D. 钆延迟扫描图像。

静息心肌灌注显像（SPECT）+ 心肌代谢显像（PET）：①心肌活力评价：左室心肌肥厚，间隔为著，血流灌注 / 代谢不均匀增高，符合肥厚型心肌病改变。②左室功能评价：左室心腔增大，室壁运动大致正常，LVEF 59%。

患者 2019 年 1 月 21 日在心外科于低温体外循环、全身麻醉下行改良扩大 Morrow 手术、左室流出道梗阻疏通术、二尖瓣成形术、冠状动脉肌桥松解术。

手术简况：室间隔厚 32mm，有纤维化；室间隔至心尖有肌束连接。切除肥厚室间隔心肌及乳头肌体部周围肌束，部分切除一条 AML-A$_2$ 区次级腱索在瓣叶部位融合，共切除心肌 13.08g。前降支近中段肌桥，长度为 70mm，深度为 2~7mm，做松解术。

外科术后病理报告提示（室间隔）符合肥厚型心肌病的改变（图 16-5）。

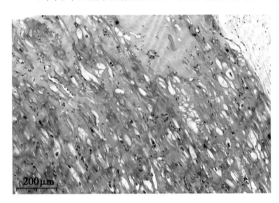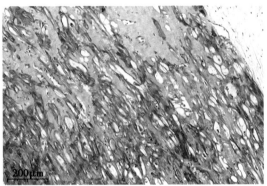

图 16-5 外科术后病理图像

术后 UCG 提示左室流出道血流速度较术前明显减低，峰值流速 1.8m/s，无明显压差。

术后药物治疗：阿替洛尔 12.5mg、3 次 /d。术后 1 个月 UCG 提示左室流出道血流速度较术前明显减低，最高压差 13mmHg。

出院时患者无不适，血压 100/70mmHg，双肺呼吸音清，心率 84 次 /min，律齐，腹部查体未见异常，双下肢无水肿。

【出院诊断】

梗阻性肥厚型心肌病，二尖瓣重度关闭不全，心律失常，阵发性心房颤动，心功能 Ⅱ 级（NYHA 分级）；冠状动脉肌桥。

【病例特点】

1. 青少年男性患者，有明确的 HCM 家族史。

2. 重度肥厚，手术发现室间隔厚度为 32mm；左室流出道压差为 89mmHg，二尖瓣左心房高度扩大并肺高压；Holter 提示阵发性心房颤动。

3. 手术发现室间隔明显增厚，伴纤维化；对影响梗阻的肌束及部分腱索切除，共 13.08g；对冠状动脉肌桥做松解术。术后病理符合肥厚型心肌病诊断。

4. 术后疗效评估 梗阻解除，二尖瓣反流纠正。

病例2
合并冠心病、心房颤动的心尖肥厚型心肌病

【病史摘要】

患者女性，71 岁，主因"发作性心悸、胸闷 3 年，加重伴胸痛 1 年"于 2019 年 1 月 8 日

入院。患者 3 年前无明显诱因感心悸、胸闷,持续 10min 至数小时,当地医院诊断为心房颤动,冠状动脉造影提示冠状动脉病变,给予他汀类及硝酸酯类药物治疗。近 1 年胸痛加重,每 2~3d 发作 1 次,可持续 1h 伴运动耐量减低。我院门诊查 UCG 提示 LA 37mm,LV 52mm,IVS 12mm,LVEF 68%。

既往高血压病史 3 年。吸烟,不饮酒。其父母已故。有 2 兄,病史不详,否认遗传病家族史。

【体格检查】

体温 36.3℃,脉搏 68 次 /min,呼吸 16 次 /min,血压 130/80mmHg。双肺呼吸音清,未闻及干、湿啰音。心界不大,心率 68 次 /min,律齐,各瓣膜听诊区未闻及杂音。腹软,双下肢无水肿。

【入院诊断】

心尖肥厚型心肌病,心律失常,心房颤动,心功能 Ⅲ 级(NYHA 分级);冠状动脉粥样硬化性心脏病;高血压病 3 级(极高危);高脂血症。

【诊疗经过】

血、尿常规未见异常。

cTnI 0.087ng/ml↑(正常范围:<0.08ng/ml),NT-proBNP 1 505.0pg/ml↑(正常范围:<150pg/ml),Big-ET 0.29pmol/L↑(正常范围:<0.25pmol/L),LDL-C 3.10mmol/L↑(正常范围:<1.8mmol/L),TG 2.47mmol/L↑(正常范围:0.38~1.76mmol/L)。

ECG:窦性心律,左心室高电压,ST-T 改变(图 16-6)。

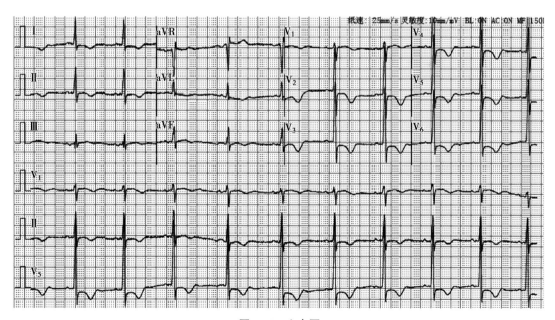

图 16-6　心电图

胸部 X 线片:双肺纹理正常,未见实变;主动脉结凸出,边缘钙化;肺动脉段平直;左心室圆隆、偏大,心胸比为 0.54(图 16-7)。

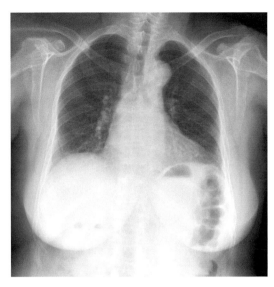

图 16-7 胸部 X 线片

UCG：LA 36mm，LV 48mm，IVS 10mm，LVEF 62%。左心房增大，左心室腔内径相对略小，左室心尖部明显增厚，最厚处约 17mm，病变处回声增粗、增强，呈毛玻璃样改变，心肌纹理排列紊乱，收缩期左室腔心尖部近于闭塞，二尖瓣关闭欠佳。诊断为心尖肥厚型心肌病。

Holter：心搏总数 73 140 次 /24h，平均心率 55 次 /min，最慢心率 41 次 /min，最快心率 171 次 /min。窦性心律，阵发性心房颤动。

ABPM：全天平均血压 124/68mmHg，白天平均血压 128/69mmHg，夜间平均血压 112/63mmHg。

CMRI：左心房、左心室轻度增大；左室心尖部增厚；舒张末期呈黑桃尖样改变，其余室壁厚度正常或为正常高限，心尖部顺应性降低，左心室整体收缩功能大致正常，左室流出道未见明显受阻征象。心肌首过灌注显像未见灌注明显减低或缺损；延迟扫描示左室心肌未见异常强化信号。诊断为左室心尖肥厚型心肌病，心肌未见明确纤维化（图 16-8）。

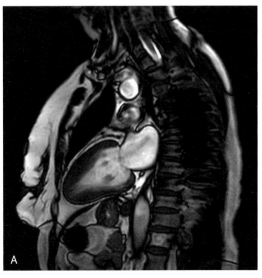
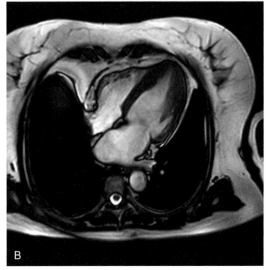

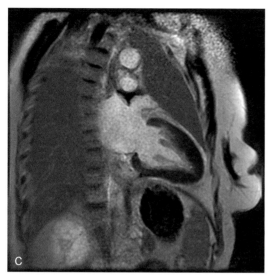
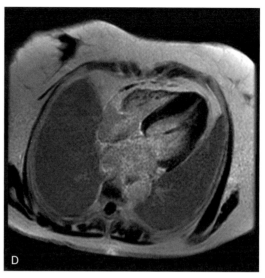

图 16-8　心脏磁共振成像
A、B. 平扫图像；C、D. 钆延迟扫描图像。

静息心肌灌注显像（SPECT）+心肌代谢显像（PET）：①心肌活力评价：广泛心尖部、前壁增厚，血流灌注及代谢增高，符合肥厚型心肌病改变。②左室功能评价：左室心腔不大，心尖、间隔运动减弱，LVEF 51%。

左心房及肺静脉 CT：左心房偏大，未见充盈缺损征象，共可见 4 支肺静脉汇入左心房，汇入处无狭窄。左心室前壁及心尖室壁增厚。主动脉弓部及降主动脉粥样硬化性改变。

冠状动脉造影：右冠状动脉近段 50%、中段 70%，后降支 70%，前降支近段 60%，回旋支近段开口处 80% 狭窄。

住院期间患者反复发作心房颤动诱发心肌缺血。MDT 会诊结果：冠状动脉介入科需要充分的功能学评估，但临床考虑运动试验风险高；电生理科认为肥厚型心肌病合并心房颤动射频消融术效果不佳，建议心外膜消融治疗，患者拒绝。住院期间给予胺碘酮200mg、1 次 /d，利伐沙班 20mg、1 次 /d，阿托伐他汀钙 20mg、1 次 / 晚，尼可地尔 5mg、3 次 /d，单硝酸异山梨酯缓释片 60mg、1 次 /d，氯沙坦钾氢氯噻嗪 100mg、1 次 /d。

患者于 2019 年 1 月 24 日病情好转出院。出院时患者无不适，血压 120/70mmHg，双肺呼吸音清，心率 49 次 /min，律齐，双下肢无水肿。

【出院诊断】

心尖肥厚型心肌病，心律失常，阵发性心房颤动，窦性心动过缓，心功能 Ⅱ 级（NYHA分级）；冠状动脉粥样硬化性心脏病，不稳定型心绞痛；高血压病 3 级（极高危）；高脂血症。

【病例特点】

1. 老年女性患者，以心悸、胸痛为首发症状；长期以高血压、冠心病、高脂血症就诊，外院未明确肥厚型心肌病诊断。

2. 辅助检查　心肌标志物 hs-cTnI 及 NT-proBNP 升高；心电图有明显的 ST-T 改变；

Holter 提示阵发性心房颤动；UCG 提示左心房大，左室心尖部最厚处约 17mm，回声增粗、增强，呈毛玻璃样改变，收缩期左室腔心尖部近于闭塞；CMRI 提示左心房大，左室心尖部增厚，舒张末期呈黑桃尖样改变，无心肌纤维化；CTA 示多支冠状动脉病变。

3. 冠状动脉多支血管呈轻、中度改变，反复发作心房颤动时诱发冠状动脉缺血。MDT 讨论认为冠状动脉介入、内科心房颤动消融术疗效不确定，推荐试行外科心外膜心房颤动消融术，患者拒绝。临床采用规范心房颤动药物治疗及抗凝、抗冠状动脉缺血治疗。

■专家点评

肥厚型心肌病并发心房颤动的机制及治疗

1. 肥厚型心肌病并发心房颤动的机制　心肌肥厚心室舒张功能受损、心房张力增加、肾素 - 血管紧张素 - 醛固酮系统激活、心房纤维化等因素，都是 HCM 患者易发生心房颤动的原因。根据统计，HCM 并发心房颤动的发生率为 20%~25%，尤其老年 HCM 患者并发心房颤动的发生率更高。合并心房颤动比不合并心房颤动的 HCM 患者病死率增加 4 倍、卒中风险增加 8 倍。

2. 肥厚型心肌病并发心房颤动的抗凝治疗原则　根据统计，HCM 并发心房颤动患者的血栓栓塞总患病率为 27%。HCM 并发心房颤动的抗凝治疗应考虑发作的持续时间以及潜在的危险因素。危险因素包括高龄、既往栓塞事件、NYHA 心功能分级、左心房内径、血管疾病和最大左心室壁厚度，合并这些危险因素的 HCM 患者注意心房颤动的识别并应考虑采用 HAS-BLED 评分评估出血风险（Ⅱa 类推荐，B 级证据）。

① HCM 合并临床心房颤动的患者，无论 CHA_2DS_2-VASc 评分情况，在无禁忌证时均建议抗凝治疗。建议使用直接口服抗凝剂（DOAC）作为一线选择，维生素 K 拮抗剂作为二线选择（Ⅰ 类推荐，A 级证据）。②亚临床心房颤动（SCAF）的 HCM 患者，发作期内持续时间超过 24h，无论 CHA_2DS_2-VASc 评分情况，也建议抗凝治疗。建议使用 DOAC 作为一线选择，维生素 K 拮抗剂作为二线选择（Ⅰ 类推荐，B 级证据）。③对于 SCAF 的 HCM 患者，若发作持续时间大于 5min 但小于 24h，考虑到心房颤动发作的持续时间、总心房颤动负担、潜在危险因素和出血风险，以 DOAC 作为一线选择和维生素 K 拮抗剂作为二线选择的抗凝治疗可能是有益的（Ⅱa 类推荐，C 级证据）。

3. 肥厚型心肌病并发心房颤动的药物治疗原则　HCM 患者对心房颤动的耐受性较差，节律控制优于心室率控制（Ⅰ 类推荐，B 级证据）。① LVEF<50%，胺碘酮是首选，可选用 β 受体阻滞剂、肾素 - 血管紧张素系统（RAS）抑制剂、螺内酯、袢利尿剂。②控制心室率推荐使用 β 受体阻滞剂、维拉帕米或地尔硫䓬；在无左室流出道梗阻的情况下，地高辛是一种潜在的选择。③对于 HCM 发作心房颤动时出现急性血流动力学不稳定（如低血压、急性左心衰竭、晕厥 / 先兆晕厥）者，电复律是首选。复律后再口服胺碘酮维持窦性心律是合理的（Ⅱa 类推荐，B 级证据）；对于血流动力学稳定的患者，首次发作心房颤动时可静脉使用胺碘酮复律（Ⅰ 类推荐，A 级证据）。

4. 肥厚型心肌病并发心房颤动的介入治疗　根据近期荟萃分析显示 HCM 并发心房颤动做射频消融，一次射频消融术后 1 年窦性心律维持率为 45%，二次或多次射频消融术后 6 年窦性心律维持率为 61%，但需要长期应用抗心律失常药物维持。

对于左心房巨大（左心房前后径>50mm）、长时程心房颤动、LVEF<50%、NYHA 心功能Ⅲ/Ⅳ级，节律控制和心室率控制都难以实现者，直接消融房室结后植入心脏起搏器是可行的。

第十七章
与狼共舞——伴发其他疾病的肥厚型心肌病

 病例 1
梗阻性肥厚型心肌病合并冠心病联合治疗

【病史摘要】

患者男性,56 岁,主因"活动时胸骨后疼痛 5 个月"于 2011 年 8 月 29 日入院。患者 5 个月前于活动时出现胸骨后疼痛,伴有咽部紧缩感,每次休息 2~3min 可缓解,安静休息及夜间睡眠时无发作,胸痛时不伴有黑矇、晕厥及意识丧失。至当地医院就诊,冠状动脉 CTA 检查示第一对角支 50% 狭窄,回旋支中段重度狭窄近闭塞;UCG 检查示室间隔基底段 16mm,左心室后壁 11mm,左室流出道压差 82mmHg。给予阿司匹林 100mg、1 次 /d,美托洛尔缓释片 118.75mg、1 次 /d,氟伐他汀 80mg、1 次 / 晚口服治疗,患者症状改善不明显。

既往高血压病史 10 年,平素口服美托洛尔控制血压,血压最高时可达 170/110mmHg,血压一般控制在 140/80mmHg。吸烟史 30 年,20 支 /d,未戒烟。饮酒史 30 年,每日饮白酒 200g(4 两),戒酒 1 年。否认家族遗传病史。

【体格检查】

体温 36.5℃,脉搏 70 次 /min,呼吸 18 次 /min,血压 138/86mmHg。双肺呼吸音清,未闻及干、湿啰音。心率 70 次 /min,律齐,胸骨左缘第 3~4 肋间可闻及 3/6 级收缩期吹风样杂音。腹部查体未见明显异常,双下肢无水肿。

【入院诊断】

梗阻性肥厚型心肌病;冠状动脉粥样硬化性心脏病,劳力性心绞痛;高血压病;高脂血症。

【诊疗经过】

血、尿、便常规,肝肾功能,凝血功能未见明显异常。

NT-proBNP 513pg/ml↑(正常范围:<150pg/ml)。

ECG:窦性心律,左心室高电压,ST-T 改变(图 17-1)。

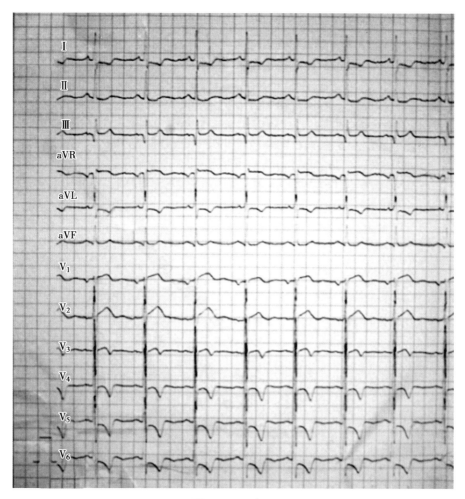

图 17-1 心电图

胸部 X 线片：双肺纹理偏重，未见实变；主动脉结不宽；肺动脉段平直；左心室圆隆；心胸比为 0.51。

UCG：LA 37mm，LV 40mm，LVEF 80%，室间隔中上部显著增厚，最厚处约 15mm，左室流出道内径狭窄，左室流出道压差约 136mmHg。

Holter：窦性心律，偶发房性期前收缩，ST-T 改变。共记录 22h55min，平均心率 74 次 /min，最慢心率 53 次 /min，发生于 1：02；最快心率 106 次 /min，发生于 6：10。共记录心搏 100 647 次。

静息心肌灌注显像（SPECT）+ 心肌代谢显像（PET）：静息状态下，下侧壁血流灌注减低，心肌代谢显像有 FDG 显像剂摄取，提示下侧壁心肌为缺血冬眠心肌。

CMRI：左心房轻度增大，左心室不大。左心室整体收缩功能大致正常，基底段室间隔增厚，最厚处为 18mm，增厚心肌舒张顺应性减低，左室流出道收缩期狭窄并可见高速血流，二尖瓣少量反流。左心功能：LVEF 87.1%，CO 6.15L/min。心肌首过灌注显像未见异常，延迟扫描显像未见异常强化。

2011 年 9 月 8 日于局部麻醉下行冠状动脉造影检查 + 经皮腔内室间隔心肌消融术

（PTSMA）过程：冠状动脉造影检查提示第一对角支 50% 狭窄，回旋支中段 90% 狭窄，与患者及其家属交代病情知情同意后决定，先行 PTSMA 治疗，术前常规安装临时起搏器，5F 猪尾型导管经右桡动脉置于左心室内，测量左心室腔内压力曲线，6F 导管（EBU3.5）经右股动脉置于左冠状动脉，连续监测左室流出道压差。在声学造影指导下，初步判定第一间隔支为靶血管，沿导引钢丝（0.014in）将合适的 OTW（Over the Wire）球囊（2.0mm × 10mm）送至靶间隔支的近段（图 17-2A），加压扩张球囊后［1.61×10^6Pa（10atm）］，由中心腔注入 0.5ml 无水乙醇时出现三度房室传导阻滞，心电监测提示 VVI 起搏心律，停止无水乙醇注射，观察 5min 后恢复，左室流出道压差由术前 126mmHg 下降至 56mmHg，PTSMA 成功（图 17-2B），术后返回冠心病监护治疗病房（CCU）治疗，监护过程中未再发生房室传导阻滞，8 天后择期行回旋支介入治疗。

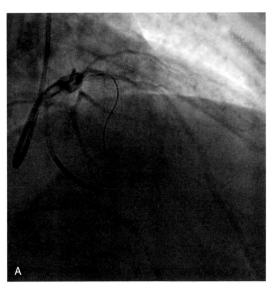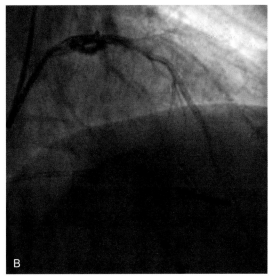

图 17-2　PTSMA 过程

2011 年 9 月 16 日患者及家属知情同意后于局部麻醉下行直接经皮冠脉介入术（PCI）治疗：于回旋支中段植入 Resolute 2.75mm × 18mm 支架 1 枚，过程顺利，术后平安返回病房，术后第 3 天出院。

【出院诊断】

梗阻性肥厚型心肌病；冠状动脉粥样硬化性心脏病，劳力性心绞痛；高血压病 3 级（极高危）；高脂血症。

【病例特点】

1. 中年男性患者，以活动时胸骨后疼痛及咽部紧缩感为主要临床症状。
2. 辅助检查　UCG 提示左室流出道压差 82mmHg；CTA 示单支回旋支重度病变。
3. PTSMA 成功，压差下降幅度达 50%，回旋支中段植入支架 1 枚，术后顺利出院。

专家点评

肥厚型心肌病合并冠心病治疗原则

1. HCM 合并冠心病预后更差 HCM 是一种与遗传高度相关的疾病,但绝大多数患者能够有接近正常人的寿命,伴发与年龄、危险因素相关的疾病,如高血压、冠心病、糖尿病等慢性疾病在 HCM 患者中非常常见,因此对于合并有诸多冠心病危险因素的患者应注意冠状动脉筛查。

HCM 合并冠心病的发生率尚无大规模研究报道,Paul Sorajja 等对 433 例成年 HCM 患者进行冠状动脉造影检查,结果显示有 114 例患者冠状动脉严重狭窄(左主干狭窄>50%,余血管狭窄>70%),占 26%;116 例患者冠状动脉轻中度狭窄,占 27%。合并冠状动脉严重狭窄的 HCM 患者较不合并严重冠状动脉狭窄的患者,病死率明显增高。

2. HCM 合并冠心病需要个体化的治疗 HCM 合并冠状动脉狭窄患者的治疗目前尚不统一,需根据患者 HCM 的类型、冠状动脉病变特点等综合因素制订个体化治疗方案。

对于 NOHCM 合并冠心病的患者,治疗策略与无 HCM 患者无明显差异,应根据冠状动脉病变的严重程度选择药物治疗、介入治疗或者外科冠状动脉旁路移植术治疗。药物治疗方面,倾向于选用 β 受体阻滞剂和非二氢吡啶类钙通道阻滞剂治疗,根据临床症状、心率、血压等情况调整用量,必要时可以联合应用。

对于 HOCM 合并冠状动脉病变为重度狭窄(狭窄程度>75%),但病变局限,且支架置入位置不累及需要消融的间隔支,可以考虑先行支架置入术,6~12 个月后复查冠状动脉造影,如支架通畅,同时行经皮腔内室间隔心肌消融术(PTSMA),如发现支架内再狭窄,则可以考虑同时行外科室间隔心肌部分切除术 + 冠状动脉旁路移植术。如合并以下情况,可以考虑同时行外科室间隔心肌部分切除术 + 冠状动脉旁路移植术:①合并冠状动脉病变为弥漫重度狭窄,不适宜行冠状动脉介入治疗;②合并左主干或三支病变;③HCM 不适合行 PTSMA 治疗;④发现支架内再狭窄;⑤猝死的高危患者;⑥心功能Ⅲ~Ⅳ级(NYHA 分级)。

PTSMA 成功终点:通常认为 LVOTG 下降 ≥50% 或 LVOTG<30mmHg,是手术成功的标志(本例患者因消融过程中出现一过性三度房室传导阻滞,且 LVOTG 下降幅度大于 50%,故终止手术)。

病例 2
肥厚型心肌病合并心脏瓣膜病

【病史摘要】

患者男性,69 岁,主因"反复胸痛 13 年,晕厥 2 次"于 2019 年 5 月 30 日入院。患者 13 年前活动后出现心前区胸痛,持续数秒到 1min 不等,与活动无明确关系,可自行缓解,发生晕厥 2 次。2011 年在外院查冠状动脉造影示 LAD 中段肌桥,收缩期狭窄 50%,余血管正常。左心室造影、超声检查提示肥厚型心肌病,口服替米沙坦 40mg、1 次 /d,美托洛尔缓释片 23.75mg、1 次 /d,地尔硫䓬缓释胶囊 90mg、1 次 /d。间断服用阿司匹林肠溶片。2018 年下半年起患者劳累后反复发作胸痛,性质同前,伴乏力,夜间不能平卧。发病以来体重增加 5kg。

既往高血压病史 10 年,无糖尿病病史。无烟、酒嗜好。其父因脑出血去世,有 1 兄、1 弟(39 岁酒后猝死)、1 妹。育有 1 女。

【体格检查】

体温 36.5℃,脉搏 81 次 /min,呼吸 21 次 /min,血压 119/62mmHg。双肺呼吸音清,未闻及干、湿啰音。心界不大,心率 81 次 /min,律齐,胸骨左缘第 3~4 肋间可闻及 3/6 级收缩期杂音。腹部查体未见异常,双下肢无水肿。

【入院诊断】

肥厚型心肌病,心功能 Ⅱ 级(NYHA 分级);高血压病 2 级(极高危)。

【诊疗经过】

血常规、血生化、hs-cTnI、D-dimer、甲状腺功能、免疫指标、INR、尿微量白蛋白 / 肌酐均未见异常。

NT-proBNP: 383.8pg/ml↑→505.8pg/ml↑→284.2pg/ml↑(正常范围: <150pg/ml)。Big-ET 0.45pmol/L↑(正常范围: <0.25pmol/L)。

ECG: 窦性心律,左心室高电压,ST-T 改变,V_3~V_6 导联 T 波深倒(图 17-3)。

胸部 X 线片: 左肺下叶可见索条影;升主动脉及主动脉结偏宽,降部迂曲;肺动脉段平直;左心室圆隆;心胸比为 0.52(图 17-4)。

UCG(2019 年 5 月 30 日): LA 46mm,LV 50mm,IVS 17mm,LVPW 12mm,LVEF 70%。左心房增大,左心室内径正常,右心房、室内径在正常范围内。室间隔与左心室壁增厚,最厚处位于室间隔中段,厚约 26mm。主动脉瓣增厚、钙化,开放受限,关闭不佳。余瓣膜形态、结构、启闭运动未见明显异常。左室流出道内径狭窄,最窄处位于室间隔基底部。升主动脉扩张。大动脉关系正常。心包腔未见异常。彩色多普勒血流成像检查: 主动脉前向血流加快,平均跨瓣压差约 27mmHg,舒张期中量反流。左室流出道血流加速,峰值流速为 4.3m/s。超声印象: 梗阻性肥厚型心肌病,主动脉瓣病变,主动脉瓣轻度狭窄并中量反流,升主动脉扩张,左心室舒张功能减低。

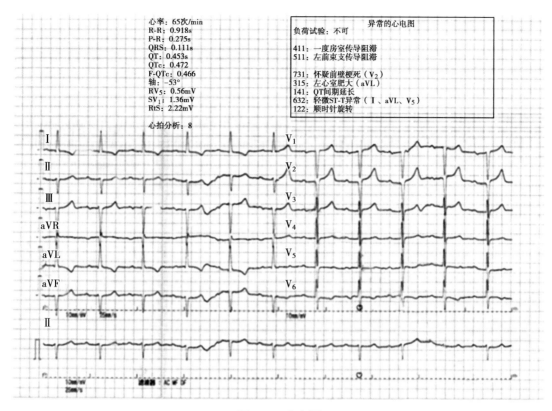

心率：65次/min
R-R: 0.918s
P-R: 0.275s
QRS: 0.111s
QT: 0.453s
QTc: 0.472
F-QTc: 0.466
轴：−53°
RV5: 0.56mV
SV1: 1.36mV
RtS: 2.22mV

心拍分析：8

异常的心电图
负荷试验：不可

411：一度房室传导阻滞
511：左前束支传导阻滞

731：怀疑前壁梗死（V2）
315：左心室肥大（aVL）
141：QT间期延长
632：轻微ST-T异常（I、aVL、V5）
122：顺时针旋转

图 17-3 心电图

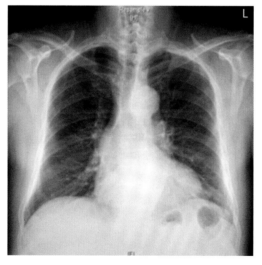

图 17-4 胸部 X 线片

UCG（2019 年 6 月 6 日）：LA 49mm，LV 42mm，IVS 26mm，LVPW 9mm，LVEF 65%。左心房扩大，左心室内径正常，右心房、室内径在正常范围内。室间隔明显增厚，最厚处位于室间隔中段，厚约 26mm，余左心室壁轻度增厚，探及一个直径约 6mm 的粗大肌束连于前间隔基底段及心尖部。主动脉瓣增厚、钙化，开放受限，关闭欠佳。余瓣膜形态、结构、启闭运动未见明显异常。静息状态下,左室流出道内径狭窄,最窄处位于室间隔基底部,距主动脉环约28mm。升主动脉扩张。大动脉关系正常。心包腔未见异常。彩色多普勒血流成像检查:主动脉瓣前向血流加快,平均跨瓣压差约30mmHg,舒张期少中量反流。静息状态下,左室流出道血流加速,峰值流速为3.2m/s,峰值压差约40mmHg。站立位及运动(心率未达标)后,左室流出道前向血流速度3.2m/s,压差41mmHg。超声印象:梗阻性肥厚型心肌病,主动脉瓣轻中度狭窄并少中量反流,升主动脉扩张,左心室舒张功能减低,左心室内异常肌束,运动激发试验阳性。

UCG(2019年6月30日):LA 50mm,LV 45mm,IVS 12mm,LVPW 12mm,LVEF 70%。左心房扩大,余各房室腔内径大致正常。室间隔基底段轻度增厚,厚约19mm,余左心室壁各节段厚度为正常高值,各节段运动协调,幅度正常。主动脉瓣三叶,瓣缘增厚,开放轻度受限,关闭不良。二尖瓣未见SAM现象,左室流出道通畅,余瓣膜形态、运动未见明显异常。升主动脉轻度扩张,腔内未见明显异常回声。心包腔内未见异常。彩色多普勒血流成像检查:主动脉瓣前向左室流出道流速正常,左室流出道血流速度在正常范围内。超声印象:主动脉瓣狭窄(轻度),主动脉瓣中量反流,升主动脉扩张,室间隔肥厚,左室流出道通畅。

Holter:心搏总数91 423次/24h,平均心率74次/min,最慢心率55次/min,最快心率105次/min,窦性心律,房性期前收缩,偶见成对,偶发室性期前收缩,ST-T改变。

ABPM:全天平均血压112/67mmHg,白天平均血压114/70mmHg,夜间平均血压105/61mmHg。

CMRI:左心房增大,余各房室内径在正常范围内。近中段室间隔增厚,其余左心室各节段室壁厚度正常或为正常高限,左心室腔中段收缩末期近闭塞。左心室收缩运动良好,受累心肌舒张顺应性降低,左室流出道收缩期可见高速血流。二尖瓣叶增厚,启闭尚可,可见SAM征。升主动脉明显扩张。主动脉瓣为三叶,瓣叶明显增厚,开放受限,舒张期可见少量反流信号;三尖瓣未见明确反流信号。心包无增厚,心包腔未见明确积液信号。心肌首过灌注显像未见明确灌注减低或缺损;延迟扫描示左心室前壁肌壁间可见灶状强化。心脏常规扫描结合增强扫描提示肥厚型心肌病,左室流出道轻度梗阻,左室心肌未见明显纤维化改变;主动脉瓣退行性变,轻中度狭窄伴轻度关闭不全,升主动脉继发性瘤样扩张(图17-5)。

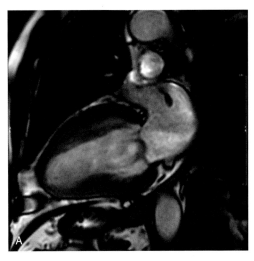
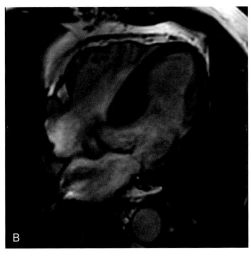

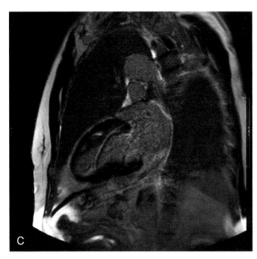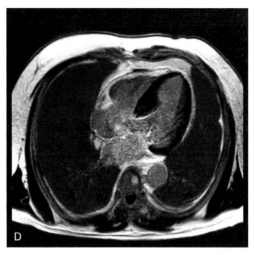

图 17-5　心脏磁共振成像
A、B. 平扫图像；C、D. 钆延迟扫描图像。

静息心肌灌注显像（SPECT）+ 心肌代谢显像（PET）：①心肌活力评价：室壁不均匀增厚，前壁近心尖、间隔、侧壁心尖段及中段血流灌注略增高，前壁中段及基底段、下壁中段、间隔基底段、侧壁基底段代谢略增高，符合肥厚型心肌病改变。②左室功能评价：左室心腔增大，室壁运动大致正常，LVEF 63%。

全主动脉 CT：升主动脉瘤样扩张，主动脉瓣情况请结合超声；余主动脉粥样硬化改变。左室心肌非对称性肥厚，室间隔为著，考虑肥厚型心肌病可能。双肾多发囊肿。双肺多发斑片索条影，考虑炎性改变或左心功能不全，左肺下叶近胸膜小肺大疱。

肾 + 肾动脉 + 肾上腺 CT：左肾上腺内肢及右侧肾上腺结合部稍饱满，请结合临床及实验室检查。双肾多发囊肿。主动脉粥样硬化性改变。

冠状动脉 CT：冠状动脉平扫未见钙化灶；冠状动脉呈右优势型；各支冠状动脉均未见有意义狭窄。室间隔及左心室游离壁增厚，考虑心肌受累疾病，肥厚型心肌病可能大，左室流出道有无梗阻请结合超声及磁共振检查。主动脉瓣病变，左心房增大，主动脉根窦部增宽，升主动脉瘤样扩张，血流动力学情况请结合超声心动图检查。双肺少许陈旧性改变，左肺下叶近胸膜小肺大疱。

肺功能检查：中度阻塞性通气功能障碍，小气道功能减退。肺弥散量中度下降。气道阻力偏高，弹性阻力偏大。肺顺应性低于参考范围。

睡眠呼吸监测：中度阻塞型睡眠呼吸暂停，中度低氧血症。

住院期间评估梗阻压差未达到外科手术标准，给予药物比索洛尔 5mg、1 次 /d 治疗。主动脉及主动脉瓣膜病变需要进一步外科评估手术治疗方案。

患者于 2019 年 7 月 1 日病情好转出院。出院时患者无不适，血压 112/66mmHg，双肺呼吸音清，心率 80 次 /min，律齐，双下肢无水肿。

【出院诊断】

梗阻性肥厚型心肌病，心律失常，偶发房性期前收缩，偶发室性期前收缩，心房扩大，心功能 Ⅱ 级（NYHA 分级）；心脏瓣膜病，主动脉瓣轻度狭窄，主动脉中度关闭不全；升主动脉扩张；右侧颈动脉斑块；高血压病 2 级（极高危）；脂肪肝；左侧肾囊肿；睡眠呼吸暂停综合征。

【病例特点】

1. 中老年男性患者，以反复胸痛伴晕厥为主要症状。

2. UCG 提示室间隔与左心室壁增厚，最厚处位于室间隔中段，厚约 26mm，流出道激发压差最高 41mmHg。主动脉瓣增厚、钙化，开放受限，关闭不佳。

3. 梗阻压差未达到外科手术标准，给予药物比索洛尔 5mg、1 次 /d 治疗。主动脉及主动脉瓣膜病变需要进一步外科评估手术治疗方案。

专家点评

肥厚型心肌病合并主动脉瓣膜病鉴别诊断

1. HCM 合并主动脉瓣狭窄诊断需谨慎　根据《中国成人肥厚型心肌病诊断与治疗指南 2023》对肥厚型心肌病的诊断是一种以心肌肥厚为特征的心肌疾病，主要表现为左心室壁增厚，通常指二维 UCG 测量的室间隔或左心室壁厚度 ≥15mm，或者有明确家族史者厚度 ≥13mm，通常不伴有左心室腔的扩大，需排除负荷增加如高血压、主动脉瓣狭窄和先天性主动脉瓣下隔膜等引起的左心室壁增厚。对于心肌肥厚的诊断，一定要除外负荷增加引起的左心室壁增厚，特别是主动脉瓣狭窄，尤其是老年人；但需注意负荷增加引起的室壁增厚，厚度通常为轻度增厚，中重度肥厚少见；且主动脉瓣狭窄所致的肥厚以室间隔基底段增厚多见。

本例患者近中段室间隔增厚明显，且其余左室各节段室壁厚度正常或为正常高限，最厚为 26mm；同时主动脉瓣三叶，瓣叶明显增厚，开放受限，因此考虑诊断为肥厚型心肌病合并主动脉瓣退行性变、主动脉瓣轻中度狭窄伴轻度关闭不全。

2. 老年人心肌肥厚并主动脉瓣膜病变需要除外甲状腺素转运蛋白型淀粉样变性（ATTR）　对于老年人新发的左心室壁肥厚，特别是合并有心电图低电压表现、房室传导阻滞、主动脉瓣中重度狭窄和心脏外器官的受累等情况需要排除 ATTR。野生型 ATTR，多见于 70 岁以上男性，在无基因变异的情况下发生甲状腺素转运蛋白的沉积。与 HCM 不同，淀粉样变性导致的左心室壁肥厚通常为对称性，大多数不伴有左室流出道梗阻，心电图表现为低电压或者正常电压。除心室肌外，房间隔和瓣膜也可以由于淀粉样物质沉积发生增厚。CMRI 成像显示 LGE 多发生在心内膜下，可以延展至附近心肌，而 HCM 时 LGE 则多见于明显增厚的室壁处中层。^{99m}Tc 标记的磷酸盐衍生物对于诊断 ATTR 有较高的特异度和灵敏度。另外，淀粉样变性常有心脏外表现，如周围神经病变、腹泻或假性肠梗阻、尿蛋白或肾功能不全、玻璃体混浊和双侧腕管综合征等。组织病理能够发现组织间质内无结构均匀物质沉积，刚果红染色、偏振光检查阳性。

病例3
肥厚型心肌病合并肺栓塞

【病史摘要】

患者女性,66 岁,主因"反复胸痛、心悸 9 年,加重 3 个月"于 2019 年 11 月 25 日入院。患者 2011 年胸闷、心悸,心电图提示阵发性心房颤动,可自行转复;超声提示肥厚型心肌病。3 个月前症状再发,持续数小时不缓解,给予药物转复。口服胺碘酮(可达龙)、托拉塞米、比索洛尔、利伐沙班。患者频发胸部灼热、心悸,多处肌肉颤动,全身乏力,运动耐量明显下降,伴下腹胀,便后明显好转。血压 180/92mmHg,加服硝苯地平(拜新同)、阿利沙坦,未监测血压。

既往 1989 年患肺结核。无烟、酒嗜好。其父母已去世,有 2 弟 1 妹。育有 2 子。否认遗传病家族史。

【体格检查】

体温 36.6℃,脉搏 66 次 /min,呼吸 18 次 /min,血压 114/70mmHg。双肺呼吸音清,未闻及干、湿啰音。心界不大,心率 66 次 /min,律齐,未闻及杂音。腹部查体未见异常,双下肢无水肿。

【入院诊断】

非梗阻性肥厚型心肌病,心律失常,阵发性心房颤动;高血压病 3 级(极高危),肺结核(已愈)。

【诊疗经过】

全血常规、血生化、D-dimer、甲状腺功能、免疫指标、INR、尿微量白蛋白 / 肌酐、血浆醛固酮、血浆肾素、醛固酮 / 肾素、血气分析均未见异常。

NT-proBNP: 3 053.0pg/ml↑→1 798.0pg/ml↑(正常范围:<150pg/ml)。BNP: 611.66pg/ml↑→361.74pg/ml↑(正常范围:<100pg/ml)。hs-cTnI 0.17ng/ml↑(正常范围:<0.034ng/ml),hs-cTnT 0.086ng/ml↑(正常范围:<0.014ng/ml),Big-ET 0.35pmol/L↑(正常范围:<0.25pmol/L)。

ECG:窦性心律,ST-T 改变(图 17-6)。

胸部 X 线片:双肺纹理大致正常,侧位脊柱重叠区少许淡结节影;主动脉结不宽;肺动脉段平直;心脏各房室不大;心胸比为 0.46(图 17-7)。

入院前 UCG(2019 年 10 月 18 日):LA 42mm,LV 41mm,IVS 37mm,LVPW 11mm,LVEF 70%。左心房增大,余房室腔内径在正常范围内;左心室壁非对称性肥厚,以室间隔为著,最厚位于中上部,厚约 37mm,室壁回声粗糙,呈斑点样改变。余室壁厚度正常,运动幅度尚可。二尖瓣前叶轻度 SAM 现象。二尖瓣关闭欠佳,余瓣膜形态、结构、启闭运动未见明显异常。左室流出道无明显狭窄。大动脉关系、内径正常。心包腔未见异常。彩色多普勒血流成像检查:二尖瓣微少量反流。静息状态下,收缩期左室流出道血流速度约 1.4m/s。超声印象:肥厚型心肌病。

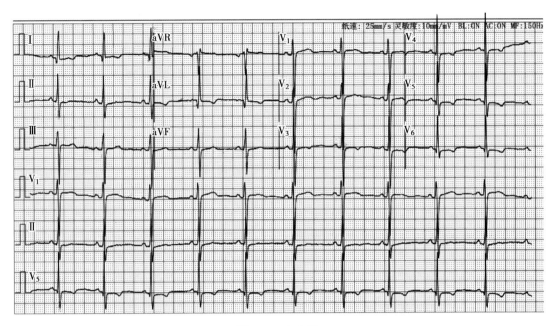

图 17-6 心电图

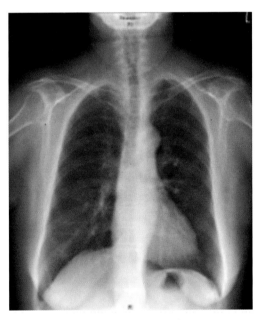

图 17-7 胸部 X 线片

入院时 UCG(2019 年 11 月 26 日):LA 45mm,LV 43mm,IVS 22mm,LVPW 10mm,LVEF 70%。左心房增大,余房室腔内径在正常范围内;室间隔增厚,最厚处位于基底部,厚约 25mm,室壁回声粗糙,呈斑点样改变。余室壁厚度正常,运动幅度尚可。二尖瓣前叶瓣尖可见轻微 SAM 现象。二尖瓣关闭欠佳,余瓣膜形态、结构、启闭运动未见明显异常。左室流出道无明显狭窄。大动脉关系、内径正常。心包腔未见异常。彩色多普勒血流成像检查:

二尖瓣微少量反流。静息状态下（心率 57 次 /min）收缩期左室流出道血流速度约 1.9m/s，峰值压差为 14mmHg；Valsalva 动作时（心率 67 次 /min），左室流出道血流速度约 2.4m/s，峰值压差为 23mmHg。二尖瓣舒张期血流频谱 E/A<1。超声印象：非对称性非梗阻性肥厚型心肌病，二尖瓣少量反流，左心室舒张功能减低。

　　下肢深静脉超声：双侧小腿部肌间静脉血栓形成。

　　Holter：心搏总数 82 005 次 /24h。窦性心律，平均心率 59 次 /min，最慢心率 47 次 /min，最快心率 85 次 /min，窦性心律，房性期前收缩，短阵性房性心动过速，偶发室性期前收缩，ST-T 改变。

　　CMRI：左心房增大，左心室腔不大。室间隔基底段及毗邻前壁呈梭形增厚，其余左室各节段室壁厚度在正常范围内，左心室收缩运动增强，受累心肌舒张顺应性降低。左室流出道收缩期可见少许高速血流。二尖瓣轻度 SAM 现象，主动脉瓣及三尖瓣活动未见异常，心包无增厚。心肌首过灌注显像未见异常；延迟扫描示室间隔与左心室前壁、下壁移行处可见灶状强化信号，室间隔可见斑片状强化信号。印象：肥厚型心肌病，主要累及室间隔及毗邻前壁，需警惕左室流出道隐匿性梗阻可能，室间隔灶状及斑片状纤维化（图 17-8）。

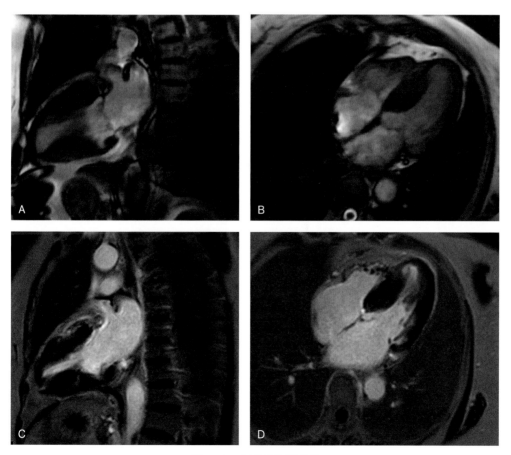

图 17-8　心脏磁共振成像
A、B. 平扫图像；C、D. 钆延迟扫描图像。

静息心肌灌注显像（SPECT）+ 心肌代谢显像（PET）：①心肌活力评价：间隔增厚，血流灌注 / 代谢增高，心尖部及下侧壁代谢相对减低，符合肥厚型心肌病改变。②左室功能评价：左室心腔不大，心尖部、前壁及前间隔运动减弱，LVEF 56%。

肺灌注 + 双下肢显像：双肺灌注显像（图 17-9）示双肺多发肺段性灌注受损，为明确病变性质，建议行肺通气显像检查；双下肢深静脉回流通畅。

肺血管 CT：双肺动脉多发肺栓塞，右侧为著。室间隔增厚，左心房大，请结合其他影像学检查及临床。左肺下叶、右肺上叶散在陈旧性病灶；右肺上叶及中叶结节，性质待定，建议随诊观察。

胸部 CT：冠状动脉及主动脉粥样硬化性改变，升主动脉偏宽。室间隔及左室心尖部心肌密度减低，意义待定，请结合其他影像学检查。左肺下叶、右肺上叶散在陈旧性病变；右肺上叶及中叶散在小结节，请随诊观察。

冠状动脉 CT：前降支、右冠状动脉见钙化，共积 72 分；冠状动脉右优势型；第一对角支近段局部管腔显影模糊，不除外重度狭窄可能；后降支肌桥。左心室壁不对称性肥厚，符合肥厚型心肌病改变，血流动力学情况请参考超声心动图检查；左心房增大。主动脉粥样硬化性改变。多发肺栓塞，请治疗后复查。左肺下叶、右肺上叶多发钙化灶；左肺下叶肺气肿改变；右肺上叶、右肺中叶小结节；双肺少量索条影；纵隔内见淋巴结钙化。

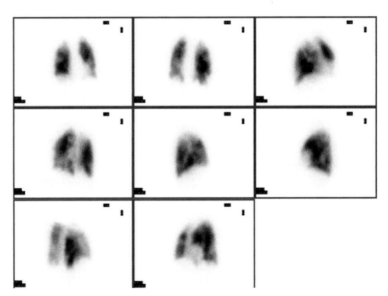

图 17-9　肺灌注显像

5 年 SCD 评分：1.84%。

住院期间给予富马酸比索洛尔 5mg、1 次 /d，培哚普利叔丁胺 4mg、1 次 /d，托拉塞米 10mg、1 次 /d，氯化钾缓释片 1g、3 次 /d，硝苯地平控释片 30mg、1 次 /d，盐酸胺碘酮 200mg、1 次 /d，利伐沙班 20mg、1 次 /d，阿托伐他汀 20mg、1 次 / 晚，艾司唑仑 1mg、1 次 / 晚治疗。

患者于 2019 年 12 月 10 日病情好转出院。出院时患者无不适，血压 130/70mmHg，双肺呼吸音清，心率 69 次 /min，律齐，双下肢无水肿。

【出院诊断】

隐匿梗阻性肥厚型心肌病,心律失常,阵发性心房颤动,心功能Ⅱ~Ⅲ级(NYHA 分级);肺栓塞;双侧肌间静脉血栓;冠状动脉粥样硬化性心脏病;冠状动脉肌桥;外周动脉粥样硬化;高血压病 3 级(极高危);肺结核(已愈)。

【病例特点】

1. 老年女性患者,以胸痛、心悸为首发临床表现。因心房颤动使用抗凝治疗。

2. 运动耐量降低,UCG 及 CMRI 提示肥厚型心肌病(隐匿梗阻),因患者不能耐受,运动激发试验未能做。

3. 常规检查 D-dimer、血气分析正常,心电图没有电轴改变,超声也未提示右心大及肺动脉高压。冠状动脉 CT 成像时发现多发肺栓塞影像,进一步肺灌注及双下肢同位素显像发现双肺多发肺段性灌注受损。

▌专家点评

肥厚型心肌病合并肺栓塞评估及治疗

1. **HCM 合并肺栓塞致病情趋于复杂**　HCM 是一种原发性心肌病,主要由基因变异导致左心室不均匀肥厚。肺栓塞(PE)又称肺动脉栓塞,是由于内源性或外源性栓子堵塞肺动脉主干或分支,引起肺循环障碍的临床和病理生理综合征。因此,当 HCM 与 PE 发生在同一个患者中,就会使病情复杂化。此患者临床中没有胸闷、憋气的症状,心电图也没有缺氧刺激下的(窦性)心动过速;血气分析没有低氧血症;D-dimer 不高;下肢深静脉超声提示双侧小腿部肌间静脉血栓形成,冠状动脉 CT 成像时发现多发肺栓塞影像,肺灌注及双下肢同位素显像发现双肺多发肺段性灌注受损。考虑肺栓塞为非急性期且发生在亚肺段以下,不影响血流动力学。此患者伴有阵发性心房颤动及双下肢静脉血栓,因此长期抗凝治疗是必须的。

2. **HCM 患者并发下肢静脉血栓要做危险因素评估**　从 2019 年 ESC 肺栓塞指南更新要点看,对于稳定的肺栓塞患者,诊断流程及危险评估显得格外重要。推荐使用的肺栓塞诊断流程,包括临床症状、下肢静脉血栓、血气分析、D-dimer 等;对于血流动力学稳定的肺栓塞,应该进一步风险评估,如临床表现、右心室的大小和/或功能、实验室生物标志物等测定,对于高风险患者(如肺动脉主干栓塞)再灌注治疗或监测的必要性,对于低风险患者(如小分支栓塞)抗凝指导。

此病例患者,非梗阻性肥厚型心肌病,伴有心房颤动,是高危患者;并发肺栓塞,仅是亚肺段,没有血流动力学影响。因此,药物治疗中最主要治疗之一就是抗凝治疗,一方面降低肺栓塞风险,另一方面降低心房颤动血栓风险。

病例 4
肥厚型心肌病合并感染性心内膜炎

【病史摘要】

患者男性,67 岁,主因"活动后胸闷、气短 2 年余,晕厥 1 次,反复发热 2 个月"于 2014 年 6 月 24 日入院。患者 2012 年 5 月 14 日午休时突发胸闷、气短,伴心悸,随后出现晕厥,约 2min 自行恢复,醒后胸闷、气短症状缓解,无头痛、视物旋转,无恶心、呕吐。次日于当地就诊,查 UCG 提示梗阻性肥厚型心肌病。冠状动脉 CT 未见明显异常,心包少量积液。Holter 提示偶发房性期前收缩、室性期前收缩、短阵性室性心动过速。给予美托洛尔缓释片 47.5mg、1 次 /d 治疗。运动耐量尚可。日常活动无明显不适,未再发作晕厥,时有心悸不适。2014 年 2 月起无明显诱因胸闷、气短加重,疲乏感明显,无夜间阵发性呼吸困难,无下肢水肿。近 2 个月自感反复发热(未测体温),多于午后出现,发热前伴畏寒,发热时乏力明显。6 月 17 日于当地查 UCG 提示左室流出道实性占位致收缩期左室流出道梗阻(左室流出道压差 59mmHg),主动脉瓣下狭窄(隔膜型可能),二尖瓣前叶脱垂并重度反流,升主动脉增宽(35mm),左心房扩大,室间隔峰左心室壁对称性增厚,肺动脉高压(估测肺动脉收缩压 81mmHg),左心室整体收缩功能正常,左心室舒张功能减低。近 1 个月血压偏低(90/60mmHg),发病以来体重减轻 5kg。

既往无高血压、糖尿病病史。吸烟 40 年,20 支 /d,已戒 2 年。饮酒 40 年,白酒 500g/d,已戒 2 年。其父母已故,有 1 兄 3 弟 1 妹,育有 2 子 1 女。

【体格检查】

体温 36.4℃,脉搏 78 次 /min,呼吸 20 次 /min,血压 93/43mmHg。双肺呼吸音清,未闻及干、湿啰音。心界不大,心率 78 次 /min,律齐,心尖部可闻及 4/6 级收缩期杂音,余瓣膜听诊区未闻及杂音。腹部查体未见异常,双下肢无水肿。

【入院诊断】

梗阻性肥厚型心肌病(待查),二尖瓣中重度关闭不全,三尖瓣轻度关闭不全,心脏扩大,心包积液,心功能Ⅱ级(NYHA 分级);二尖瓣赘生物(待查)。

【诊疗经过】

血生化、心肌梗死三项、D-dimer、甲状腺功能、INR、尿微量白蛋白 / 肌酐均未见异常。

血常规:红细胞计数 2.61×10^{12}/L↓[正常范围:(4.3~5.8)$\times 10^{12}$/L],血红蛋白浓度 77.0g/L↓(正常范围:130~175g/L),红细胞压积 0.245L/L↓(正常范围:0.40~0.50L/L),血小板计数 70×10^9/L↓[正常范围:(125~350)$\times 10^9$/L]。ESR 40mm/h↑(正常范围:0~15mm/h)。NT-proBNP 1 839.0pg/ml↑(正常范围:<150pg/ml),Big-ET 0.56pmol/L↑(正常范围:<0.25pmol/L)。入院后连续 3 次血培养均阴性。

ECG:窦性心律,偶发室性期前收缩(图 17-10)。

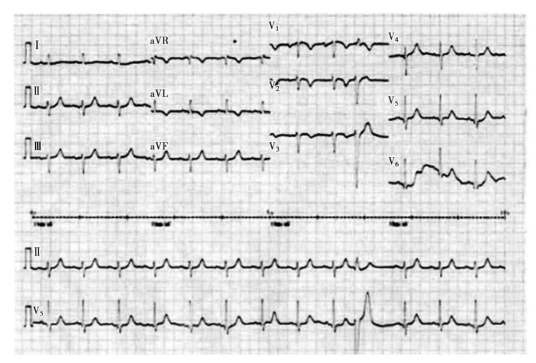

图 17-10　心电图

胸部 X 线片：双肺淤血，右侧肋膈角模糊；主动脉结宽；肺动脉段平直；心室大；胸骨可见固定钢丝影，心内可见金属瓣环影（图 17-11）。

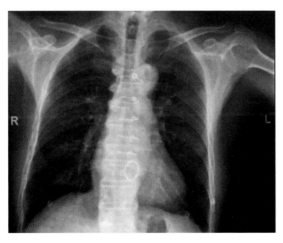

图 17-11　胸部 X 线片

Holter：心搏总数 85 605 次 /24h。窦性心律，平均心率 67 次 /min，最慢心率 57 次 /min，最快心率 87 次 /min，窦性心律，偶发房性期前收缩，短阵性房性心动过速，频发室性期前收缩，短阵性室性心动过速。

入院时 UCG（2014 年 6 月 24 日）：LA 46mm，LV 46mm，IVS 19mm，LVPW 13mm，LVEF 64%。左心房扩大，左心室腔内径相对略小。室间隔明显增厚，最厚处约 19mm，室壁回声粗糙,呈斑点样改变,心肌纹理排列紊乱,运动减低。余室壁轻度增厚。二尖瓣增厚,回声不均匀,关闭欠佳,二尖瓣腱索上可见 10mm×8mm 强回声区,摆动性较大,左室流出道室间隔侧亦可见点状强回声。主动脉瓣叶增厚,启闭尚可。左心室后壁后方可见 6mm 液性暗区,心尖部可见 10mm 液性暗区。彩色多普勒血流成像检查:左室流出道探及收缩期高速射流,峰值压差为 74mmHg。收缩期二尖瓣中大量反流信号。超声印象:阳性所见符合梗阻性肥厚型心肌病表现,左心室舒张功能减低,少中量心包积液,二尖瓣中大量反流,二尖瓣赘生物形成?

治疗后复查 UCG(2014 年 7 月 4 日):LA 51mm,LV 47mm,IVS 17mm,LVPW 12mm,LVEF 75%。左心房扩大,左心室腔内径相对略小。室间隔明显增厚,最厚处约 19mm,室壁回声粗糙,呈斑点样改变,心肌纹理排列紊乱,运动减低。余室壁轻度增厚。二尖瓣增厚,回声不均匀,关闭欠佳,二尖瓣腱索上可见 10mm×8mm 强回声区,摆动性较大,左室流出道室间隔侧亦可见点状强回声。主动脉瓣叶增厚,瓣叶上散在点状强回声,启闭尚可。左心室后壁后方可见 7mm 液性暗区,心尖部可见 10mm 液性暗区。彩色多普勒血流成像检查:左室流出道探及收缩期高速射流,峰值压差为 60mmHg。收缩期二尖瓣中大量反流信号。三尖瓣少量反流。超声印象:阳性所见符合梗阻性肥厚型心肌病表现,左心室舒张功能减低,二尖瓣中大量反流,二尖瓣赘生物形成? 肺循环高压,少中量心包积液。

术后 UCG(2014 年 7 月 22 日):LA 36mm,LV 40mm,IVS 14mm,LVPW 14mm,LVEF 79.5%。各房室内径正常。室间隔较术前变薄,基底段最薄约 13mm,左室流出道增宽。二尖瓣位生物瓣瓣架固定,瓣叶回声纤细,启闭正常,未见明确异常回声附着。余瓣膜形态、启闭未见明显异常。心包腔内探及少量液性暗区,左心室侧约 3mm,右心房旁约 15mm。左侧胸腔探及少中量液性暗区,深约 4.5cm,右侧胸腔探及中量液性暗区约 5.8cm(已定位)。彩色多普勒血流成像检查:左室流出道压差约 11mmHg。二尖瓣位生物瓣舒张期流速正常,跨瓣平均压差约 5mmHg,探及微量中心性反流,未见瓣周漏。三尖瓣少量反流。超声印象:改良扩大 Morrow 术 + 二尖瓣位生物瓣置换术 + 三尖瓣成形术后,生物瓣及三尖瓣功能未见明显异常,左室流出道基本通畅,双侧胸腔积液,少量心包积液。

住院期间给予青霉素 320 万 U 静脉滴注 1 次 /4h+ 阿米卡星 0.4g 静脉滴注 1 次 /d 治疗,患者体温逐渐稳定。于 2014 年 7 月 15 日全身麻醉低温体外循环下行改良扩大 Morrow 手术、左室流出道疏通术、二尖瓣生物瓣置换术、三尖瓣成形术。术中见二尖瓣前、后叶均有赘生物,瓣下部分腱索有赘生物,部分室间隔白色纤维冲击处有赘生物,主动脉三瓣心室面少许侵蚀,瓣叶关闭好,切除二尖瓣及瓣下腱索,切除部分肥厚室间隔心肌,彻底清除室间隔赘生物,清除主动脉瓣心室面侵蚀样组织,植入 27 号生物瓣,三尖瓣环环缩。

术后病理诊断:①二尖瓣赘生物形成,感染性心内膜炎;②左室心肌细胞肥大、变性,间质纤维化,符合肥厚型心肌病的改变(图 17-12)。

患者术后恢复可,于 2014 年 7 月 24 日病情好转出院。出院时患者无不适,血压 117/72mmHg,双肺呼吸音清,心率 76 次 /min,律齐,未闻及杂音,双下肢无水肿。

出院带药:酒石酸美托洛尔 12.5mg、2 次 /d,托拉塞米 10mg、1 次 /d,枸橼酸钾颗粒 4g、3 次 /d,华法林 1.5mg、1 次 /d。

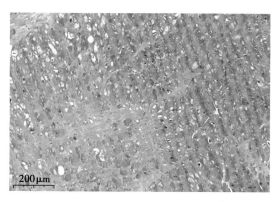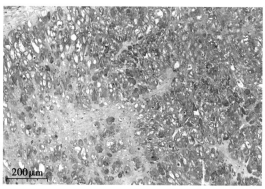

图 17-12　手术病理图像

【出院诊断】

梗阻性肥厚型心肌病；感染性心内膜炎，二尖瓣中重度关闭不全，三尖瓣轻度关闭不全，心脏扩大，心律失常，频发性室性期前收缩，短阵性室性心动过速，心包积液，心功能Ⅱ级（NYHA 分级）。

【病例特点】

1. 中老年男性患者，以活动后胸闷、气短伴晕厥为主要症状，反复发热 2 个月。

2. 血常规提示贫血，血小板减低；NT-proBNP 升高；胸部 X 线片提示肺淤血。

3. UCG 提示室间隔明显增厚，左室流出道探及收缩期高速射流，峰值压差为 74mmHg；二尖瓣赘生物形成增厚，二尖瓣中大量反流。

4. 积极抗生素治疗后，进行外科手术治疗。

5. 术后病理提示心肌细胞符合肥厚型心肌病的改变；(二尖瓣)感染性心内膜炎，赘生物形成。

▌专家点评

肥厚型心肌病合并感染性心内膜炎治疗

1. HOCM 合并感染性心内膜炎病情凶险　国际多中心感染性心内膜炎登记注册研究结果发现，感染性心内膜炎(IE)短期病死率为 15%~20%，1 年病死率接近 40%。我国一项单中心研究发现，IE 的 1 年内病死率为 27%。HOCM 由于室间隔增厚导致左室流出道形态改变，流出道前向血流向后移位，冲击二尖瓣游离缘，将瓣叶推向室间隔，导致 SAM 征和流出道梗阻。而流出道梗阻的高速血流引起心内膜和瓣膜内皮损伤，导致此部位细菌易于侵袭及附着，容易形成赘生物。

HOCM 合并 IE，在 UCG 上可以看到二尖瓣上赘生物，赘生物侵袭瓣膜导致瓣膜损害、瓣膜开闭功能受损，导致心力衰竭。赘生物脱落导致致残率及致死率极高，主要与栓塞事件、心力衰竭等并发症有关。

2. HOCM 合并 IE 的治疗原则　HOCM 合并 IE 诊断和选择治疗时间非常重要。①抗生素是治疗 IE 的基石，但若出现严重不可控制的心力衰竭、难以控制的感染、反复出现栓塞事件等,均要及时评估外科指征;② IE 患者一旦有手术指征且无明显手术禁忌证,应积极考虑行手术治疗,以免延误病情,错过最佳手术时机。

HOCM 多合并不同程度的二尖瓣反流,绝大部分源自 SAM 征,小部分源自二尖瓣器质性病变,或是 SAM 征和器质性病变共同导致。外科手术的目的在于解除左室流出道梗阻,同时消除二尖瓣反流。外科手术经验认为,充分的室间隔切除术,在解除左室流出道梗阻的同时,足以纠正源自 SAM 征的二尖瓣反流,只有合并二尖瓣器质性病变时,才需手术干预二尖瓣病变。本例患者出现发热,且存在贫血,ESR 增快,UCG 发现赘生物,IE 诊断明确,在手术选择上采用改良扩大 Morrow 术＋二尖瓣位生物瓣置换术＋三尖瓣成形术,术后随访生物瓣及三尖瓣功能未见明显异常,左室流出道通畅。从本例 HOCM 合并 IE 看,早期手术干预对提高 IE 治疗效果显得越来越重要。

第十八章

拨云见日——肥厚型心肌病的内外科治疗

 病例 1
内科常规药物治疗有效的梗阻性肥厚型心肌病

【病史摘要】

患者女性,55岁,主因"胸痛1年余"于2019年5月31日入院。患者于2018年1月活动后出现心前区闷痛,快步行走及爬楼时明显,程度轻,休息1min后缓解。日常运动耐量无明显受限。外院UCG诊断为肥厚型心肌病,给予美托洛尔缓释片23.75mg、1次/d,左旋氨氯地平2.5mg、1次/d治疗,症状较前好转。

既往高血压病史1年,无糖尿病病史。无烟、酒嗜好。其父因心力衰竭已故,其母患高血压病。

【体格检查】

体温36.5℃,脉搏68次/min,呼吸21次/min,血压141/84mmHg。双肺呼吸音清,未闻及干、湿啰音。心界不大,心率68次/min,律齐,各瓣膜听诊区未闻及杂音。腹部查体未见异常,双下肢无水肿。

【入院诊断】

肥厚型心肌病,心功能Ⅰ级(NYHA分级);高血压病2级(极高危)。

【诊疗经过】

血常规、血生化、hs-cTnI、甲状腺功能、免疫指标、尿微量白蛋白均未见异常。

NT-proBNP 227.5pg/ml↑(正常范围:<150pg/ml)。

ECG:窦性心律,ST段改变(图18-1)。

胸部X线片:双肺纹理重,未见实变;主动脉结宽;肺动脉段平直;心室增大;心胸比为0.55(图18-2)。

2019年5月24日UCG:LA 39mm,LV 44mm,IVS 13mm,LVPW 12mm,LVEF 85%。室间隔以基底段增厚为著,最厚处约15mm。左室流出道最高压差121mmHg。超声印象:梗阻性肥厚型心肌病,二尖瓣中量反流,左心室舒张功能减低。

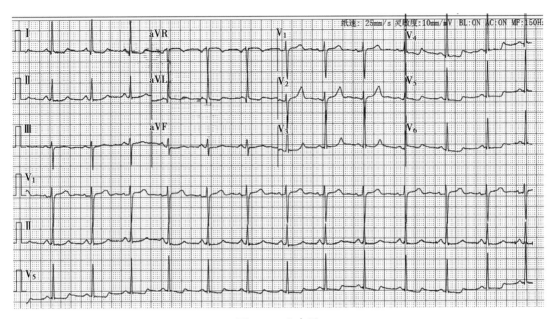

图 18-1 心电图

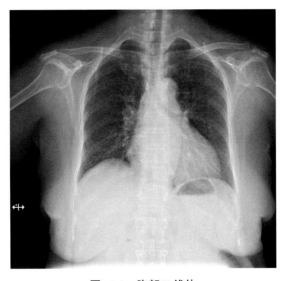

图 18-2 胸部 X 线片

Holter：心搏总数 89 915 次 /24h，平均心率 67 次 /min，最慢心率 53 次 /min，最快心率 94 次 /min，窦性心律，偶发房性期前收缩。

ABPM：全天平均血压 120/75mmHg，白天平均血压 125/79mmHg，夜间平均血压 107/63mmHg。

CMRI：左心房、左心室内径不大。室间隔增厚（近段最厚 18~19mm），余段室壁厚度大致正常，二尖瓣可见 SAM 征及少量反流。右心房、右心室不大，右心室壁不厚。延迟扫描示左室下壁近心尖及前后乳头肌散在点状强化。印象：梗阻性肥厚型心肌病，累及室间隔，心肌未见明显纤维化（图 18-3）。

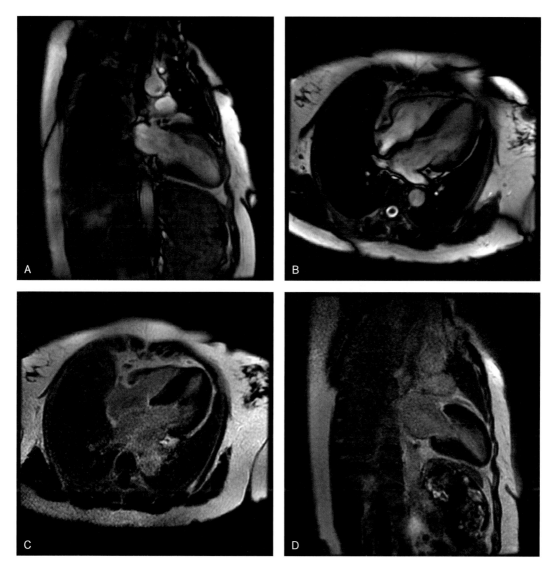

图 18-3 心脏磁共振成像
A、B. 平扫图像；C、D. 钆延迟扫描图像。

静息心肌灌注显像（SPECT）+ 心肌代谢显像（PET）：心尖部间隔增厚，血流灌注 / 代谢增高，符合肥厚型心肌病改变；左室心腔不大，室壁运动大致正常，LVEF 86%。

住院期间根据血压、心率，逐渐将富马酸比索洛尔加量至 7.5mg、1 次 /d 治疗。经药物治疗后，复查 Holter 示心搏总数 76 950 次 /24h，平均心率 59 次 /min，最慢心率 46 次 /min，最快心率 90 次 /min，窦性心律，偶发房性期前收缩；2019 年 6 月 13 日复查超声心动图提示左室流出道最高压差 56mmHg（图 18-4）。

患者病情好转,于 2019 年 6 月 17 日出院。出院时患者无不适,血压 126/81mmHg,双肺呼吸音清,心率 65 次 /min,律齐,双下肢无水肿。

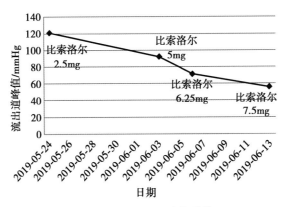

图 18-4　峰值压差变化趋势

【出院诊断】

梗阻性肥厚型心肌病,心律失常,偶发房性期前收缩,偶发室性期前收缩,心功能 I 级(NYHA 分级);高血压病 2 级(极高危)。

【病例特点】

1. 中年女性患者,以胸痛为主要临床症状。

2. UCG 示室间隔以基底段增厚为著,最厚处约 15mm。左室流出道最高压差 121mmHg。CMRI 提示以室间隔增厚明显,无明显纤维化。

3. 住院期间,密切监测血压心率下,逐渐将比索洛尔加量,患者药物治疗后症状改善,彩色多普勒血流成像显示左室流出道压差 121mmHg → 92mmHg → 71mmHg → 56mmHg,常规药物治疗流出道压差降低 50%,药物治疗有效。

4. 长期随访观察患者症状、左室流出道压差变化。

专家点评

肥厚型心肌病常规药物治疗

1. HOCM 常规药物治疗　近年来,伴随对肥厚型心肌病的认知水平不断提高,以及介入和外科手段解决流出道梗阻的技术日臻成熟,尤其是小分子心肌肌球蛋白变构抑制剂,靶向作用于心肌肌球蛋白 ATP 酶,能够减少肌动蛋白 - 肌球蛋白横桥的形成,从而减轻心肌的过度收缩,降低梗阻压差,改善舒张功能,使得内科药物治疗效果迎头赶上,但是在常规传统治疗领域,一些患者在常规药物治疗下也得到了不错的疗效。常规药物治疗目的:①控制心率,使心室充盈及舒张末期容量最大化;②降低心室肌收缩性,改善心肌顺应性;③控制心律失常。主要的治疗药物包括 β 受体阻滞剂、非二氢吡啶类钙通道阻滞剂(如维拉帕米、地尔硫䓬)。

2. β 受体阻滞剂对于 HOCM 的作用机制 对于有症状的 HOCM 患者,β 受体阻滞剂是治疗首选。其作用机制:①β 受体阻滞剂能阻止异丙肾上腺素诱发的舒张末期和收缩末期心室容积的减少,拮抗由儿茶酚胺刺激(异丙肾上腺素或运动)导致的心室充盈减少,降低流出道压差,因而改善梗阻。β 受体阻滞剂对静息时的 LVOT 压差影响不大,但其通过增加左心室舒张末期容积来增加 LVOT 面积和室间隔与二尖瓣前叶之间的距离,从而使运动时升高的 LVOT 压差明显降低。②β 受体阻滞剂减慢心率而延长舒张期,增加被动心室充盈,改善心室舒张功能,从而缓解症状及改善运动耐量,主要机制是通过减弱心肌收缩力而减少心肌耗氧量,并降低运动过程中的流出道压差。③β 受体阻滞剂具有稳定心电作用,具有抗心律失常作用,降低 HCM 心律失常猝死。

β 受体阻滞剂对于 HOCM 的治疗方法:①常用的 β 受体阻滞剂包括比索洛尔、美托洛尔、阿替洛尔(氨酰心安)、普萘洛尔(心得安)等;②初始剂量要从小剂量开始,依据心室率、血压耐受及 LVOT 压差下降水平,逐渐增至最大耐受量,心室率一般应控制在 55~65 次 /min,LVOT 压差应控制在 <30mmHg 或压差下降 ≥ 50%;③一般 β 受体阻滞剂耐受性良好,使用过程中需注意低血压的发生。

3. HCM 药物治疗进展 HCM 治疗的总体原则是改善心功能,减轻症状,防止疾病进展。由于 HCM 发病机制与肌小节蛋白编码基因变异有关,故常规药物不能从根本上解决心肌肥厚所导致的一系列临床症候群。对于有症状的梗阻患者,可以通过药物、手术、消融或起搏器植入来改善病情;对有症状的非梗阻患者的治疗,主要集中在心律失常的管理、降低左心室充盈压力和胸痛的治疗上。2016 年首个选择性特异性小分子化合物 MYK-461(之后被命名为 mavacamten)作为 HCM 治疗药物问世,改写了 HCM 长期无药可用的尴尬局面。mavacamten 靶向作用于心肌肌球蛋白 ATP 酶,减少肌动蛋白 - 肌球蛋白横桥的形成,从而减轻心肌的过度收缩,改善舒张功能。这类药物有望成为未来 HCM 患者的一线用药。

病例 2
经皮腔内室间隔心肌消融治疗梗阻性肥厚型心肌病

【病史摘要】

患者男性,53 岁,主因"活动时胸闷、胸痛 9 年"于 2019 年 12 月 16 日入院。患者 9 年前间断于活动时出现胸闷、胸痛,位于心前区,每次休息 3~5min 可自行缓解,安静休息及夜间睡眠时无发作,胸闷时不伴有黑矇、晕厥及意识丧失。当地医院查冠状动脉 CTA 未见异常;UCG 示 LA 37mm,LV 50mm,EF 70%,室间隔基底段 15mm,左心室后壁 8mm,二尖瓣轻中度反流,左室流出道压差 80mmHg,给予美托洛尔 25mg、2 次 /d 口服治疗。此后患者多次复查 UCG 均提示梗阻性肥厚型心肌病,并调整美托洛尔至 50mg、2 次 /d 口服。近 1 年出现运动耐量下降,曾有活动时胸闷伴黑矇,不伴有心悸,休息可缓解。为进一步诊治,以"梗阻性肥厚型心肌病"收入院。

既往无特殊病史。否认家族遗传病史。

【体格检查】

体温 36.3℃,脉搏 66 次 /min,呼吸 18 次 /min,血压 118/70mmHg。双肺呼吸音清,未闻及干、湿啰音。心界不大,心率 66 次 /min,律齐,胸骨左缘第 3~4 肋间可闻及 3/6 级收缩期喷射样杂音。腹部查体未见异常,双下肢无水肿。

【入院诊断】

梗阻性肥厚型心肌病,心功能 Ⅱ 级(NYHA 分级)。

【诊疗经过】

血、尿、便常规,肝肾功能,凝血功能未见明显异常。

NT-proBNP 1 706.0pg/ml ↑(正常范围:<150pg/ml)。

ECG:窦性心律,左心室高电压,ST-T 改变(图 18-5)。

胸部 X 线片:双肺纹理稍重,未见实变;主动脉结不宽;肺动脉段平直;左心室圆隆;心胸比为 0.48;

UCG:LA 48mm,LV 49mm,EF 68%,室间隔中上部显著增厚,最厚处约 25mm,左室流出道内径狭窄,最窄处位于室间隔基底部,距离主动脉瓣约 33mm,左室流出道前向血流速度约 5.3m/s,压差约 112mmHg,可见二尖瓣叶完全 SAM 征,二尖瓣中量反流(图 18-6)。

Holter:窦性心律,偶发房性期前收缩,ST-T 改变。共记录 24h,平均心率 77 次 /min,最慢心率 52 次 /min,发生于 6:40;最快心率 130 次 /min,发生于 21:55。共记录心搏 108 824 次。

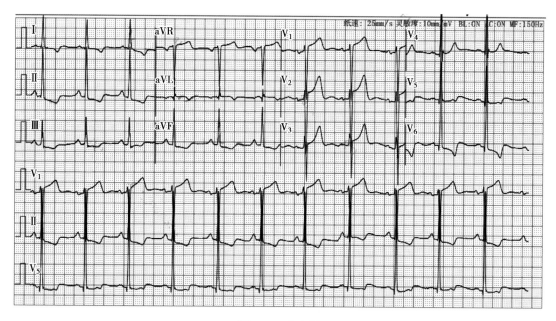

图 18-5　心电图

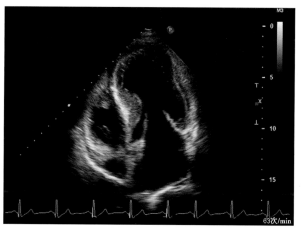

图 18-6　超声心动图

CMRI：左心房增大，左心室不大（左心房前后径 47mm，左心室横径 47mm）。室间隔近中段及毗邻左心室前壁、下壁增厚（最厚 24~26mm），余室壁厚度正常。左心室整体收缩功能大致正常，增厚心肌舒张顺应性减低，左室流出道收缩期狭窄并可见高速血流，二尖瓣可见 SAM 征及中大量反流信号，右心房增大（右心房前后径 58mm），右心室不大。左心功能：LVEF 64%，CO 8.9L/min。心肌首过灌注显像未见异常，延迟扫描示室间隔与左心室前壁、下壁移行处可见灶状高信号（图 18-7）。

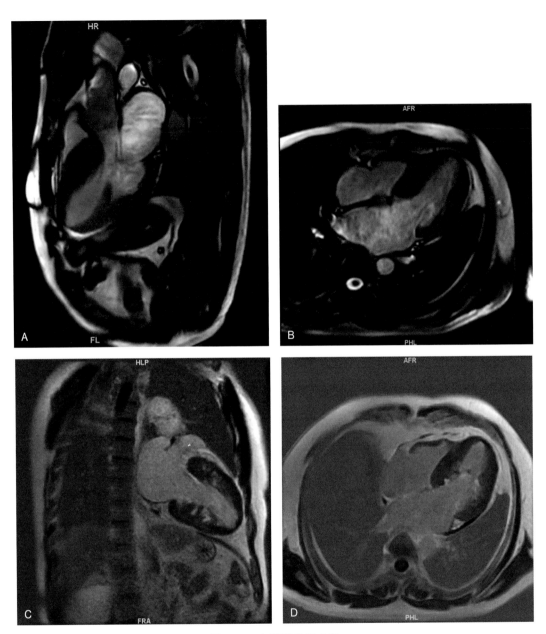

图 18-7　心脏磁共振成像
A、B. 平扫图像；C、D. 钆延迟扫描图像。

2019 年 12 月 17 日于局部麻醉下行冠状动脉造影，未见明显狭窄。PTSMA 过程：术前常规安装临时起搏器，5F 猪尾型导管经右桡动脉置于左心室内，测量左心室腔内压力曲线，6F 导管（EBU3.5）经右股动脉置于左冠状动脉，连续监测左室流出道压差。在声学造影指导下，初步判定第一间隔支为靶血管（图 18-8A），沿导引钢丝（0.014in）将合适的 OTW 球囊（2.0mm×9mm）送至靶间隔支的近段，加压扩张球囊后 ［1.215 9×10^6Pa（12atm）］，由中心腔注入 2ml 无水乙醇（图 18-8B），左室流出道压差由术前的 100mmHg 下降至 26mmHg。无水乙醇化学消融成功。术后心电图（图 18-8C）提示完全性右束支传导阻滞，于术后第 7 日顺利出院。

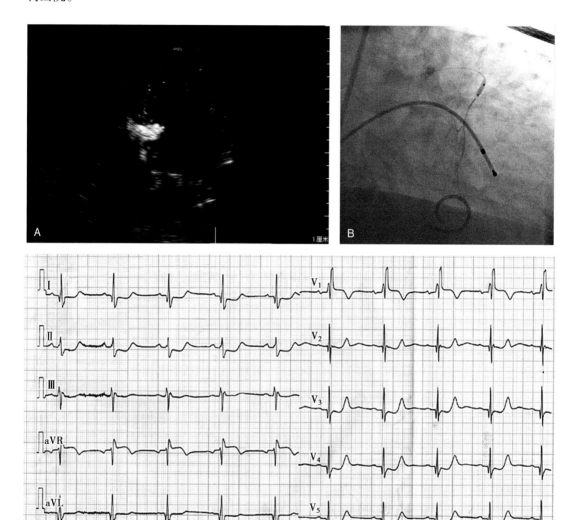

图 18-8　PTSMA 过程及术后心电图

【出院诊断】

梗阻性肥厚型心肌病，二尖瓣中量反流，心功能Ⅱ级（NYHA 分级）。

【病例特点】

1. 中年男性，慢性病程 9 年，症状加重 1 年，主要表现为运动耐量下降及活动时胸闷、胸痛，偶有黑矇，药物治疗效果不佳。

2. 多次超声检查均提示梗阻性肥厚型心肌病，冠状动脉造影正常。

3. 术前检查未发现手术禁忌,患者及家属知情同意后,在局部麻醉下行经皮腔内室间隔心肌消融术,第一间隔支为靶血管,术中流出道压差下降到 30mmHg 以下,消融成功。

专家点评

经皮腔内室间隔心肌消融治疗

1. PTSMA 方法　PTSMA 是通过导管将无水乙醇注入前降支的一支或多支间隔支中,造成相应肥厚部分的心肌梗死,使室间隔基底部变薄,以减轻 LVOTG 和梗阻的方法。PTSMA 对于有适应证的 HCM 患者可有效降低 LVOTG、改善症状,增加运动耐量,长期预后良好,恶性心律失常及猝死发生率无明显增加。

2. PTSMA 适应证　同时具备临床适应证至少一项、血流动力学适应证和形态学适应证的患者建议行 PTSMA 治疗,并建议在三级医疗中心由经验丰富的专家团队进行治疗。

临床适应证:①经过规范药物治疗 3 个月静息或轻度活动后仍出现临床症状,或有严重不良反应,基础心率控制在 60 次 /min 左右,NYHA 心功能Ⅲ/Ⅳ级或加拿大心血管病学会(CCS)胸痛分级Ⅲ级;②尽管症状不严重,NYHA 心功能分级未达到Ⅲ/Ⅳ级,但有其他猝死的高危因素,或有运动诱发的晕厥;③外科室间隔切除术或植入带模式调节功能的双腔起搏器失败;④有增加外科手术危险的合并症的患者。

血流动力学适应证:经胸 UCG 静息状态下 LVOTG ≥ 50mmHg,或激发后 LVOTG ≥ 70mmHg。

形态学适应证:①室间隔厚度 ≥ 15mm,梗阻位于室间隔基底段,并合并与 SAM 征有关的左室流出道及左心室中部压力阶差,排除乳头肌受累和二尖瓣叶过长;②冠状动脉造影有合适的间隔支,间隔支解剖形态适合介入操作。心肌声学造影可明确拟消融的间隔支为梗阻心肌提供血供,即消融靶血管。

3. PTSMA 禁忌证　①非梗阻性肥厚型心肌病;②合并必须行心脏外科手术的疾病,如严重二尖瓣病变、冠状动脉多支病变等;③无或仅有轻微临床症状,无其他高危因素的患者;④不能确定靶间隔支或球囊在间隔支不能固定;⑤室间隔厚度 ≥ 30mm,呈弥漫性增厚;⑥终末期心力衰竭;⑦年龄虽无限制,但原则上对年幼患者禁忌,高龄患者应慎重;⑧已经存在左束支传导阻滞者。

病例3
外科手术治疗的梗阻性肥厚型心肌病

【病史摘要】

患者女性,49 岁,主因"发现心肌肥厚 12 年,活动时胸闷、气短 2 年"于 2020 年 5 月 13 日入院。患者 2008 年体检发现心电图异常(具体不详),外院 UCG 提示非梗阻性肥厚型心肌病,因无症状,平时活动无明显受限,未做任何治疗。近 2 年出现活动后胸闷、气短,如上 3 层楼时出现,伴头晕、心前区压迫感,停下休息数十秒可自行缓解,无黑矇、晕厥,无咳嗽、喘憋,水肿等。1 年前我院门诊 UCG 提示 LA 42mm,LV 41mm,二尖瓣少中量反流,LVEF 73%,室间隔最厚 21mm,可见 SAM 征,静息左室流出道压差 36mmHg。NT-proBNP 2 761.0pg/ml。给予阿替洛尔 12.5mg、2 次 /d 治疗,症状改善不明显。

既往无高血压、糖尿病病史。无烟、酒嗜好。其父起搏器植入术后,其母体健,有 1 兄 2 妹。育有 1 女。否认遗传病家族史。

【体格检查】

体温 36.3℃,脉搏 62 次 /min,呼吸 16 次 /min,血压 112/70mmHg。双肺呼吸音清,未闻及干、湿啰音。心界不大,心率 62 次 /min,律齐,胸骨左缘第 3~4 肋间可闻及 3/6 级收缩期杂音。腹部查体未见异常,双下肢无水肿。

【入院诊断】

梗阻性肥厚型心肌病,心功能 Ⅱ 级(NYHA 分级)。

【诊疗经过】

血生化、心肌梗死三项、D-dimer、ESR、甲状腺功能、INR、尿微量白蛋白 / 肌酐均未见异常。

NT-proBNP:4 526pg/ml ↑→6 339pg/ml ↑→4 528pg/ml ↑→4 327pg/ml ↑(正常范围:<150pg/ml)。BNP 2 766.75pg/ml ↑(正常范围:<100pg/ml)。hs-cTnI:0.104ng/ml ↑→0.152ng/ml ↑→0.141ng/ml ↑(正常范围:<0.016ng/ml)。hs-cTnT 0.020ng/ml ↑(正常范围:<0.014ng/ml),Big-ET 0.61pmol/L ↑(正常范围:<0.25pmol/L)。

ECG:窦性心动过缓,异常 Q 波,电轴左偏,ST-T 改变(图 18-9)。

胸部 X 线片:双肺纹理偏重,未见明确实变;主动脉结不宽;肺动脉段饱满;左心房偏大,心室圆隆;心胸比为 0.57(图 18-10)。

入院时 UCG(2020 年 5 月 19 日):LA 47mm,LV 39mm,IVS 23mm,LVPW 10mm,LVEF 75%。左心房扩大,左心室腔内径相对略小。整个室间隔增厚,以中部为著,最厚处约 23mm,病变处回声粗糙,呈斑点样改变,余室壁轻度增厚。M 型超声可见二尖瓣Ⅳ级 SAM 现象。主动脉瓣收缩中期提前关闭。二尖瓣关闭欠佳,余瓣膜形态、启闭良好。左室流出道内径狭窄,最窄处位于室间隔基底段,距主动脉瓣环约 21mm。心包腔未见异常。彩色多普勒血流成像检查:左室流出道内可见收缩期高速射流延伸至主动脉腔内,流速 4.3m/s,最高压差 75mmHg。收缩期左心房内可探及源于二尖瓣瓣口的中量反流信号。二尖瓣舒张期血流频谱 E/A<1。超声印象:梗阻性肥厚型心肌病,二尖瓣中量反流,左心室舒张功能减低。

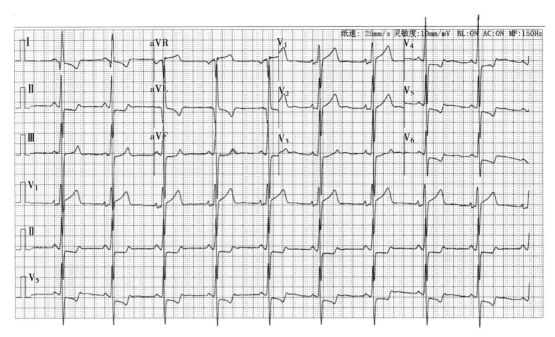

图 18-9　心电图

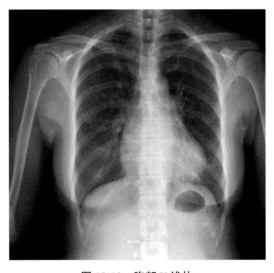

图 18-10　胸部 X 线片

治疗后复查 UCG(2020 年 5 月 29 日)：LA 46mm，LV 40mm，IVS 24mm，LVPW 10mm，LVEF 68%。左心房扩大，左心室腔内径相对略小。整个室间隔增厚，以中部为著，最厚处约 24mm，病变处回声粗糙，呈斑点样改变，余室壁轻度增厚。M 型超声可见二尖瓣 SAM 现象。主动脉瓣收缩中期提前关闭。二尖瓣后叶瓣环增厚，关闭欠佳，余瓣膜形态、启闭良好。左室流出道内径狭窄，最窄处位于室间隔基底段，距主动脉瓣环约 25mm。心包腔未见异常。彩色多普勒血流成像检查：左室心尖部血流轻度加速，左室流出道内可见收缩期高速射流延伸至主动脉腔内，流速 4.4m/s，最高压差 79mmHg。二尖瓣少中量反流。肺动脉瓣微量反流，估测肺动脉平均压>31mmHg。三尖瓣微量反流，估测肺动脉收缩压 46mmHg。二尖瓣舒张期血流频谱 E/A<1。超声印象：梗阻性肥厚型心肌病，二尖瓣少中量反流，轻度肺动脉高压，左心室舒张功能减低。

Holter：心搏总数 75 036 次 /24h，平均心率 56 次 /min，最慢心率 43 次 /min，最快心率 86 次 /min，窦性心动过缓；偶发房性期前收缩，部分成对；偶发室性期前收缩，短阵性室性心动过速，ST-T 改变。

ABPM：全天平均血压 108/70mmHg，白天平均血压 111/73mmHg，夜间平均血压 101/62mmHg。

CMRI：心脏常规扫描示，左心房增大（前后径 × 左右径为 33mm×68mm），左心室不大（舒张末期最大横径 45mm）。室间隔及毗邻左心室下壁、前壁增厚，最厚 23~24mm，其余左室各节段室壁厚度在正常范围内（左心室侧壁厚 7~8mm），前后乳头肌增粗，左心室收缩运动正常，受累心肌舒张顺应性减低；左室流出道收缩期可见狭窄性高速血流，室腔中段略呈窄隙状。左室流出道可见梗阻。二尖瓣可见 SAM 征并可见少到中量反流信号，三尖瓣、主动脉瓣大致正常，心包无增厚。心肌首过灌注显像未见明显信号减低；延迟扫描示室间隔近中段与左心室前壁移行区及中远段与下壁移行区均可见壁内斑片、索条状强化。印象：梗阻性肥厚型心肌病，累及室间隔及左心室毗邻壁，室间隔心肌纤维化（图 18-11）。

静息心肌灌注显像（SPECT）+ 心肌代谢显像（PET）：①心肌活力评价：间隔及前壁增厚，血流灌注 / 代谢增高，符合肥厚型心肌病改变。②左室功能评价：左室心腔不大，心尖及间隔、前壁运动略减弱，LVEF 67%。

冠状动脉 CT：冠状动脉未见钙化灶；冠状动脉呈右优势型；各支冠状动脉未见狭窄性改变。心肌受累疾病，肥厚型心肌病，左室心尖部膨隆。

冠状动脉造影及左心室测压：冠状动脉未见异常。左室近心尖部狭窄，左室压 195/16mmHg，瓣下压 161/12mmHg，主动脉压 96/62mmHg（图 18-12）。

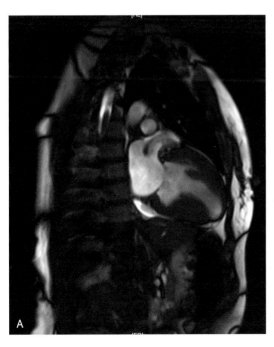
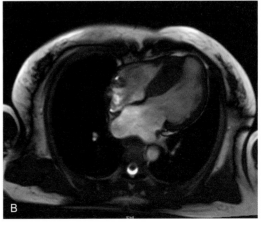

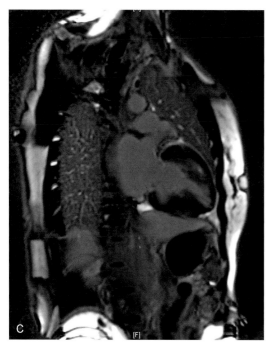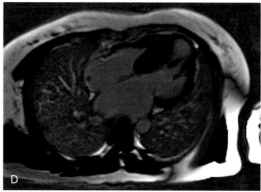

图 18-11　心脏磁共振成像
A、B. 平扫图像；C、D. 钆延迟扫描图像。

　　患者住院期间给予阿替洛尔 6.25~12.5mg、2 次 /d，托拉塞米 10~20mg、1 次 /d 治疗。症状改善不明显，服用药物治疗后压差下降不明显，药物治疗效果不佳，建议外科治疗。患者于 2020 年 6 月 3 日全身麻醉低温体外循环下行改良扩大 Morrow 手术 + 左室流出道疏通术 + 二尖瓣成形术。

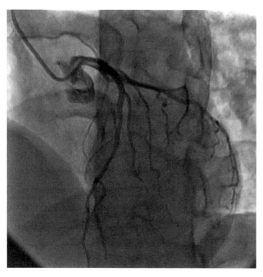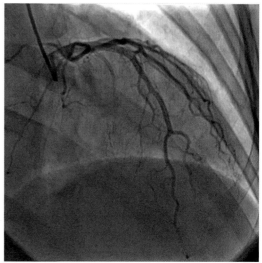

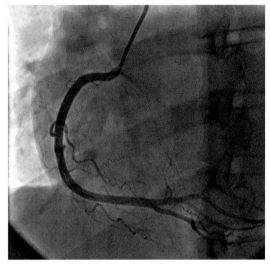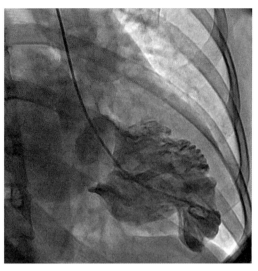

图18-12　冠状动脉造影及测压

　　术前床旁三维 TEE（2020 年 6 月 3 日）：左心房扩大，左心室腔内径相对略小。整个室间隔增厚，以中部增厚为著，最厚处约 27mm，病变处回声粗糙，呈斑点样改变，余室壁厚度正常。M 型超声可见二尖瓣 SAM 现象。主动脉瓣收缩中期提前关闭。二尖瓣关闭欠佳，余瓣膜形态、启闭良好。左室流出道内径狭窄，最窄处位于室间隔基底段，距主动脉瓣环约 25mm。心包腔未见异常。彩色多普勒血流成像检查：麻醉状态下，左室流出道内可见收缩期高速射流延伸至主动脉腔内，流速 3.6m/s，最高压差 52mmHg。二尖瓣少中量反流。三尖瓣微量反流。二尖瓣舒张期血流频谱 E/A<1。超声印象：梗阻性肥厚型心肌病，二尖瓣少中量反流，左心室舒张功能减低。

　　术后床旁三维 TEE（2020 年 6 月 3 日）：各房室腔内径在正常范围内。主动脉瓣下室间隔厚度较术前减低，室壁变薄约 11mm。室壁运动幅度及收缩期增厚率尚可。左室流出道内径较术前增宽，各瓣膜结构、功能未见明显异常。彩色多普勒血流成像检查：左室流出道血流速度较术前明显减低，流速约 1.5m/s，最高压差约 9mmHg。二尖瓣未见明显反流。超声印象：改良扩大 Morrow 术后，左室流出道压差明显减低。

　　术后病理诊断：①镜下所见：心肌细胞肥大、空泡变性、少数细胞嗜碱性变性，局部排列紊乱，间质纤维组织增生。②病理诊断：（室间隔）心肌符合肥厚型心肌病的改变（图 18-13）。

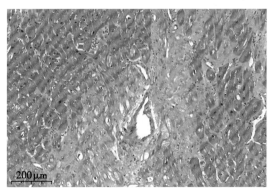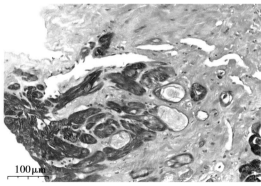

图18-13　外科术后病理图像

患者于 2020 年 6 月 8 日病情好转出院。出院时患者无不适,出院带药:阿替洛尔 6.25mg、3 次 /d。体温 36.3℃,双肺呼吸音清,心率 70 次 /min,律齐,未闻及杂音,双下肢无水肿。

【出院诊断】

梗阻性肥厚型心肌病,二尖瓣中度关闭不全,心律失常,偶发房性期前收缩,偶发室性期前收缩,心功能Ⅱ级(NYHA 分级)。

【病例特点】

1. 中年女性患者,12 年前诊断为非梗阻性肥厚型心肌病,无明显临床症状及活动受限,未用任何药物治疗;近 2 年逐渐出现活动后胸闷、气短,休息可以缓解;多次超声提示左心房扩大,流出道压差最高 79mmHg,SAM 现象,肺动脉压增高,NT-proBNP 增高。

2. 使用 β 受体阻滞剂后,症状及流出道压差均改善不明显。

3. 行改良扩大 Morrow 手术 + 左室流出道疏通术 + 二尖瓣成形术,术后流出道压差改善明显,术后病理证实心肌符合肥厚型心肌病的改变。

▌专家点评

肥厚型心肌病外科治疗

1. **HOCM 外科治疗**　外科室间隔心肌切除术包括经典 Morrow 手术和目前临床应用较多的改良扩大 Morrow 手术。

经典 Morrow 手术,经主动脉切口,在主动脉瓣下 5mm 作两平行纵切口,第一切口从右冠瓣中点朝向心尖,第二切口从左、右冠瓣交界朝向心尖;切除长度为 2~3cm,切除厚度约为室间隔厚度的 50%。缺点是左心室中部的室间隔肌肉切除不完全,流出道疏通不充分。

改良扩大 Morrow 手术为目前广泛采用。切除膜部室间隔以左 3~5mm 至接近二尖瓣前交界之间的肥厚心肌;切除范围向心尖延伸并超越左室流出道梗阻最严重的部位后达到二尖瓣乳头肌根部水平,即长度扩大到 5~7cm。另外,还切除了包括左心室外侧壁、后壁连接处的心肌。有时长期与二尖瓣前瓣接触的室间隔会出现纤维化病变,该区域可作为切除心肌范围的指导,切除范围需超过该纤维化区域。

2. **HOCM 外科手术适应证**　①对于 NYHA 心功能Ⅲ/Ⅳ级,伴有严重胸痛、晕厥的流出道梗阻患者,经合理的药物治疗,静息或运动激发下 LVOTG ≥ 50mmHg。②对于 NYHA 分级心功能Ⅱ级的流出道梗阻患者,因流出道梗阻导致二尖瓣反流并进展性肺动脉高压;左心房增大并发症状性心房颤动;运动激发试验提示流出道梗阻导致的心功能低下。③对于有症状的流出道梗阻患者,如同时合并其他相关需要手术干预的心脏疾病时,如异常的乳头肌、显著的二尖瓣前叶延长、二尖瓣本身病变、多支血管狭窄的冠心病、主动脉瓣狭窄等。④对于静息或运动激发下 LVOTG 在 30~50mmHg 时,药物治疗反应不佳,症状明显的患者。⑤如果患者室间隔肥厚严重(室间隔厚度 >30mm),尽管 LVOTG<50mmHg 和症状不明显,若合并其他需要手术干

预的心脏疾病,建议同时行室间隔肥厚心肌切除术。

3. HOCM 外科手术常见并发症　①传导阻滞:术后约 2% 患者出现完全性房室传导阻滞。完全性左束支传导阻滞发生率为 50%~76%,若术前患者存在完全性右束支传导阻滞,外科术后则更易发生完全性房室传导阻滞,需要植入永久性起搏器。②室间隔穿孔(<1%):多发生于室间隔厚度<18mm 的患者。术中经食管超声心动图检查发现有室间隔左向右分流,在除外左心室冠状动脉瘘后,应及时进行手术修补。③主动脉瓣反流(<1%):多发生于低龄患者以及主动脉瓣环较小的患者。④残余梗阻(2%):若术毕经食管超声心动图检查已发现 LVOTG>30mmHg,应再次进行手术处理。

附录　常用名词英中文对照

英文缩写	英文全称	中文全称
ABPM	arteria blood pressure monitoring	动态血压监测
ACC	American College of Cardiology	美国心脏病学会
AHA	American Heart Association	美国心脏协会
AML	anterior mitral valve leaflet	二尖瓣前叶
ApHCM	apical hypertrophic cardiomyopathy	心尖肥厚型心肌病
ATTR	transthyretin amyloidosis	甲状腺转运蛋白型淀粉样变性
Big-ET	big-endothelin	大内皮素
BMB	basal muscle bundle	基底段肌束
BNP	brain natriuretic peptide	脑钠肽
CAG	coronary arteriography	冠状动脉造影
CCS	canadian cardiovascular society	加拿大心血管病学会
CK	creatine kinase	肌酸激酶
CK-MB	creatine kinase-MB	肌酸激酶同工酶
CMRI	cardiac magnetic resonance imaging	心脏磁共振成像
CO	cadiac output	心输出量
CREA	creatine	肌酐
D-dimer	D-dimer	D-二聚体
DOAC	direct oral anticoagulant	直接口服抗凝剂
ECG	electrocardiogram	心电图
EDV	end diastolic volume	舒张末期容积
ESC	European Society of Cardiology	欧洲心脏病学会
ES-HCM	end-stage hypertrophic cardiomyopathy	终末期肥厚型心肌病
FDP	fibrin degradation product	纤维蛋白降解产物
GOT	glutamic-oxaloacetic transaminase	谷草转氨酶
GPT	glutamic-pyruvic transaminase	谷丙转氨酶
HbA1c	glycosylated hemoglobin	糖化血红蛋白
HCM	hypertrophic cardiomyopathy	肥厚型心肌病

续表

英文缩写	英文全称	中文全称
HOCM	hypertrophic obstructive cardiomyopathy	梗阻性肥厚型心肌病
Holter	[24h]ambulatory electrocardiogram（Holter monitoring electrocardiogram）	[24小时]动态心电图
hs-cTnI	high-sensitivity cardiac troponin I	超敏心肌肌钙蛋白I
hs-cTnT	high-sensitivity cardiac troponin T	超敏心肌肌钙蛋白T
ICD	implantable cardiac defibrillator	植入型心律转复除颤器
IE	infective endocarditis	感染性心内膜炎
INR	international normalized ratio	国际标准化比值
IVS	interventricular septum	室间隔
LA	left atrium	左心房
LDL-C	low-density lipoprotein cholesterol	低密度脂蛋白胆固醇
L-HOCM	latent hypertrophic obstructive cardiomyopathy	隐匿梗阻性肥厚型心肌病
LV	left ventricle	左心室
LVAD	left ventricular assist device	左心室辅助装置
LVEF	left ventricular ejection fraction	左室射血分数
LVOTG	left ventricular outflow tract gradient	左室流出道压力阶差
LVOTO	left ventricular outflowtract obstruction	左室流出道梗阻
LVPW	left ventricular posterior wall	左室后壁
MVOHCM	mid-ventricular obstructive hypertrophic cardiomyopathy	左心室中部梗阻性肥厚型心肌病
MYBPC3	myosin binding protein C3	肌球蛋白结合蛋白C3
MYH7	myosin heavy chain 7	肌球蛋白重链7
NOAC	new oral anticoagulants	新型口服抗凝药
NOHCM	non-obstructive hypertrophic cardiomyopathy	非梗阻性肥厚型心肌病
NT-proBNP	n-terminal pro-brain natriuretic peptide	氨基末端脑钠肽前体
NYHA	New York Heart Association	[美国]纽约心脏病学会
OGTT	oral glucose tolerance test	口服葡萄糖耐量试验
PTSMA	percutaneous transcatheter septal myocardial ablation	经皮腔内室间隔心肌消融术
R-HOCM	resting hypertrophic obstructive cardiomyopathy	静息梗阻性肥厚型心肌病
RV	right ventricle	右心室
SAM	systolic anterior motion	收缩期前向运动
SCAF	subclinical atrial fibrillation	亚临床心房颤动
SCD	sudden cardiac death	心源性猝死

续表

英文缩写	英文全称	中文全称
SGLT2	sodium-glucose cotransporter-2	钠 - 葡萄糖共转运蛋白 2
SS	sigmord septum	乙状室间隔
TEE	transesophageal echocardiography	经食管超声心动图
TG	thyroglobulin	甘油三酯
TSH	thyroid-stimulating hormone	促甲状腺激素
TTN	titin	肌联蛋白
PE	pulmonary embolism	肺栓塞
PESA	percutaneous endocardial septal radiofrequency ablation	经皮心内膜室间隔射频消融术
UA	uric acid	尿酸
UCG	ultrasound cardiogram	超声心动图

参 考 文 献

［1］ OLIVOTTO I, CECCHI F, POGGESI C, et al. Patterns of disease progression in hypertrophic cardiomy-opathy: An individualized approach to clinical staging [J]. Circ Heart Fail, 2012, 5 (4): 535-546.

［2］ MAURIZI N, MICHELS M, ROWIN E J, et al. Clinical course and significance of hypertrophic cardiomy-opathy without left ventricular hypertrophy [J]. Circulation, 2019, 139 (6): 830-833.

［3］ KWON D H, SETSER R M, THAMILARASAN M, et al. Abnormal papillary muscle morphology is inde-pendently associated with increased left ventricular outflow tract obstruction in hypertrophic cardiomyop-athy [J]. Heart, 2008, 94 (10): 1295-1301.

［4］ 中国医疗保健国际交流促进会精准心血管病分会, 心肌病抗凝治疗中国专家共识专家组. 心肌病抗凝治疗中国专家共识 [J]. 中国循环杂志, 2021, 36 (12): 1148-1154.

［5］ OMMEN S R, MITAL S, BURKE M A, et al. 2020 AHA/ACC guideline for the diagnosis and treatment of patients with hypertrophic cardiomyopathy: Executive summary: A report of the American College of Cardiology/American Heart Association Joint Committee on clinical practice guidelines [J]. J Am Coll Cardiol, 2020, 76 (25): 3022-3055.

［6］ 中华医学会心血管病学分会心力衰竭学组, 中华心血管病杂志编辑委员会. 转甲状腺素蛋白心脏淀粉样变诊断与治疗中国专家共识 [J]. 中华心血管病杂志, 2021, 49 (4): 324-332.

［7］ MARON B J. Clinical course and management of hypertrophic cardiomyopathy [J]. N Engl J Med, 2018, 379 (7): 655-668.

［8］ 国家心血管病中心心肌病专科联盟, 中国医疗保健国际交流促进会心血管病精准医学分会 "中国成人肥厚型心肌病诊断与治疗指南 2023" 专家组. 中国成人肥厚型心肌病诊断与治疗指南 2023 [J]. 中国循环杂志, 2023, 38 (1): 1-33.

［9］ SIONTIS K C, GESKE J B, ONG K, et al. Atrial fibrillation in hypertrophic cardiomyop-athy: Prevalence, clinical correlations, and mortality in a large high-risk population [J]. J Am Heart Assoc, 2014, 3 (3): e001002.

［10］ 中华医学会心电生理和起搏分会, 中国医师协会心律学专业委员会. 植入型心律转复除颤器临床应用中国专家共识 (2021)[J]. 中华心律失常学杂志, 2021, 25 (4): 280-299.

［11］ ZHOU M, TA S, HAHN R T, et al. Percutaneous intramyocardial septal radiofrequency ablation in patients with drug-refractory hypertrophic obstructive cardiomyopathy [J]. JAMA Cardiol, 2022, 7 (5): 529-538.

［12］ 中华医学会心血管病学分会, 中华心血管病杂志编辑委员会, 室间隔心肌消融术治疗专题组. 肥厚型梗阻性心肌病室间隔心肌消融术的中国专家共识 [J]. 中华心血管病杂志, 2011, 39 (10): 886-891.

［13］ MORANT K, MIKAMI Y, NEVIS I, et al. Contribution of mitral valve leaflet length and septal wall thickness to outflow tract obstruction in patients with hypertrophic cardiomyopathy [J]. Int J Cardiovasc Imaging, 2017, 33 (8): 1201-1211.

［14］ TARKIAINEN M, SIPOLA P, JALANKO M, et al. Cardiovascular magnetic resonance of mitral valve length in hypertrophic cardiomyopathy [J]. J Cardiovasc Magn Reson, 2016, 18 (1): 33.

［15］ VENIERI E, AGGELI C, ANASTASAKIS A, et al. Mitral valve in hypertrophic cardiomyopathy: A three-dimensional transesophageal study [J]. Hellenic J Cardiol, 2021, 62 (1): 29-34.

［16］ 高一鸣, 段福建, 逄坤静, 等. 肥厚型梗阻性心肌病患者二尖瓣叶长度及对合形态异常的超声心动图随访研究 [J]. 中国循环杂志, 2020, 35 (4): 379-383.

［17］ VAN VELZEN H G, SCHINKEL A F L, MENTING M E, et al. Prognostic significance of anterior mitral valve leaflet length in individuals with a hypertrophic cardiomyopathy gene mutation without hypertrophic changes [J]. J Ultrasound, 2018, 21 (3): 217-224.

［18］ HE S, HOPMEYER J, LEFEBVRE X P, et al. Importance of leaflet elongation in causing systolic anterior motion of the mitral valve [J]. J Heart Valve Dis, 1997, 6 (2): 149-159.

［19］ HENEIN M, ARVIDSSON S, PILEBRO B, et al. Long mitral valve leaflets determine left ventricular outflow tract obstruction during exercise in hypertrophic cardiomyopathy [J]. Int J Cardiol, 2016, 212: 47-53.

［20］ AFANASYEV A, BOGACHEV-PROKOPHIEV A, LENKO E, et al. Myectomy with mitral valve repair versus replacement in adult patients with hypertrophic obstructive cardiomyopathy: A systematic review and meta-analysis [J]. Interact Cardiovasc Thorac Surg, 2019, 28 (3): 465-472.

［21］ ROBERTS W C, COHEN L S. Left ventricular papillary muscles: Description of the normal and a survey of conditions causing them to be abnormal [J]. Circulation, 1972, 46 (1): 138-154.

［22］ KAPLE R K, MURPHY R T, DIPAOLA L M, et al. Mitral valve abnormalities in hypertrophic cardiomyopathy: Echocardiographic features and surgical outcomes [J]. Ann Thorac Surg, 2008, 85 (5): 1527-1535.

［23］ HARRIGAN C J, APPELBAUM E, MARON B J, et al. Significance of papillary muscle abnormalities identified by cardiovascular magnetic resonance in hypertrophic cardiomyopathy [J]. Am J Cardiol, 2008, 101 (5): 668-673.

［24］ KWON D H, SETSER R M, THAMILARASAN M, et al. Abnormal papillary muscle morphology is independently associated with increased left ventricular outflow tract obstruction in hypertrophic cardiomyopathy [J]. Heart, 2008, 94 (10): 1295-1301.

［25］ LEVINE R A, VLAHAKES G J, LEFEBVRE X, et al. Papillary muscle displacement causes systolic anterior motion of the mitral valve: Experimental validation and insights into the mechanism of subaortic obstruction [J]. Circulation, 1995, 91 (4): 1189-1195.

［26］ PATEL P, DHILLON A, POPOVIC Z B, et al., Left ventricular outflow tract obstruction in hypertrophic cardiomyopathy patients without severe septal hypertrophy: Implications of mitral valve and papillary muscle abnormalities assessed using cardiac magnetic resonance and echocardiography [J]. Circ Cardiovasc Imaging, 2015, 8 (7): e003132.

［27］ TUOHY C V, KAUL S, SONG H K, et al. Hypertrophic cardiomyopathy: The future of treatment [J]. Eur J Heart Fail, 2020, 22 (2): 228-240.

［28］ SPARROW A J, WATKINS H, DANIELS M J, et al. Mavacamten rescues increased myofilament calcium sensitivity and dysregulation of Ca^{2+} flux caused by thin filament hypertrophic cardiomyopathy mutations [J]. Am J Physiol Heart Circ Physiol, 2020, 318 (3): H715-H722.

［29］ YANCY C W, JESSUP M, BOZKURT B, et al. 2013 ACCF/AHA guideline for the management of heart failure: A report of the American College of Cardiology Foundation/American Heart Association Task Force on Practice Guidelines [J]. J Am Coll Cardiol, 2013, 62 (16): e147-e239.

［30］ YANCY C W, JESSUP M, BOZKURT B, et al. 2016 ACC/AHA/HFSA focused update on new pharmacological therapy for heart failure: An update of the 2013 ACCF/AHA guideline for the management of heart failure: A report of the American College of Cardiology/American Heart Association Task Force on Clinical Practice Guidelines and the Heart Failure Society of America [J]. J Am Coll

Cardiol, 2016, 68 (13): 1476-1488.

［31］ MARSTRAND P, HAN L, DAY S M, et al. Hypertrophic cardiomyopathy with left ventricular systolic dysfunction: Insights from the SHaRe Registry [J]. Circulation, 2020, 141 (17): 1371-1383.

［32］ BORISOV K V. Surgery of hypertrophic obstructive cardiomyopathy in patients with severe hypertrophy, myocardial fibrosis, and ventricular tachycardia [J]. Ann Thorac Surg, 2018, 106 (1): 30-37.

结　　语

　　肥厚型心肌病临床病程具有多样性的特征,在实际临床诊断上很容易漏诊及误诊,本病例集收录了中国医学科学院阜外医院近几年收集到的临床上最常见的表型以及在诊断、治疗方面的经验,希望能够对临床医生有所帮助。

　　之前我们出版的《阜外心肌病手册》得到了大家认可,本病例集也希望给大家更多的参考,未来我们团队还将编写《阜外医院疑难心肌病病例集》奉献给大家。

　　感谢各位同仁为此辛勤付出!